BRITTANY FAIR

DIE NEUROWISSENSCHAFT HINTER YOGA UND MEDITATION

Bibliografische Information der Deutschen Nationalbibliothek
Die Deutsche Nationalbibliothek verzeichnet diese Publikation in der Deutschen Nationalbibliografie. Detxaillierte bibliografische Daten sind im Internet über https://dnb.de abrufbar.

Für Fragen und Anregungen
info@m-vg.de

Wichtiger Hinweis
Dieses Buch ist für Lernzwecke gedacht. Es stellt keinen Ersatz für eine individuelle medizinische Beratung dar und sollte auch nicht als solcher benutzt werden. Wenn Sie medizinischen Rat einholen wollen, konsultieren Sie bitte einen qualifizierten Arzt. Der Verlag und der Autor haften für keine nachteiligen Auswirkungen, die in einem direkten oder indirekten Zusammenhang mit den Informationen stehen, die in diesem Buch enthalten sind.

Ausschließlich zum Zweck der besseren Lesbarkeit wurde auf eine genderspezifische Schreibweise sowie eine Mehrfachbezeichnung verzichtet. Alle personenbezogenen Bezeichnungen sind somit geschlechtsneutral zu verstehen.

2. Auflage 2026

Türkenstraße 89
80799 München
Tel.: 089 651285-0

Die englische Originalausgabe erschien 2023 bei Handspring Publishing, einem Imprint der Jessica Kingsley Publishers, Part of John Murray Press, unter dem Titel *The Neuroscience of Yoga and Meditation*.

Übersetzung: Max Limper
Redaktion: Lucia Rojas, www.derschoenstesatz.de
Umschlaggestaltung: Sabrina Pronold
Umschlagabbildung: Shutterstock/GarryKillian
Bildnachweis: Seite 229
Layout: Daniel Förster, in Anlehnung an das Original © Handspring Publishing
Satz: Daniel Förster, Belgern
Druck: Florjancic Tisk d.o.o., Slowenien
Printed in the EU

ISBN 978-3-7423-1315-7

BRITTANY FAIR

DIE NEUROWISSENSCHAFT HINTER YOGA UND MEDITATION

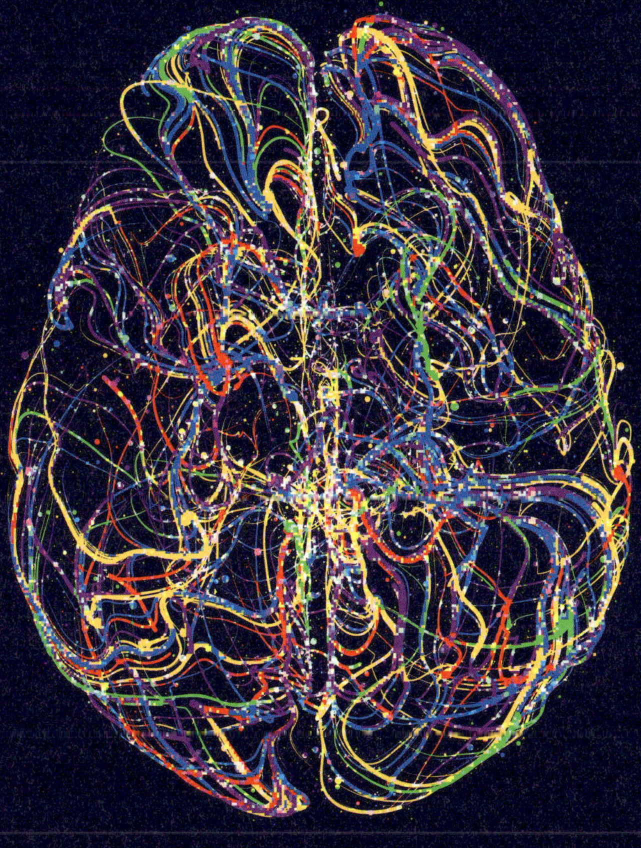

Wie aktuelle Erkenntnisse aus der Forschung in die Praxis übertragen werden können, um die positiven Effekte auf Gehirn und Nerven zu nutzen

riva

INHALT

VORWORT

von Brandt Passalacqua

Ich hatte das Vergnügen, Brittany auf einer Konferenz zum Forschungsgebiet Yogatherapie kennenzulernen. Wie jedes Jahr war ich dort, um besser zu verstehen, warum Yoga aus naturwissenschaftlicher Sicht so gut funktioniert. Als sich dann meine Tischnachbarin beim Mittagessen als Neurowissenschaftlerin offenbarte, war ich begeistert! Als Leiter und Lehrer einer Yogatherapieschule war ich auf der Suche nach einer Gastdozentin, die meinen Schülern (und mir selbst!) erklären konnte, warum das Gehirn derart auf Bewegung, Atmung, Singen und Meditation reagiert.

Ähnlich wie bei vielen anderen war mein Weg zur Yogatherapie ein Leidensweg. Als sich herausstellte, dass ich an einer Autoimmunerkrankung litt, hatten mir Yogaübungen geholfen, meine körperliche, geistige und spirituelle Gesundheit wiederherzustellen. Ich ließ mich zum Yogatherapeuten ausbilden, dennoch blieb aus naturwissenschaftlicher Sicht manches für mich schwer fassbar. Wie lässt sich erklären, *warum* Stillsitzen auf einem Kissen und Mantrasingen bei Angstzuständen hilft. Oder *warum* 20 Minuten bewusstes Atmen am Tag chronische Schmerzen lindern kann. Oder *warum* helfen Bewegungs- und Atemübungen dabei, sich in der Schule besser zu konzentrieren. Bei vielen Klienten ist mir aufgefallen, dass sie ein Stück weit verstehen müssen, *warum* etwas funktioniert, um sich darauf einlassen zu können.

Das Gehirn ist für die meisten von uns ein Rätsel. Wir wissen, dass wir eins haben und dass es wichtig ist, aber die meisten von uns haben keine Ahnung, wie es funktioniert. Yogatherapeuten müssen lernen, wie die wichtigsten Hirnfunktionen ablaufen und wie diese Funktionsweisen nutzbringend zu beeinflussen sind.

Im Lauf der Jahre sah ich mich immer häufiger mit *Warum*-Fragen zur Wirksamkeit von Yogaübungen konfrontiert, besonders hinsichtlich ihrer Auswirkungen auf die Psyche. Die Tendenz geht vom passiven Akzeptieren, dass Übungen funktionieren, hin zu einem starken Interesse an den wissenschaftlichen Hintergründen der Yogatherapie – vor allem an den neurowissenschaftlichen. Können Gehirnzellen regenerieren? Auf welche Weise verändern Yoga und Meditation das Gehirn? Wie lassen sich körperliche und seelische Zustände schaffen, die der Heilung zuträglich sind?

In den letzten zehn Jahren haben wir in der Yogaforschung eine explosionsartige Entwicklung erlebt, aber was noch fehlt, ist ein Ratgeber, der dieses immer umfangreicher werdende Themengebiet effizient und aufschlussreich zusammenfasst, um die Auswirkungen bestimmter Yogaübungen auf das Nervensystem und Teile des Gehirns zu beleuchten.

Genau das liefert dieses Buch. Was ist das Gehirn? Wie interagiert es mit dem

Körper, dem Atem und den Sinnen? Was wissen wir und was nicht? Als Yogapraktizierende, Lehrer und Therapeuten wünschen wir uns Klarheit darüber, wie sich Yoga auf das Gehirn auswirkt, sei es, um bessere Behandlungspläne zu erstellen oder um Yoga und Meditation auf einer tieferen Ebene zu verstehen.

Für alle, die diese Ziele verfolgen, ist dieses Buch ein wahres Geschenk und eine wertvolle Ergänzung der Literatursammlung. Brittany hat einen Leitfaden zum Verständnis dieses Themenfelds geschrieben, aber noch wichtiger ist, dass sie uns die Möglichkeit gibt, ein so komplexes Thema auf handhabbare Weise zu verarbeiten.

Ich wünsche diesem Buch den Erfolg, den es verdient, und hoffe, dass es seinen Platz in den Händen und in den Bücherregalen von Yogainteressierten auf der ganzen Welt finden wird.

Brandt Passalacqua
C-IAYT, Leiter von Breathing Deeply Yoga Therapy

VORWORT

Mit Yoga kam ich zum ersten Mal an der Uni in Berührung, als ich mich aus einer Laune heraus für einen Power-Yoga-Kurs anmeldete. Obwohl ich mich für sportlich begabt und körperlich fit hielt, merkte ich, dass mir selbst für einfachste Haltungen die Ausdauer fehlte. Aber erst in meinen späteren Studienjahren vertiefte ich meine Yogapraxis.

Als Doktorandin der Neurowissenschaften am Robert Larner College of Medicine der University of Vermont verbrachte ich meine Vormittage im Präparierkurs, wo ich mit gekonnten Skalpellschnitten menschliche Leichname sezierte. An den Nachmittagen und Abenden saß ich in der Bibliothek und versuchte mir so viele Informationen wie möglich ins Gehirn zu stopfen. Mein Leben bestand nur noch aus diesen Aktivitäten. Ich hatte keine Work-Life-Balance mehr.

Im zweiten Promotionsjahr holte mich dieser Lebensstil ein. All das Lernen, Lehren und Forschen verursachte mir immer mehr Stress und Angst. Auf der Suche nach Hilfe wandte ich mich wieder dem Yoga zu und bald wurde daraus eine Leidenschaft. An einer nahe gelegenen Yogaschule – dem Sangha Studio in Burlington, Vermont – meldete ich mich für die 200-stündige Yogalehrerausbildung an. So begann meine Reise in die Welt der Kontemplation.

Bevor ich mit der Ausbildung begann, glaubte ich, Yoga sei gleichbedeutend mit Bewegung, aber bald erfuhr ich, dass Aspekte wie Anatomie, Geschichte, Spiritualität und Atmung für die Yogapraxis gleichermaßen wichtig sind (wenn nicht sogar wichtiger). Außerdem begann ich regelmäßig zu meditieren und nahm an einem Meditationsretreat im buddhistischen Seminarzentrum Karmê Chöling teil. Jeden Tag zu meditieren war mit das Schwierigste, was ich je getan hatte. Stundenlang saßen wir schweigend auf Knien, nahmen unsere Gedanken wahr und ließen sie sanft davonschweben. Es war emotional und geistig anstrengend, aber auch befreiend. Ich fühlte mich so klar wie seit Langem nicht mehr.

Für meine Masterarbeit hatte ich mich mit den neuronalen Grundlagen der Persönlichkeit beschäftigt, aber mein wahres Ziel war es, die wissenschaftlichen Hintergründe von Yoga und Meditation zu verstehen. Es faszinierte mich, dass man das Gehirn durch etwas scheinbar so Einfaches wie den Atem beeinflussen konnte. Mein tiefes wissenschaftliches Interesse an Yoga und Meditation brachte mich dazu, regelmäßig Beiträge für *Yoga Research & Beyond* zu schreiben, eine Onlinebibliothek voller leicht verständlicher Rezensionen wissenschaftlicher Artikel.

Außerdem entwickelte ich auf Grundlage der neuesten Erkenntnisse in der Yoga- und Meditationsforschung einen Yogaworkshop namens NeuroFlow. Mein erster Workshop fand im Sangha-Studio statt, wo ich auch meine Ausbildung gemacht hatte. Um den Workshop so anschaulich wie möglich zu gestalten, beschloss ich, ein echtes Gehirn mitzubringen. Kurzfristig ein Gehirn aufzutreiben war in Vermont überraschend einfach, denn am Vorabend war einem hiesigen Schafzüchter ein Schaf verendet. Mit viel Geschick und höchster Sorgfalt entnahm ich das Gehirn, ohne das empfindliche Gewebe zu beschädigen. Dafür konnte ich am nächsten Tag in meinem Workshop die Anatomie des Gehirns an diesem perfekten Exemplar eines Schafshirns veranschaulichen. Und dieses Gehirn brachte Leben in den Workshop.

Auch wenn dieses Buch kein echtes Schafshirn enthält, hoffe ich doch, dass es viele der spannenden neurowissenschaftlichen Fragen im Hinblick auf Yoga und Meditation anschaulich darstellen kann. Das Buch ist keine Enzyklopädie aller verfügbaren Forschungsergebnisse, sondern bietet nur eine Auswahl an Material und soll neugierig darauf machen, wie Yoga und Meditation auf den Körper, den Geist und die Funktionsweise der Zellen wirken.

Ich möchte mit diesem Buch zur Entmystifizierung des Gehirns beitragen und erklären, warum Yoga und Meditation so vorteilhaft für die geistige und körperliche Gesundheit sind. Obwohl dieses Forschungsgebiet noch relativ neu ist, wächst die Zahl ernst zu nehmender wissenschaftlicher Studien überraschend schnell. Und die Untersuchungen, warum Yoga und Meditation dem Gehirn guttun, werden in den kommenden Jahren bestimmt noch neue Erkenntnisse zutage fördern.

Ich bin sehr glücklich, Ihnen dieses Projekt vorstellen zu dürfen, und hoffe, es wird Ihnen Freude bereiten.

Brittany Fair, M. Sc., 2023

KAPITEL 1

EINFÜHRUNG IN DIE YOGA- UND MEDITATIONSFORSCHUNG

Yoga und Meditation sind zunehmend in den Fokus wissenschaftlicher Forschung gerückt. Studien sollen ihre gesundheitliche Wirksamkeit bestätigen. Reduzieren Yoga und Meditation effektiv Stress? Sind sie eine Alternative zur Linderung bestimmter Beschwerden und Krankheiten? Helfen sie bei Schlafstörungen und Stimmungsschwankungen? Der wissenschaftliche Gehalt solcher Studien zu Yoga und Meditation ist manchmal schwer zu ergründen. Viele sind aufgrund ihrer geringen Qualität anzuzweifeln. Sie basieren oft auf kleinen Fallzahlen und stützen sich auf Selbstauskünfte aus Fragebogen statt auf biologische Daten. In diesem Kapitel stellen wir wichtige Überlegungen zur Einschätzung von Studien an und erörtern, worauf bei der Bewertung ihrer Ergebnisse zu achten ist.

EINFÜHRUNG

Seit Jahrhunderten berichten Yogapraktizierende und Meditierende, dass sie sich ruhig, erfrischt und zentriert fühlen. Archäologie und Geschichtswissenschaft datieren die Anfänge des Meditierens auf etwa 1500 v. Chr.[1] Dennoch kennt niemand die genauen Ursprünge meditativer Praktiken. Und wie sich diese Methoden der Kontemplation auf das Gehirn auswirken, beginnt die Wissenschaft erst neuerdings zu verstehen.

Das menschliche Gehirn ist formbar. Jüngste Forschungsergebnisse legen nahe, dass das Gehirn durch regelmäßiges Yogaüben und Meditieren auf vielfältige Weise verändert werden kann. Beispielsweise können die Regionen des Gehirns, die an empathischen Gefühlen beteiligt sind, durch das Praktizieren der Metta-Meditation aktiviert und gestärkt werden.[2] Solche Übungen können bestimmte Nervenbahnen verändern, die es den Übenden ermöglichen, freundlicher und mitfühlender zu sein und ein längeres, gesünderes Leben zu führen.

Um zu verstehen, dass Yoga und Meditation einen positiven Einfluss auf die Gesundheit haben, braucht man keine Hirnscans. Die große Zahl der Berichte, die von den positiven Auswirkungen dieser Methoden auf die körperliche und geistige Gesundheit zeugen, haben viele Menschen im Westen dazu bewegt, sie auszuprobieren. Derzeit praktizieren tatsächlich mehr als 32 Millionen Menschen in den Vereinigten Staaten Yoga, wobei diese Gruppe nicht für die Gesamtbevölkerung repräsentativ ist.[3] In Deutschland sind es rund

3,3 Millionen.[4] Laut dem National Health Interview Survey 2017, einer der größten und umfassendsten Umfragen zum Thema Gesundheit in den Vereinigten Staaten, praktizieren Frauen mehr als doppelt so häufig Yoga wie Männer, und unter den Frauen ist Yoga bei nichthispanischen weißen Erwachsenen in der Altersgruppe 18 bis 44 am beliebtesten.[5, 6, 7]

Das rapide zunehmende Interesse an kontemplativen Methoden hat auch die Neugier der Forschungswelt geweckt und die Frage aufgeworfen, *wie* sich diese Übungen auf Psyche und Körper auswirken. In den letzten zehn Jahren ist die Forschungstätigkeit zum Thema Yoga und Meditation explosionsartig gewachsen. Die Zahl der Veröffentlichungen ist exponentiell gestiegen: Gab es im Jahr 1950 nahezu null Arbeiten zum Thema, sind es heute Tausende. Auch die methodische Strenge der Forschungsarbeiten hat sich verbessert, was dazu beiträgt, dem Fachgebiet eine größere Legitimität zu verleihen. Inzwischen untersuchen Forscher an großen Universitäten und Kliniken, wie sich Yoga und Meditation auf die Gesundheit auswirken und sogar Veränderungen im Gehirn herbeiführen.

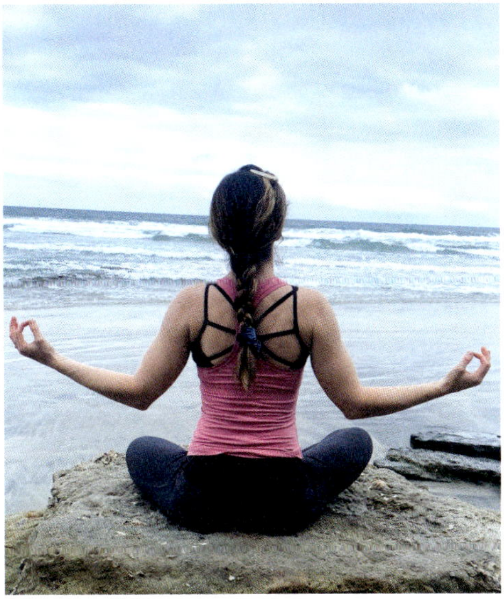

Entspannende Meditation am Meeresufer

WAS IST YOGA?

Yoga entstand in Indien als spirituelle Praxis. Eine der ersten yogischen Schriften ist das *Yogasutra* von Patanjali aus den ersten Jahrhunderten n. Chr.[8] Das Wort *Yoga* leitet sich vom Sanskritwort *yug* oder *yuj* ab, was »Vereinigung« oder »Methode der spirituellen Vereinigung« bedeutet.[9] Das Ziel der traditionellen Praxis bestand darin, einen Zustand zu erreichen, in dem ein Gleichgewicht zwischen Geist und Körper sowie zwischen dem Einzelnen und dem Gemeinwohl herrscht.

Heutzutage wird Yoga oft als meditative Bewegungsarbeit gesehen. Die wachsende Zahl von Praktizierenden und das zunehmende Interesse haben in der westlichen Welt eine Fülle von Yogastilen hervorgebracht, darunter Vinyasa, Hatha, Iyengar und Restorative Yoga. Yogarichtungen wie Power Yoga legen den Schwerpunkt auf Körperhaltungen, während sich andere mehr mit Meditation und Atemarbeit befassen. Im Westen wird Yoga im Allgemeinen als Körperarbeit gesehen, während im

Osten eher der Atem und das Meditieren im Vordergrund stehen.[10]

Wegen der großen Vielfalt an Methoden, die als Yoga bezeichnet werden können, kann man oft nur schwer feststellen, was in einer Forschungsstudie untersucht wird. Welche Art von Yoga oder Meditation in einer Studie verwendet wird, bleibt oft unklar oder wird nicht explizit angegeben, was den Erkenntnisgewinn in Bezug auf bestimmte Yogastile erschwert. Stattdessen beziehen sich Schlussfolgerungen meist auf die Überbegriffe »Yoga« oder »Meditation«, und in den Studien wird untersucht, wie diese Disziplinen allgemein Stress reduzieren, die Gesundheit verbessern und die Selbstregulierung fördern. In letzter Zeit hat man die Notwendigkeit einer klareren Definition des Yogabegriffs für Forschungsstudien erkannt und die National Institutes of Health haben die Ausarbeitung eines Fragebogens finanziert, der in künftigen Studien verwendet werden kann. Der Fragebogen heißt »Essential Properties of Yoga« (zu Deutsch: Wesentliche Eigenschaften von Yoga), wurde an der University of California erstellt und enthält 62 Fragen zu 14 Dimensionen eines Yogaprogramms, die Mitgefühl, Atemarbeit, Körperbewusstsein, Yogaphilosophie und weitere Komponenten betreffen.[11] Mithilfe dieses Fragebogens können Forscher nun genauer quantifizieren, welche Art der Yogaintervention in ihren Studien zum Einsatz kommt (Abbildung).

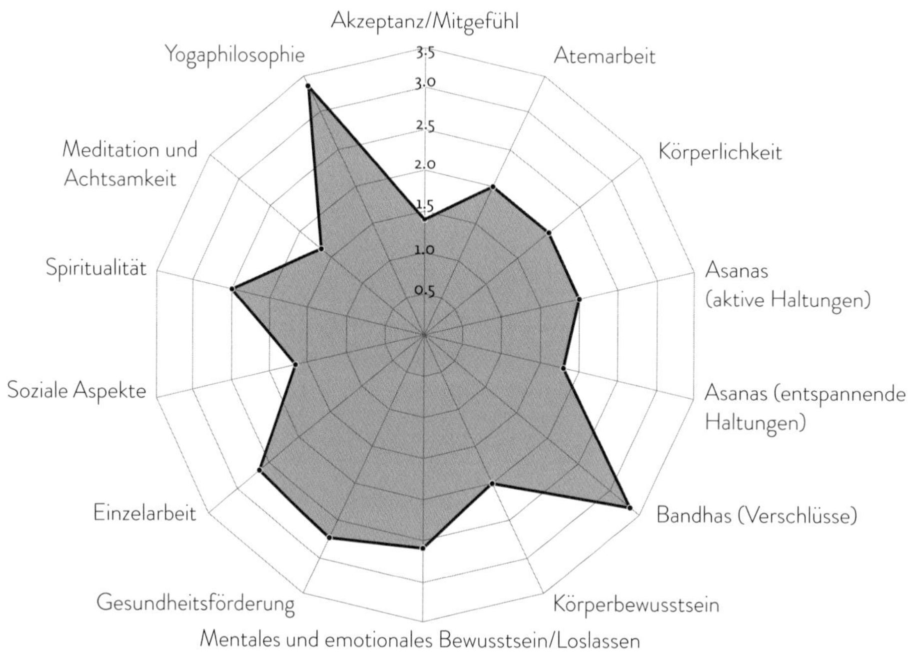

Schematische Darstellung der 14 Dimensionen des Fragebogens »Essential Properties of Yoga«

HÜRDEN DER YOGA- UND MEDITATIONSFORSCHUNG

Viele Forschungsarbeiten über Yoga oder Meditation leiden unter kleinen Fallzahlen (oft unter 20 Personen) und einer homogenen Gruppenzusammensetzung (meist weiße Frauen mittleren Alters). Darum ist es schwer zu sagen, ob ihre Ergebnisse für alle und jeden gelten würden. Viele Daten werden auch per Fragebogen erhoben, aber solche Selbstauskünfte sind anfällig für verzerrte Wahrnehmungen. Trotz dieser Einschränkungen stehen der Yoga- und Meditationsforschung zahlreiche Möglichkeiten offen, die in der Weiterentwicklung der Neuroimaging-Technik und der Molekularmedizin liegen. Mit zunehmender Etablierung der Forschungsrichtung wird sich auch die methodische Strenge verbessern.

Was ist ein wissenschaftlicher Nachweis?

Ein **wissenschaftlicher Nachweis** wird aus einer gut kontrollierten Studie abgeleitet, die eine Hypothese oder Theorie mittels Statistik entweder stützt oder widerlegt.

Was ist eine Variable?

Eine **Variable** ist jeder Faktor, der im Rahmen der Forschung auf irgendeine Weise verändert oder gemessen wird. In der Yoga- und Meditationsforschung können viele verschiedene Variablen gemessen werden: Art und Umfang der Yogapraxis, Stresshormonspiegel oder Messgrößen der psychischen Gesundheit.

FORSCHUNGSMETHODEN UND STUDIENDESIGN

Studie ist nicht gleich Studie. Es gibt viele Arten wissenschaftlicher Beweisfindung, die als Forschungsergebnis präsentiert werden können. Beispielsweise kann eine Wissenschaftlerin eine Stellungnahme oder einen Artikel in einem Fachjournal schreiben oder ein Forscherteam kann eine randomisierte kontrollierte Studie durchführen. Was sind die wichtigsten Unterschiede zwischen diesen Ansätzen und welche Bedeutung haben sie?

Stellungnahmen und Artikel beruhen auf der Meinung einer Einzelperson und nicht auf den Daten einer bestimmten Untersuchung. Genau genommen sind sie keine wissenschaftlichen Nachweise, können aber als Inspiration für handfestere Forschungsvorhaben dienen.

Fallstudien werden in der Yogaforschung selten verwendet, sind aber in der medizinischen Forschung weit verbreitet. Eine Fallstudie ist eine eingehende Analyse einer einzelnen Person, Gruppe oder Situation. Sie kann Nachweise bezüglich dieser einen Person, Gruppe oder Situation liefern, aber da die Fallzahl klein ist (nämlich meistens gleich eins), lässt sich unmöglich ableiten, ob die Ergebnisse allgemein auch für andere Personen, Gruppen oder Situationen gelten würden. Die Ergebnisse sind rein retrospektiv und nicht prognostisch.

Kohortenstudien sind in der Yoga- und Meditationsforschung weit verbreitet. Man protokolliert dabei die teilnehmende Gruppe über eine bestimmte Zeit hinweg, typischerweise vor und nach einer Intervention. Beispielsweise kann ein Forscher den Hormonspiegel der Teilnehmer vor und nach der Yogapraxis messen, um den Einfluss von Yoga auf den Hormonspiegel besser zu verstehen. Kohortenstudien können sich auch über längere Zeiträume erstrecken. Eine der größten und am längsten laufenden Kohortenstudien aller Zeiten, die Framingham-Studie über die Risikofaktoren für Herzerkrankungen, geht bis auf das Jahr 1948 zurück.

Randomisierte kontrollierte Studien sind der Goldstandard in der Forschung. Die Teilnehmer einer randomisierten kontrollierten Studie werden nach dem Zufallsprinzip entweder der Versuchsgruppe (der Gruppe, die die Intervention erhält, also Yoga oder Meditation praktiziert) oder der Kontrollgruppe zugeordnet. Diese Gruppen werden dann verglichen. Randomisierte kontrollierte Studien sind in der medizinischen Forschung weit verbreitet und werden häufig als Doppelblindstudie durchgeführt, bei der weder die Forscher noch die Teilnehmer wissen, ob das Medikament oder das Placebo verabreicht wird. Blind- oder Doppelblindstudien sind in der Yogaforschung nahezu unmöglich durchzuführen, da die Teilnehmer leicht erraten können, ob sie zur Versuchsgruppe (die Yoga übt) oder zur Kontrollgruppe (die kein Yoga übt) gehört. Daher besteht die Möglichkeit verzerrter Wahrnehmungen, die bei der Auswertung der Ergebnisse zu berücksichtigen sind.

Übersichtsarbeiten tragen die Ergebnisse mehrerer Forschungsstudien zusammen. Eine systematische Übersichtsarbeit beantwortet eine bestimmte wissenschaftliche Frage und berücksichtigt bei der Einbeziehung bestimmter Studien klare und festgelegte Zulassungskriterien. Übersichtsarbeiten enthalten häufig Metaanalysen, die mit statistischen Mitteln die Ergebnisse von Studien zusammenfassen. Für Übersichtsarbeiten werden keine eigenen Forschungen durchgeführt, sondern frühere Arbeiten analysiert, um eine Forschungsfrage zu beantworten. Diese Methode ist ein mächtiges Werkzeug, das einen Überblick ermöglicht, da es viel mehr Daten berücksichtigt als einzelne Studien.[12]

Welche Sorte Forschungsarbeit sollte ich vorrangig lesen?

Wenn Sie neu im Themenbereich sind, ist ein Übersichtsartikel ein ausgezeichneter Startpunkt. Das ist, wie wenn Sie eine Doku über afrikanische Tiere gucken anstatt einer, die sich nur um Giraffen dreht. Falls Sie ein echter Giraffenfan sind, sollten Sie unbedingt Letzteres tun! Aber ansonsten sammeln Sie lieber ein paar Hintergrundinformationen, bevor Sie tiefer eintauchen.

QUANTITATIVE VERSUS QUALITATIVE METHODEN

Wie sich Yoga und Meditation auf Körper und Geist auswirken, kann sowohl mit quantitativen als auch qualitativen Methoden untersucht werden. Während quantitative Daten auf Zahlen basieren, bestehen qualitative Daten aus Beschreibungen und Begrifflichkeiten.

Unter **quantitativen Daten** versteht man Informationen, die gezählt oder gemessen werden. In der Yogaforschung kann man beispielsweise messen, wie stark sich der Blutdruck einer Person durch die Yogaintervention verändert. Die Veränderung des Blutdrucks ist ein Wert, der leicht analysiert und verglichen werden kann. Bei den meisten in den Biowissenschaften gesammelten Daten handelt es sich um quantitative Daten.

Qualitative Daten sind beschreibender Natur und drücken sich in Worten aus, nicht in Zahlen. Mittels qualitativer Daten kann man Sachverhalte untersuchen, die schwer zu quantifizieren sind, wie zum Beispiel das »Warum« oder das »Wie«. So kann eine Forscherin beispielsweise durch eine ausführliche Befragung ergründen, *wie* die Yogaintervention es geschafft hat, dass sich Teilnehmer stärker in ihr Umfeld eingebunden fühlen.

Was sind also die Vor- und Nachteile beider Ansätze? Quantitative Daten können von anderen Forschern analysiert und repliziert werden, um zu prüfen, ob sie zum gleichen Ergebnis kommen. Wenn mehrere Studien zu denselben Ergebnissen kommen, ist dies ein Beweis dafür, dass das Ergebnis korrekt ist. Quantitative Daten geben nicht immer die ganze Wahrheit wieder, denn mit Zahlen und Messwertem lassen sich Dinge wie Gefühle und Emotionen nicht so einfach erfassen. Größere Zusammenhänge können übersehen werden.

Qualitative Daten hingegen bieten dichte, faktenreiche Einblicke in Beziehungen und eignen sich hervorragend für Erkundungszwecke. Da qualitative Beobachtungen einer Interpretation bedürfen, kann eine unvoreingenommene Analyse schwierig sein. Quantitative Daten werden in der neurowissenschaftlichen Forschung im Allgemeinen bevorzugt, da sie strukturiert und konkret sind, obwohl einige Wissenschaftler der Ansicht sind, dass Studien am besten beide Arten der Datenerhebung beinhalten sollten.

DIE STICHPROBENGRÖSSE ZÄHLT

Die **Stichprobengröße** ist die Anzahl der für ein Experiment ausgewählten Probanden. Sie ist einer der wichtigsten Faktoren bei der Gestaltung einer Forschungsstudie, da sie die Ergebnisse unweigerlich beeinflusst. Kleine Stichproben können sich negativ auf die Validität einer Studie auswirken, da sich die Ergebnisse dann oft nicht auf eine andere Gruppe oder Population übertragen lassen. Umgekehrt können extrem hohe Stichprobengrößen kleine Abweichungen in statistisch signifikante Unterschiede verwandeln und Verzerrungseffekte verstärken.[13, 14] Darum sollte die Stichprobengröße einer Studie als genauso wichtig angesehen werden wie jede andere Variable.

Yoga- und Meditationsstudien leiden tendenziell unter kleinen, homogenen Stichproben. Typischerweise umfassen die Stichproben etwa 12 bis 25 Teilnehmer, was für Forschungen am Menschen als klein gilt. Es erscheint nahezu unmöglich, mit so wenigen Probanden aussagekräftige Ergebnisse zu erzielen. Nehmen wir an, wir hätten herausgefunden, dass 15 Frauen mittleren Alters nach zweiminütigem Kopfstand weniger Stress verspürten: Würden die gleichen Ergebnisse auch für ältere Männer gelten? Um das herauszufinden, müsste eine größere Studie mit einer vielfältigeren Stichprobe durchgeführt werden. Wenn wir bei 100 Personen unterschiedlicher ethnischer Herkunft, unterschiedlichen Alters und unterschiedlichen Gesundheitszustands nach zwei Minuten Kopfstand einen verbesserten Stresspegel feststellten, könnte das bedeuten, dass ein Kopfstand zum Stressabbau beiträgt. Die Ergebnisse wären noch überzeugender, wenn sie in einer weiteren Studie mit noch mehr Teilnehmern repliziert würden.

Was ist Validität?

Externe Validität ist die Übertragbarkeit von Studienergebnissen auf eine breitere Bevölkerungsgruppe jenseits der Stichprobe. Wenn ein Forscher beispielsweise herausgefunden hat, dass die Ausübung von Yin Yoga dreimal pro Woche den Cortisolspiegel senkt, sollte eine andere Forscherin das Experiment mit einer anderen Personengruppe wiederholen und zu den gleichen Ergebnissen kommen können. Dies würde bedeuten, dass die Studie eine hohe externe Validität hätte.

Von **interner Validität** spricht man, wenn sich die Ergebnisse einer Gruppe innerhalb der Studie auf eine andere Gruppe innerhalb der Studie übertragen lassen. Dies zeigt, dass die Methoden zuverlässig die gleichen Ergebnisse liefern und die Ergebnisse nicht durch andere Faktoren erklärt werden. Eine gut konzipierte Studie verfügt über eine hohe interne Validität, da die Ergebnisse über alle Gruppen hinweg konsistent sind.

KAUSALITÄT UND KORRELATION

»Kausalität« und »Korrelation« sind gebräuchliche Begriffe in der Forschungswelt, aber was bedeuten sie eigentlich?

Kausalität liegt vor, wenn eine Variable in direktem Zusammenhang mit einer zweiten Variablen steht oder diese *verursacht*. In der Wissenschaft ist es äußerst schwierig, einen Kausalzusammenhang zu beweisen. Studien aus der Yogaforschung stellen gerne Behauptungen auf wie »Dehnen führt zu erhöhter Flexibilität«. Ohne einen erkennbaren mechanischen Zusammenhang zwischen Dehnung und Flexibilität ist es tatsächlich schwer zu beweisen, dass das eine das andere direkt verursacht. Vielmehr sind Dehnung und Flexibilität eng miteinander assoziiert oder korreliert. Wenn jedoch ein Wissenschaftler unter der Annahme, Dehnung führe zu einer Steigerung der Flexibilität, ein Körperteil sezieren würde und herausfände, welche Veränderung im Innern diesen starken Zusammenhang verursacht, ließe sich eine Kausalität nachweisen. Allerdings schlitzen wir unseren Yogalernenden nicht die Gliedmaßen auf, um zweifelsfrei zu beweisen, dass Dehnen zu mehr Flexibilität führt. Uns bleiben immerhin unser gesunder Menschenverstand und unsere mechanistischen Erkenntnisse über Dehnung und Flexibilität bei Tieren, aus denen wir schließen können, dass eine Kausalität in diesem Zusammenhang extrem wahrscheinlich ist.

Was ist statistische Signifikanz?

Die **statistische Signifikanz** ist ein Maß für die Wahrscheinlichkeit, dass zwei Variablen in irgendeiner Weise zusammenhängen und das Ergebnis nicht auf Zufall zurückzuführen ist.

Korrelation ist ein Maß dafür, wie stark zwei Variablen miteinander zusammenhängen, wobei möglicherweise die eine nicht die andere verursacht. Fast alle Studien zu Yoga und Meditation belegen Korrelationen, keine Kausalitäten. Zwei Variablen können miteinander korrelieren, aber

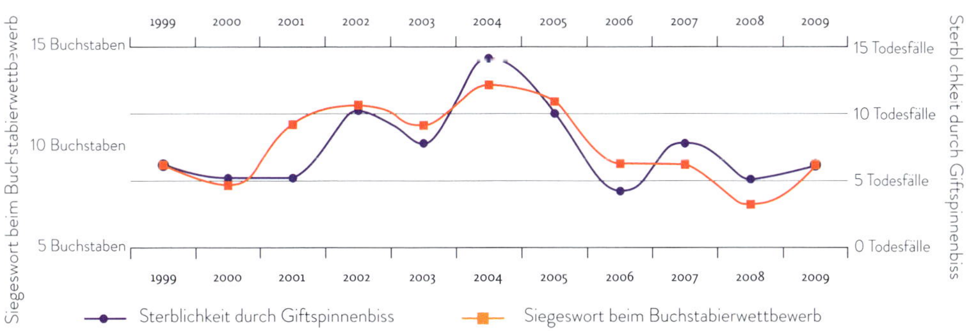

Korrelation: 80,57 % (r = 0,8057)

Beispiel einer Scheinkorrelation

das bedeutet nicht, dass die eine die andere verursacht. Manchmal haben Variablen, die stark korrelieren, keinerlei kausalen Zusammenhang, oder sie haben eine gemeinsame Ursache.

Wenn zwei Variablen stark korrelieren, aber nicht kausal zusammenhängen, spricht man von einer Scheinkorrelation. Beispielsweise korreliert die Buchstabenzahl im Siegeswort des nationalen Buchstabierwettbewerbs mit der Anzahl der Menschen, die jedes Jahr durch Giftspinnen getötet werden.[15] Ganz offensichtlich führt ein längeres Gewinnerwort nicht dazu, dass mehr Menschen an Spinnenbissen sterben. Dieser Zusammenhang ist nichts weiter als ein Zufall, wie die Abbildung auf Seite 17 zeigt.

WIE MAN STUDIEN ZERGLIEDERT

Es gibt mehrere Möglichkeiten, an eine wissenschaftliche Publikation heranzugehen. Laut einer Twitterumfrage nehmen sich Wissenschaftler mehrheitlich zuerst das Ergebnis vor, wahrscheinlich weil sie sich bereits gut mit der Materie auskennen und so schnell wie möglich zu den wichtigsten Erkenntnissen gelangen möchten. Für alle, die mit einem Fachgebiet nicht vertraut sind, ist es möglicherweise am einfachsten, wenn sie mit der Einleitung beginnen, um erst die Hintergründe zu verstehen, und dann mit dem Rest der Studie fortfahren.

- **Einleitung:** In der Einleitung überblicken die Forschenden den Stand der Erkenntnisse, weisen auf Ungeklärtes hin und erläutern, wie ihre Studie eine wichtige Wissenslücke schließt. Wer geringe Fachkenntnisse hat, kann sich durch Lesen der Einleitung ein grobes Bild davon machen, worum es in der Studie geht.
- **Methoden:** In diesem Abschnitt werden die Experimente beschrieben, die zur Beantwortung einer Forschungsfrage verwendet wurden, und es wird erklärt, wie die Ergebnisse analysiert wurden. Dazu gehören Faktoren wie: 1) wie viele Personen an der Studie teilgenommen haben, 2) die demografische Zusammensetzung dieser Gruppe, 3) Informationen über eine vergleichbare Gruppe oder eine vergleichbare Erkrankung und 4) die Schwundquote (ob Teilnehmer ausgeschieden sind).
- **Ergebnisse:** Wie der Name schon sagt, präsentiert der Abschnitt »Ergebnisse« die wichtigsten Ergebnisse der Publikation. Er enthält üblicherweise viele Daten und Zahlen ohne viel Interpretation.
- **Diskussion:** Hier suchen die Forschenden nach der Bedeutung ihrer Ergebnisse und den Implikationen ihrer Arbeit. Oft erklären sie, wie sich ihre Studie in den Gesamtkontext der wissenschaftlichen Literatur einfügt, und weisen auf Möglichkeiten für zukünftige Forschungen hin.

WAS NOCH ZU BEDENKEN IST

Yoga und Meditation haben viele Vorteile, die auch dokumentiert sind, aber in Studien oft nicht berücksichtigt werden. Beispielsweise ermöglicht eine kontemplative Praxis oft, dass Einzelne eine Gemeinschaft von Gleichgesinnten finden. Dies kann zu Verhaltensänderungen führen, beispielsweise zu mehr Bewegung und gesünderer Ernährung, wodurch die Wirkungen von Yoga und Meditation verstärkt werden und eine positive Rückkopplung entsteht.

Es besteht auch die Möglichkeit, dass Teilnehmer voreingenommen sind. Wer bereit ist, an einer Studie über Yoga oder Meditation teilzunehmen, neigt möglicherweise ohnehin zu einer gesunden Lebensweise und hat einen anderen Gesundheitszustand als jemand, der zum ersten Mal Yoga oder Meditation ausprobiert.

Solche Faktoren werden in Forschungsstudien oft übersehen, weil sie schwer zu messen sind. Die Wissenschaft beschränkt den Blick tendenziell auf die unmittelbaren und direkten Auswirkungen von Yoga oder Meditation auf die mentale und körperliche Gesundheit. Die daraus gezogenen Schlussfolgerungen liefern deshalb ein unvollständiges Bild der gesundheitlichen Auswirkungen kontemplativer Betätigung.

Beim Lesen und bei der Einordnung einzelner Forschungsergebnisse in den Gesamtzusammenhang sollten Sie diese Faktoren berücksichtigen, auch wenn viele der in diesem Buch besprochenen Studien solide konzipiert sind.

Die wichtigsten Punkte

- Yoga wird in der Forschung oft als meditative Bewegungsarbeit definiert.
- Es gibt unterschiedliche Arten wissenschaftlicher Erkenntnisse, die als Forschung präsentiert werden können: Kohortenstudien, randomisierte kontrollierte Studien, Übersichtsarbeiten und vieles mehr.
- Quantitative Daten beziehen sich auf zählbare und messbare Informationen, wohingegen qualitative Daten beschreibend sind und in Worten dargestellt werden.
- Fast alle Studien zu Yoga und Meditation weisen Korrelationen nach, keine Kausalitäten.
- Die Yoga- und Meditationsforschung wird mit der Weiterentwicklung des Fachgebiets zweifellos methodisch strenger werden.

KAPITEL 2

DAS NERVENSYSTEM

Yoga und Meditation üben eine Wirkung auf das Nervensystem aus, jenes komplizierte Netz aus Neuronen und Nerven, das alle Organe und Gewebe im Körper verbindet. Dieses Kapitel befasst sich mit den Grundlagen des Nervensystems und untersucht, wie Yoga und Meditation das sympathische und das parasympathische Nervensystem durch Atmung, Bewegung und Stressabbau beeinflussen können. Die Anatomie der Gehirnzellen wird ebenso in Grundzügen besprochen wie die Moleküle, durch die sie kommunizieren, die sogenannten Neurotransmitter.

EINFÜHRUNG

Das Nervensystem besteht aus zwei Teilen: dem **zentralen Nervensystem** (ZNS) und dem **peripheren Nervensystem** (PNS). Zum ZNS gehören das Gehirn und das Rückenmark, während das PNS aus den Neuronen und Nerven besteht, die sich durch den ganzen Körper ziehen.

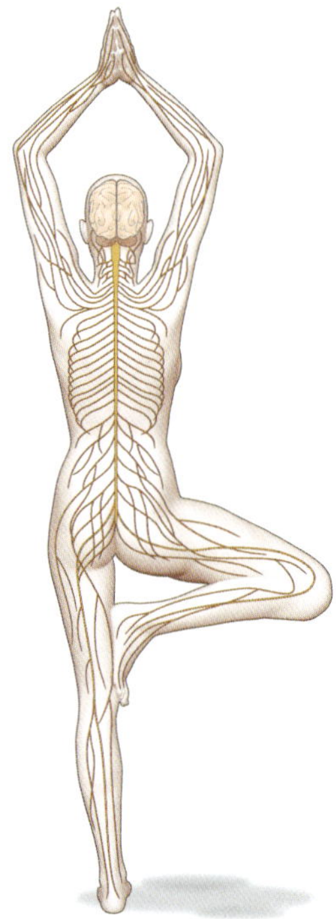

Das Nervensystem mit Gehirn, Rückenmark und Nerven

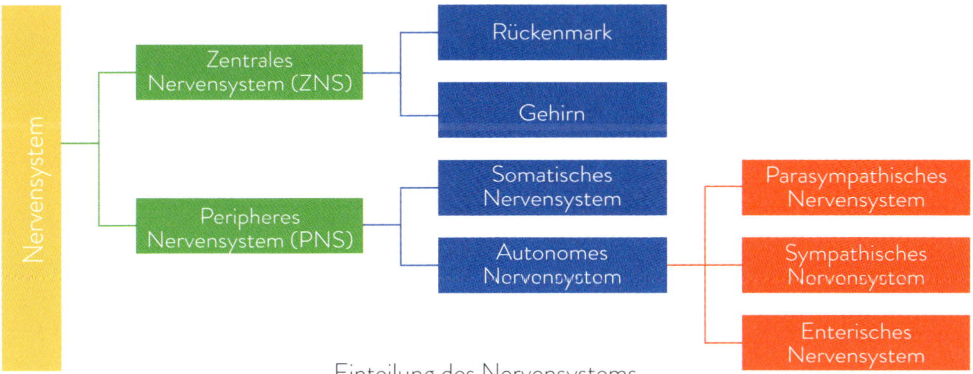

Einteilung des Nervensystems

Das PNS kann wiederum in zwei große Subsysteme unterteilt werden: das somatische und das autonome Nervensystem. Das **somatische Nervensystem** übermittelt Informationen über willentliche Bewegungen, während das **autonome Nervensystem** Informationen über automatische oder unwillkürliche Reaktionen weiterleitet. Das autonome Nervensystem ist der Autopilot des Körpers und funktioniert auch ohne bewusstes Denken. Es reguliert unter anderem die Atmung, die Herzfrequenz und die Verdauung.

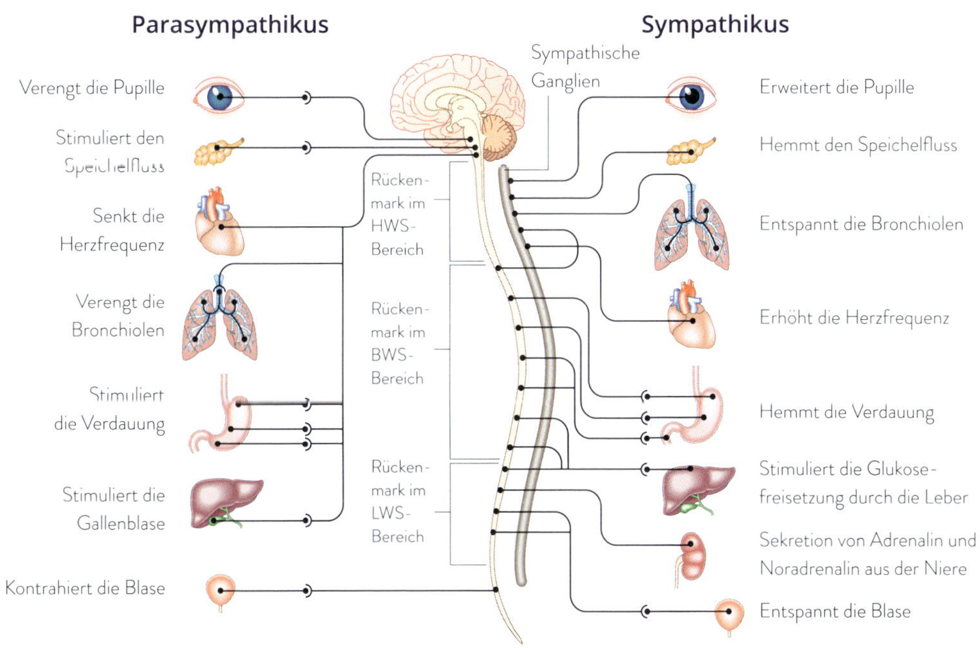

Unterschiede zwischen dem parasympathischen und dem sympathischen Nervensystem: Jedes Nervensystem reguliert die Körperfunktionen auf eigene Weise.

Die Yoga- und Meditationsforschung befasst sich häufig mit dem autonomen Nervensystem, zu dem sympathisches, parasympathisches und enterisches Nervensystem gehören. Das sympathische Nervensystem, kurz **Sympathikus**, wird sowohl in Stressphasen als auch bei Anstrengung aktiviert. Es steuert nach allgemeiner Ansicht bei Gefahr die Kampf-Flucht-Erstarrungs-Reaktion. Steht man beispielsweise einem Löwen gegenüber, könnte die natürliche Reaktion darin bestehen, gegen den Löwen zu kämpfen, vor dem Löwen wegzurennen oder zu erstarren, um seine Aufmerksamkeit nicht zu erregen. Erwiesenermaßen verringern Yoga, Meditation und andere Entspannungstechniken die Aktivität des Sympathikus und verbessern dadurch möglicherweise die Handlungsfähigkeit unter unmittelbarem Stress.[1, 2]

Im Gegensatz dazu steuert das parasympathische Nervensystem, kurz **Parasympathikus**, die Entspannungsreaktion. Es beruhigt den Körper, entspannt die Muskeln und hilft bei der Verdauung. Es wird durch sanfte Bewegungen, Atemarbeit und Meditation aktiviert.[3] Durch das Zusammenwirken von Sympathikus und Parasympathikus entsteht im Körper ein Gleichgewicht, die sogenannte Homöostase.

Restorative Yoga ermöglicht auf leicht zugängliche Weise die Aktivierung des Parasympathikus und die Beruhigung des Sympathikus (Abbildung rechts). Es kann Stress reduzieren, die Herzfrequenz verlangsamen, aber auch die Stimmung heben, den Stoffwechsel verbessern und Müdigkeit vertreiben.[4, 5, 6] Diese Yogarichtung fußt auf den Lehren von B. K. S. Iyengar und wurde in den 1970er-Jahren durch seine Schülerin Judith Lasater populär gemacht.[7] Beim Restorative Yoga verweilt man über längere Zeit in bequemen Yogahaltungen, gestützt durch Hilfsmittel wie Blöcke, Bolster und Decken. Dabei konzentriert man sich auf den Atem oder die Musik, um einen Zustand tiefer Entspannung zu erreichen. Diese langsame, gestützte Übungsweise ist ideal für Menschen, die unter Stress leiden und körperliche Erholung und Heilung benötigen.

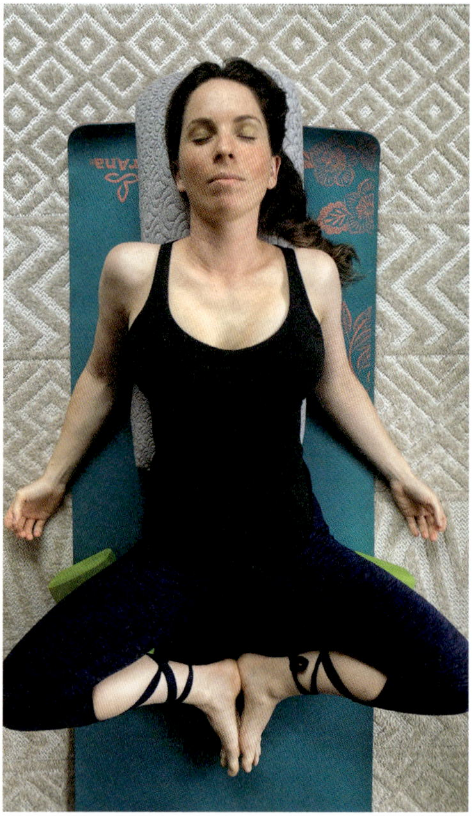

Gebundener Winkel im Liegen mit einem Bolster und zwei Blöcken

BEISPIEL FÜR EINE ENTSPANNENDE SEQUENZ IM RESTORATIVE YOGA

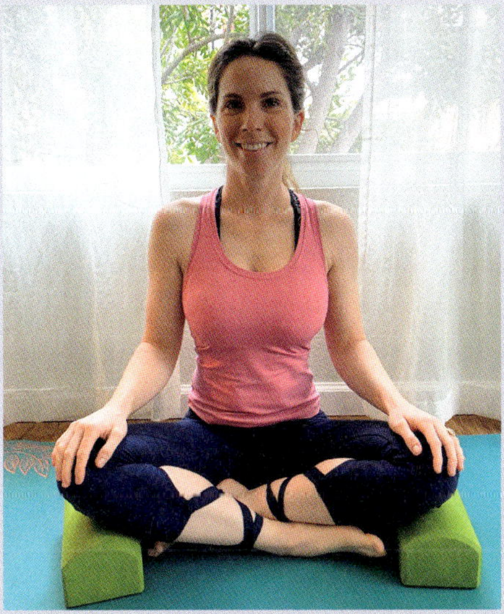

1 Schneidersitz, mit zwei Blöcken gestützt

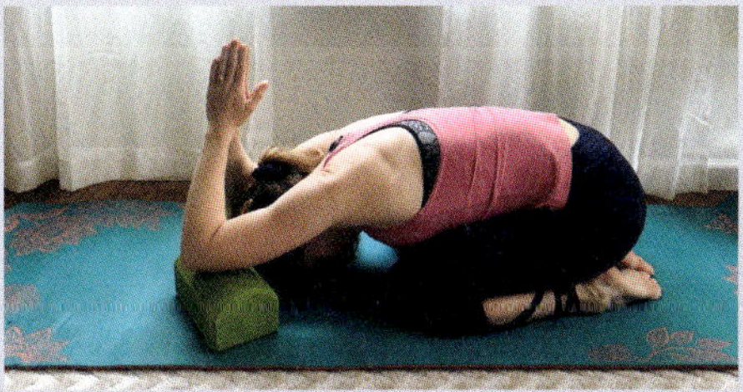

2 Kindhaltung, Variante mit zwei Blöcken

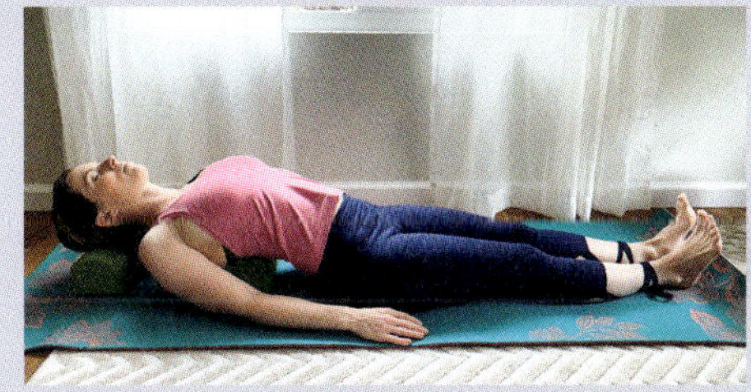

3 Fisch, mit zwei Blöcken gestützt

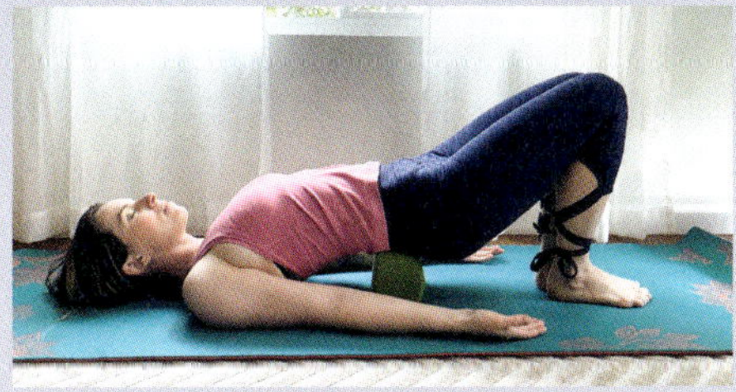

4a Unterstützte Brücke, Variante 1

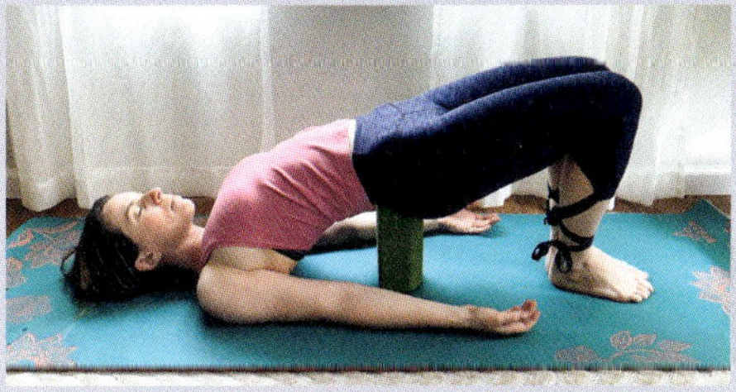

4b Unterstützte Brücke, Variante 2

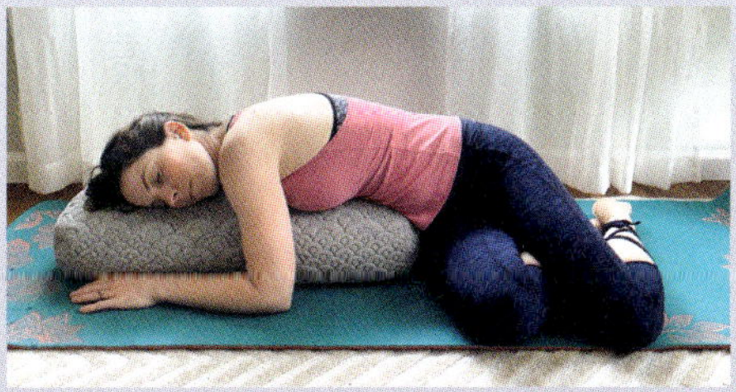

5 Rumpfdrehung, mit Bolster gestützt

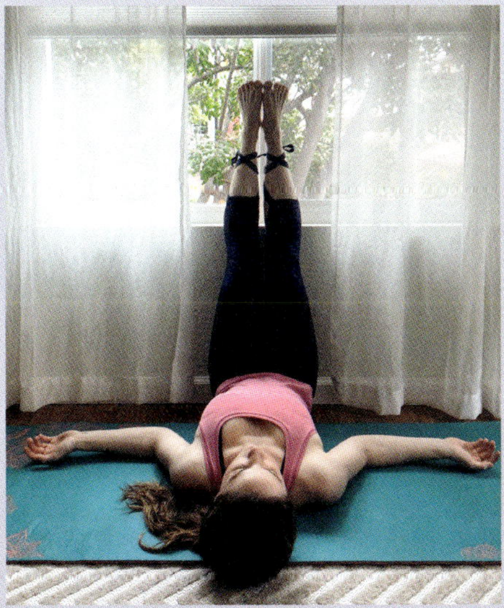

6a Beine an der Wand

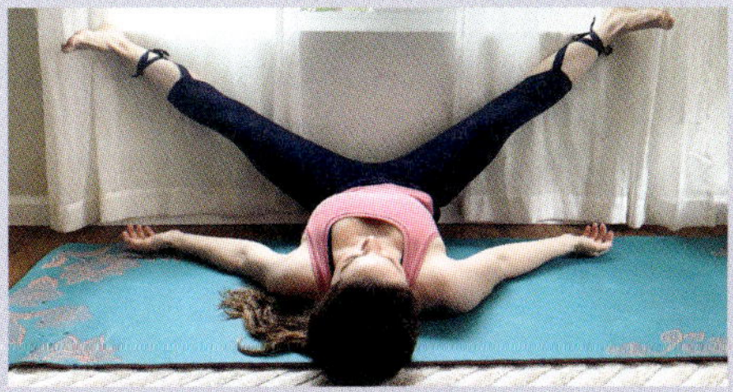

6b Gegrätschte Beine an der Wand

Der Vagusnerv

Der Vagusnerv, auch X. Hirnnerv genannt, ist der Hauptnerv des Parasympathikus. Er erstreckt sich vom Hirnstamm bis zum Dickdarm und steuert Herz, Lunge und Verdauungstrakt. Er gilt als wichtige Verbindung zwischen Darm und Gehirn.

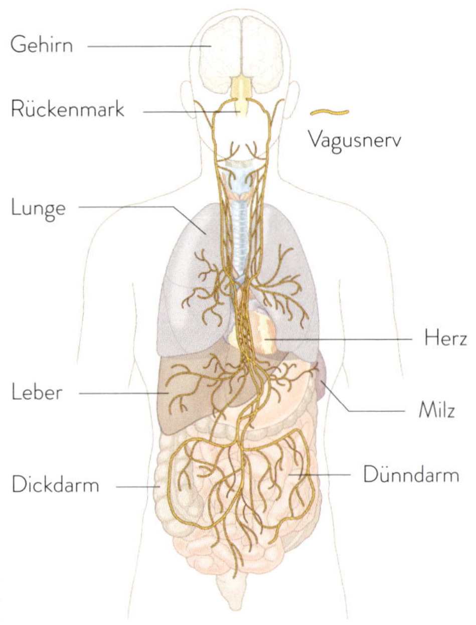

Anatomie des Vagusnervs

Kontemplative Übungen stimulieren den Vagusnerv und fördern durch Anregung des Parasympathikus die Entspannung. Der Parasympathikus bremst die Stressreaktion und hemmt dadurch Entzündungen und Stresshormone im Körper.[8, 9]

Eine Vagusnervstimulation kann auch ärztlicherseits mit einem Gerät herbeigeführt werden, das elektrische Impulse erzeugt. Die Vagusnervstimulation ist in den USA zur Behandlung von Epilepsie und Depression zugelassen. Wegen ihrer entzündungshemmenden Wirkung wird ihr Einsatz auch in der Behandlung anderer Erkrankungen untersucht, etwa bei Hirnverletzungen, Rheumatismus und Schlaganfall.[10]

Wissenswert

Fast 95 Prozent des im Körper produzierten Serotonins werden im Darm produziert.[11] Serotonin ist ein Botenstoff oder Neurotransmitter, der an der Regulierung von Stimmung, Schlaf und Appetit mitwirkt. Die anderen fünf Prozent werden in den Raphe-Kernen hergestellt, einer kleinen Region im Hirnstamm.[12]

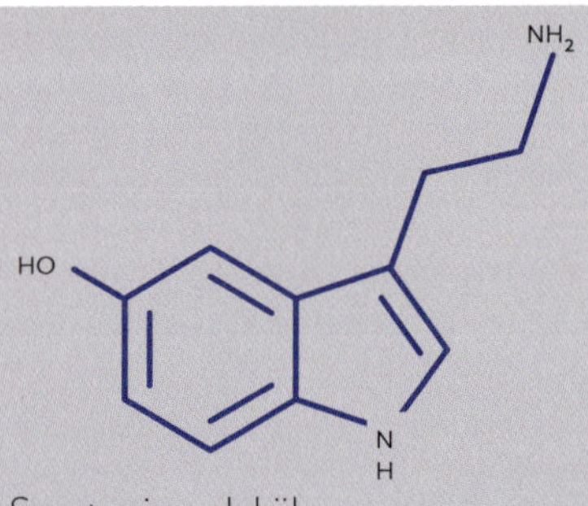

Serotoninmolekül

Das dritte autonome Nervensystem ist das **enterische Nervensystem**. Es lenkt die meisten Verdauungsfunktionen, beispielsweise die Bewegungen des Magen-Darm-Trakts, und reguliert die Sekretion von Verdauungsflüssigkeiten und Hormonen. Es stimuliert auch das Immunsystem.[13] Das enterische Nervensystem tauscht Signale mit dem ZNS aus, arbeitet aber auch selbstständig. Schätzungen zufolge enthält das enterische Nervensystem zwischen 400 und 600 Millionen Neuronen und produziert den größten Teil des körpereigenen Serotonins, eines Neurotransmitters, der Gehirnaktivität und Stimmung beeinflusst.[14] Daher wird das enterische Nervensystem auch als »zweites Gehirn« bezeichnet.

Untersuchungen zum enterischen Nervensystem haben ergeben, dass Veränderungen im Darmmikrobiom die Psyche beeinträchtigen können und mit neurodegenerativen Erkrankungen wie Alzheimer und Parkinson in Zusammenhang stehen.[15, 16, 17] Umgekehrt verbessern kontemplative Betätigungen wie Yoga und Meditation nachweislich das Darmmikrobiom und lindern die Symptome von Darmerkrankungen wie dem Reizdarmsyndrom.[18, 19, 20] Das Reizdarmsyndrom ist mit Stress und Entzündungen verbunden, und da Yoga und Meditation diese Faktoren mindern können, wirken sie sich möglicherweise auch positiv auf die Darmgesundheit aus.

Die wichtigsten Punkte

- Das Nervensystem besteht aus zwei Hauptsystemen: dem zentralen Nervensystem und dem peripheren Nervensystem.
- Sympathikus und Parasympathikus sorgen im Zusammenspiel für ein Gleichgewicht im Körper.
- Entspannungsübungen können die sympathische Aktivität senken und die parasympathische Aktivität steigern.
- Sowohl Yoga als auch Meditation fördern die Darmgesundheit, indem sie Stress und Entzündungen mindern und dadurch das Darmmikrobiom verbessern.

DAS GEHIRN

Oberster Gebieter des zentralen Nervensystems ist das Gehirn. Aus ihm entspringen bewusste Gedanken, Bewegungen und Emotionen. Trotz seiner wichtigen Aufgabe wiegt ein menschliches Gehirn nur drei Pfund. Das entspricht ungefähr dem Gewicht einer kleinen Tüte Kartoffeln. Das dichte Gewebe des Gehirns enthält etwa 86 Milliarden spezialisierte Gehirnzellen, die sogenannten Neuronen, und weitere 85 Milliarden nichtneuronale Hilfszellen, die sogenannten Gliazellen.[21]

Jedes dieser 86 Milliarden Neuronen hat Tausende von Verbindungen zu anderen Zellen.[22] Diese Verbindungen werden Synapsen genannt und ermöglichen es den

Neuronen, Signale an andere zu senden, meist durch die Ausschüttung von Substanzen, die Neurotransmitter genannt werden. Zwischen allen Neuronen im Gehirn bestehen insgesamt über 100 Billionen Verbindungen.[23]

Neuronen sind eine besondere Klasse von Zellen, die im Körper und im Gehirn Informationen übertragen. Wie andere Zellen besitzen auch Neuronen einen Zellkörper, Soma genannt, in dessen Innern sich ein Zellkern befindet, der von einer Zellmembran umgeben ist. Am Soma hat das Neuron sogenannte Dendriten, das sind verzweigte Fortsätze, die mit anderen Zellen und Neuronen verbunden sind. Diese Dendriten empfangen chemische Signale von Hunderten oder sogar Tausenden anderen Zellen.

An dem anderen Ende des Zellkörpers befindet sich ein langes, dünnes Axon. Das Axon leitet elektrische Signale bis in die Endknöpfchen, mit denen das Neuron an den Dendriten eines anderen Neurons angeschlossen ist.

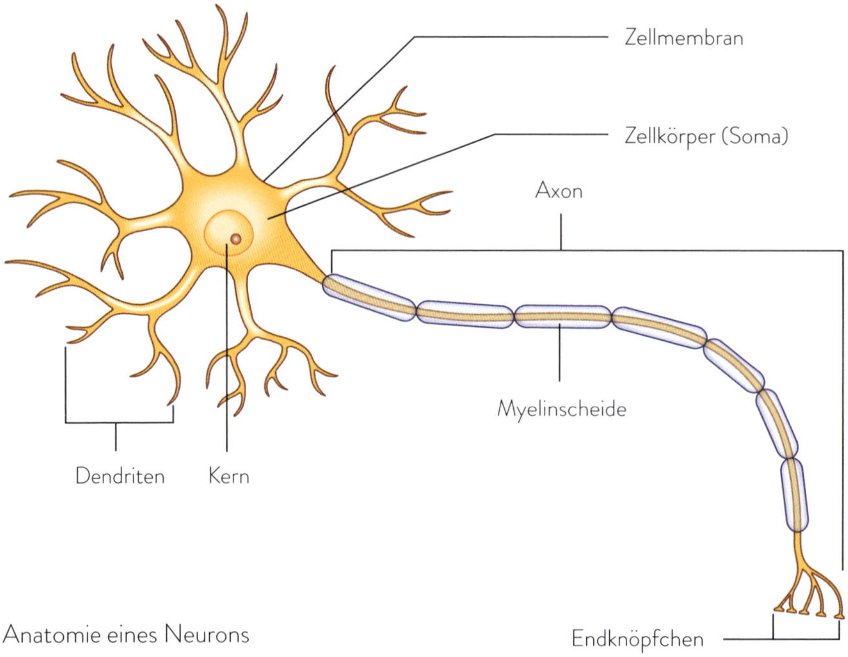

Anatomie eines Neurons

Wie kommunizieren Neuronen?

Neuronen sorgen für die Signalübertragung im Gehirn, indem sie über Neurotransmitter miteinander kommunizieren. Neurotransmitter können erregend oder hemmend wirken (siehe »Grundkurs Neurotransmitter«) und demnach im empfangenden Neuron ein Aktionspotenzial entweder fördern oder senken.

Jedes Neuron im Gehirn empfängt ständig Signale. Ist der erregende Signaleingang größer als der hemmende, entsteht ein Aktionspotenzial. Ein Aktionspotenzial ist ein elektrisches Signal, das über das Axon des

Grundkurs Neurotransmitter

Neurotransmitter sind Moleküle, die ein Signal von einem Neuron zum anderen übertragen. Man geht davon aus, dass es über 100 verschiedene Arten von Neurotransmittern gibt.[24] Geläufige Neurotransmitter sind Acetylcholin, Dopamin, Noradrenalin, Serotonin, Gamma-Aminobuttersäure (GABA) und Glutamat.

- **Acetylcholin** wirkt an unterschiedlichen Aufgaben mit, unter anderem an Muskelkontraktion, Erregung, Aufmerksamkeit, Gedächtnis, Lernen und Erinnerung.
- **Dopamin** ist der wichtigste Neurotransmitter im Belohnungssystem des Gehirns. Wenn man eine Belohnung erwartet, beispielsweise den Gewinn eines Preises, steigt der Dopaminspiegel im Gehirn. Wegen dieser Signalwege hat Dopamin auch mit Sucht und Drogenmissbrauch zu tun. Daneben ist es auch ein wichtiger Botenstoff für die Bewegung. Bei Erkrankungen wie Parkinson funktionieren die Dopaminsignalwege nicht richtig.[25]
- **Noradrenalin** hat im Gehirn und im Körper die Funktion, die Erregung bei Anstrengung, Stress und Gefahr herbeizuführen. Es verengt die Blutgefäße und erhöht dadurch den Blutdruck. Darüber hinaus kann es Ängste auslösen, trägt möglicherweise zu Depressionen bei und spielt eine Rolle bei Motivation und Belohnung.[26,27]
- **Serotonin** ist an der Regelung von Stimmung, Schlaf und Appetit beteiligt. Man geht auch davon aus, dass es Schmerzen mindert.[28] Dieser Neurotransmitter wird zum Teil im Gehirn produziert, doch etwa 95 Prozent des Serotonins stammen aus dem Darm.
- **Gamma-Aminobuttersäure (GABA)** ist ein hemmender Neurotransmitter und reduziert die Kommunikation zwischen Neuronen im Gehirn. Insgesamt senkt GABA die Aktivität des Nervensystems. Bei Ängsten, Depressionen und ähnlichen Erkrankungen ist sie wahrscheinlich fehlreguliert.[29]
- **Glutamat** ist der wichtigste erregende Neurotransmitter im Gehirn und könnte bei bipolaren Störungen und Schizophrenie eine Rolle spielen.[30] Medikamente, die Lithiumcarbonat enthalten, stabilisieren Stimmungsschwankungen und beeinflussen möglicherweise den Glutamatspiegel im Gehirn.

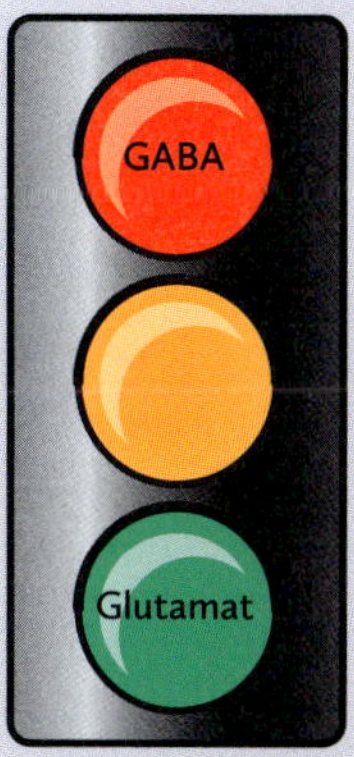

GABA und Glutamat regulieren die Aktionspotenziale von Neuronen. Da GABA ein hemmender Neurotransmitter ist, bremst es Aktionspotenziale. Glutamat ist dagegen ein erregender Neurotransmitter und kann ein Aktionspotenzial in Gang bringen oder aufrechterhalten.

Neurons an ein anderes Neuron gesendet wird. Erreicht das Aktionspotenzial die kleine Lücke zwischen den beiden Neuronen, die als Synapsenspalt bezeichnet wird, werden in der Lücke Neurotransmitter freigesetzt. Die Neurotransmitter binden sich an Andockstellen auf den Dendriten des empfangenden Neurons. Das sendende Neuron nimmt dann im Zuge der sogenannten Wiederaufnahme einen Teil seines Neurotransmitters zurück, sodass eine erneute Signalgebung stattfinden kann.

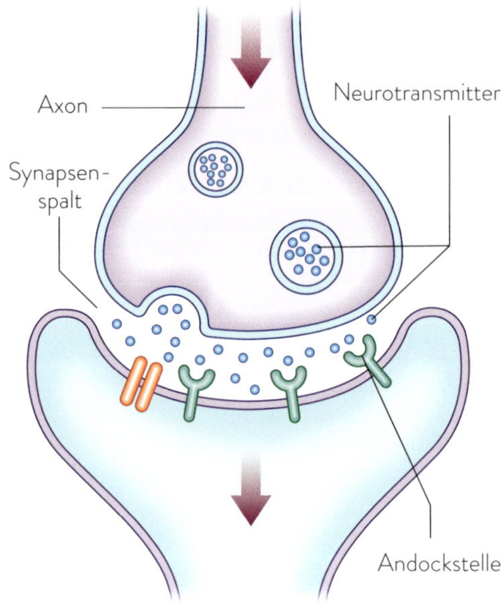

Freisetzung von Neurotransmittern im Synapsenspalt

Die wichtigsten Punkte

- Das menschliche Gehirn wiegt etwa drei Pfund und enthält 86 Milliarden Neuronen.
- Neuronen kommunizieren untereinander über elektrische Ereignisse, sogenannte Aktionspotenziale, die zur Ausschüttung chemischer Botenstoffe führen, der sogenannten Neurotransmitter.
- Neurotransmitter ermöglichen die Kommunikation zwischen Neuronen.

Andere Hirnzellen

Neben Neuronen gibt es im Gehirn noch viele andere Zellarten. Tatsächlich sind fast die Hälfte der Zellen im Gehirn Gliazellen. Weil Gliazellen anders als Neuronen keine Aktionspotenziale abfeuern, haben Neurowissenschaftler die Gliazellen und ihre Aufgaben im Gehirn lange Zeit übersehen.[31] Heute ist ihre vielfältige Rolle im Gehirn allgemein anerkannt: Unter anderem beeinflussen sie die Kommunikation der Neuronen und stellen wachstumsfördernde Nährstoffe bereit.[32] Die drei wichtigsten Typen von Gliazellen sind Mikroglia, Oligodendrozyten und Astrozyten.

- **Mikroglia** sind die Immunzellen des Gehirns. Sie halten in der Umgebung des Gehirns Ausschau nach Eindringlingen wie Bakterien und Viren. Mikroglia dienen auch als Müllabfuhr des Gehirns, indem sie Abgestorbenes beseitigen und als Gärtner unnötige neuronale Verbindungen zurückstutzen. Bei bestimmten Hirnerkrankungen wie Alzheimer werden die Mikroglia hyperaktiv, was zu Entzündungen und toxischen Proteinablagerungen führt, den Amyloid-Plaques und neurofibrillären Bündeln.[33]

- **Oligodendrozyten** sorgen für den Schutz der besonders langen Axone im Gehirn, indem sie sie in eine Myelinscheide einhüllen. Die Myelinscheide dient als Isolierung und erlaubt den Neuronen eine schnellstmögliche Signalübermittlung. Oligodendrozyten sind die Elektriker des Gehirns. Sie umhüllen die Axone mit einer Schutzschicht, wie ein Elektriker ein Stromkabel isolieren würde.
- **Astrozyten** sind sternförmige Zellen, die den Neuronen Nährstoffe zuführen und die Kommunikation zwischen den Neuronen unterstützen. Astrozyten regulieren die Menge an Neurotransmittern rund um die Synapsen.[34] Derzeit wird erforscht, wie Astrozyten die Kommunikation von Neuronen unterstützen.

Es gibt noch viele weitere wichtige Gliazelltypen. **Schwannzellen** zum Beispiel ähneln den Oligodendrozyten, kommen aber im peripheren Nervensystem vor statt im zentralen Nervensystem. Weiterhin gibt es **Epithelzellen**, die Eindringlinge davon abhalten, ins Blutsystem des Gehirns zu gelangen, **Ependymzellen**, die Hirnwasser produzieren, und noch einige andere.

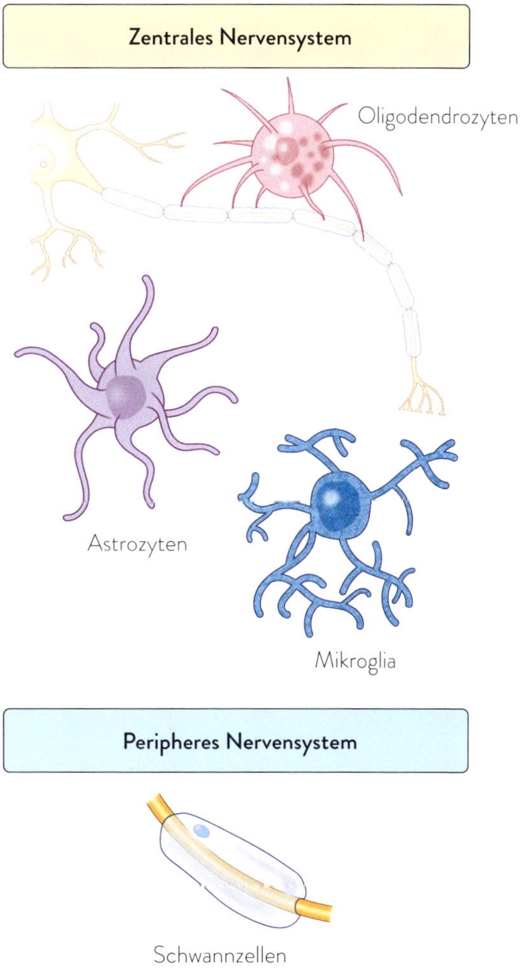

Unterschiedliche Gliazellen im Gehirn

Wissenswert

Manche Tiere, beispielsweise Tintenfische, haben kein Myelin. Stattdessen haben sie riesige Axone, etwa so dick wie ein Bleistift und damit rund 1000-mal breiter als ein menschliches Axon.[35] Der größere Durchmesser ist wegen des fehlenden Myelins nötig, um Signale schneller zu übertragen.

Riesiges Axon der Tintenfischart *Dosidicus gigas*

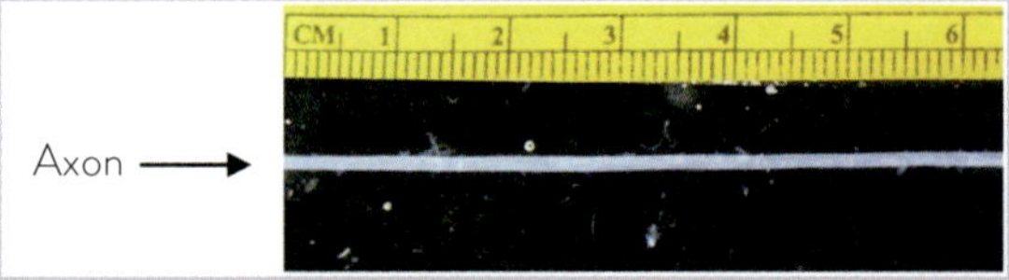

In den 1950er-Jahren wollten die Neurowissenschaftler Alan Hodgkin und Andrew Huxley Neuronen untersuchen, stießen dabei aber an technische Grenzen. Um mehr über diese schwer beobachtbaren Zellen zu erfahren, verwendeten die Forscher Tintenfische. Deren Axone waren sehr groß und ließen sich leichter untersuchen. So konnten die beiden Wissenschaftler erstmals feststellen, wie Aktionspotenziale funktionieren.[36] Für ihre Entdeckung erhielten sie 1963 den Medizinnobelpreis.

DAS RÜCKENMARK

Zum zentralen Nervensystem gehört auch das **Rückenmark** (Abbildung rechts), ein Nervenstrang, der sich vom Gehirn aus etwa 46 Zentimeter bis zu den Lendenwirbeln im unteren Rücken erstreckt.[37] Obwohl das Rückenmark nur etwa einen Zentimeter Durchmesser hat, enthält es rund eine Milliarde Neuronen.[38, 39] Es fungiert somit wie eine Informationsautobahn, die Signale zwischen dem Gehirn und dem Körper hin und her leitet. Das Rückenmark ist an willentlichen wie unwillkürlichen Bewegungen beteiligt. Beispielsweise übermittelt es Signale vom Gehirn an die Beinmuskulatur, um Bewegungen zu veranlassen. Unabhängig vom Gehirn innerviert es die Lunge zum Zwecke der Atmung.

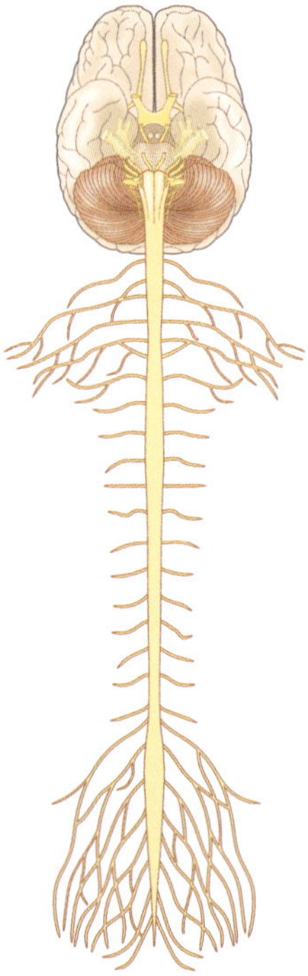

Das Rückenmark, wie es aus dem Hirnstamm herauswächst

Bei Reflexbewegungen kann das Rückenmark auch ohne Mitwirkung des Gehirns Signale direkt an die Muskeln senden. Reflexe sind automatische, unwillkürliche Reaktionen auf Sinneseindrücke. Zum Beispiel wird beim versehentlichen Berühren einer heißen Pfanne die Hand durch einen Abwehrreflex automatisch zurückgezogen, um eine Verbrennung zu vermeiden. Diese Aktion wird unter Umgehung des Gehirns ausschließlich vom Rückenmark verarbeitet, sodass eine schnelle Reaktion möglich ist. Das Rückenmark ist leicht verletzlich und wird darum von 26 Knochen, den sogenannten

Wirbeln, vor Beschädigung geschützt. Jeder Wirbel klemmt zwischen federnden Knorpelscheiben, sodass die Wirbel bei Bewegungen oder schweren Lasten nicht verletzt werden. Obwohl es von den Wirbeln umschlossen ist, ist das Rückenmark unglaublich empfindlich und verletzungsanfällig. Eine Verwundung des Rückenmarks kann verheerende Folgen haben, da sie den Informationsfluss zum und vom Gehirn unterbricht, was neben vielen anderen Symptomen auch Bewegungs- und Empfindungsstörungen verursachen kann.

Auto- und Motorradunfälle sind die häufigste Ursache für Verletzungen des Rückenmarks und derzeit gibt es keine wirksamen Therapien zur Behebung schwerer Rückenmarksverletzungen.[40] Auf der ganzen Welt wird jedoch nach Möglichkeiten geforscht, die Funktion der geschädigten Nerven wiederherzustellen.

Zurzeit befinden sich viele experimentelle Ansätze in der Entwicklung. Einer davon besteht darin, Nerven mithilfe der Schwannzellen, die die Nerven umgeben und Schäden im peripheren Nervensystem reparieren, nachwachsen zu lassen. Man transplantiert Schwannzellen in verletzte Regionen des Rückenmarks, um zu sehen, ob die Zellen Rückenmarksgewebe im zentralen Nervensystem reparieren können.[41]

Eine andere Methode besteht darin, wachstumsfördernde Proteine an der verletzten Stelle einzubringen, um die Nervenzellen zu veranlassen, den Signalweg wiederherzustellen.[42] Das kann man sich so vorstellen, dass die Proteine eine Spur von Brotkrumen hinterlassen, der die Axone folgen können. Die Forschungen dazu sind

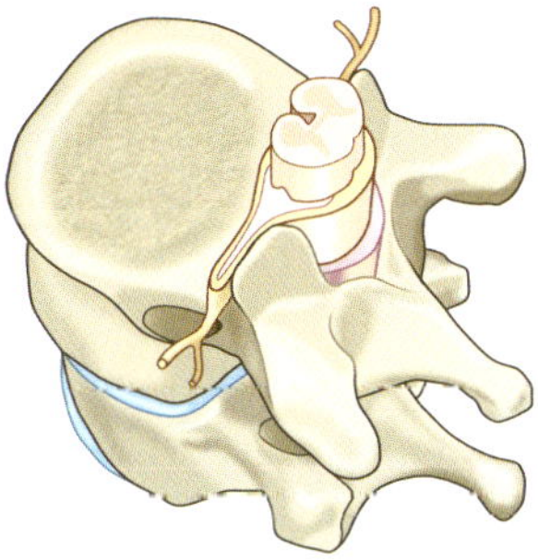

Von Wirbeln umgebenes Rückenmark

noch nicht abgeschlossen, aber erste Studien deuten darauf hin, dass dies ein gangbarer Weg sein könnte.

Regelmäßige Bewegung trägt dazu bei, die Gesundheit der Wirbelsäule zu erhalten und Verletzungen vorzubeugen. Yoga kann die funktionelle Stabilität der Wirbelsäule sichern und die Rückenmuskulatur aktiv, stark und beweglich halten.[43] Yoga verbessert nachweislich bei Menschen jeden Alters die Beweglichkeit, den Bewegungsumfang und die Biegsamkeit der Wirbelsäule[44] und kann Rückenschmerzen lindern.[45]

Die wichtigsten Punkte

- Das Rückenmark enthält etwa eine Milliarde Neuronen und ist an unwillkürlichen wie an willentlichen Bewegungen beteiligt.
- Durch Kräftigung des Rückens und der Körpermitte kann man dazu beitragen, das verletzungsanfällige Rückenmark zu schützen.
- Bei der Stabilisierung und Mobilisierung des Rückens sowie bei Schmerzen kann Yoga helfen.

BEISPIEL EINER YOGASEQUENZ FÜR DIE WIRBELSÄULE

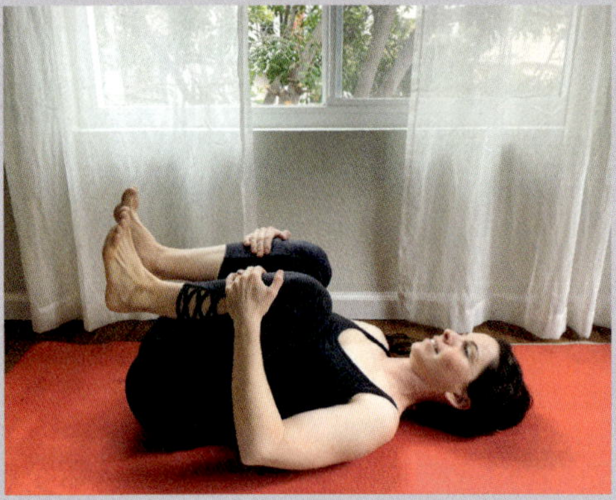

1 Knie an die Brust

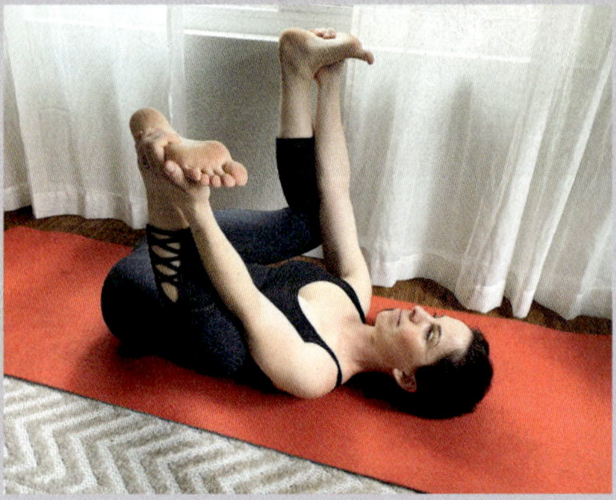

2 Glückliches Baby

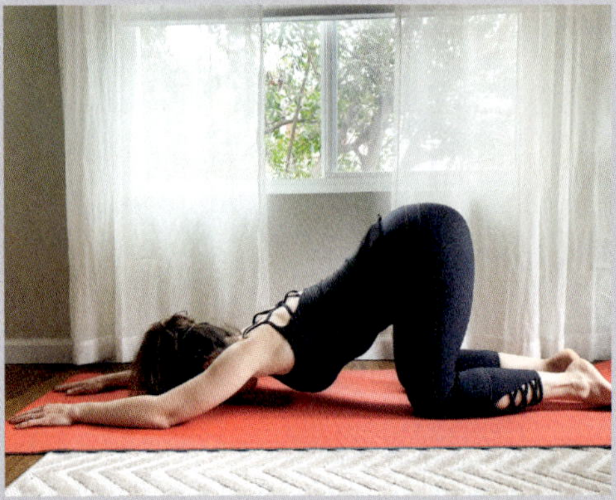

3 Ausgestreckte Welpenhaltung

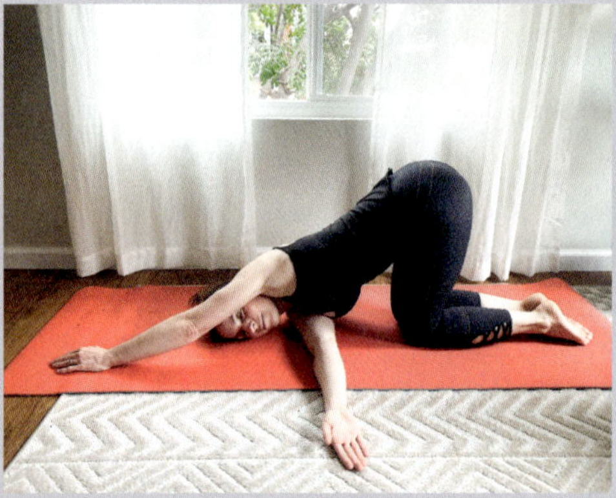

4 Welpenhaltung mit Rumpfdrehung

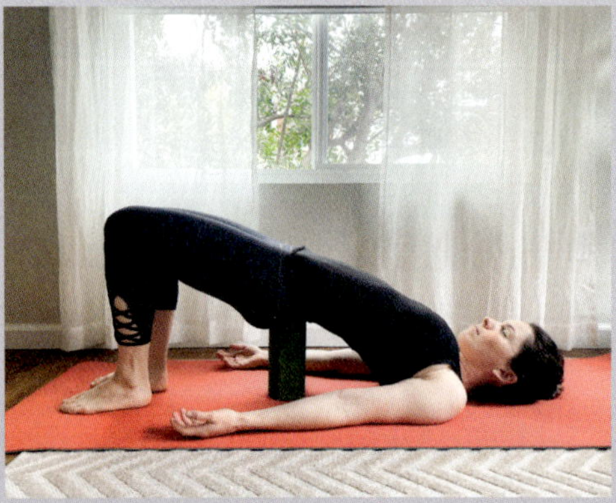

5 Brücke mit Stütze

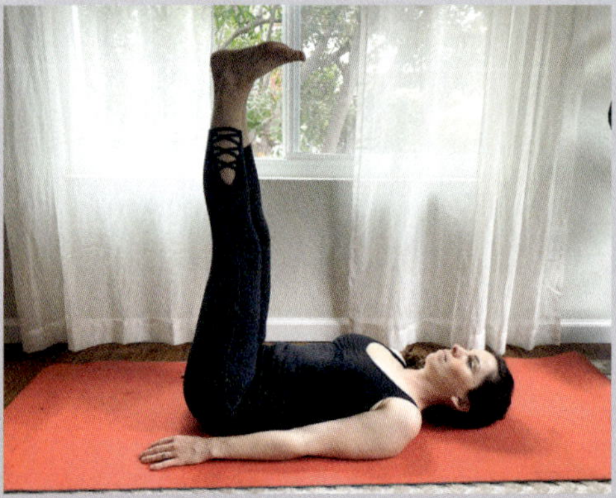

6 Halber Pflug

KAPITEL 3

DIE ANATOMIE DES GEHIRNS

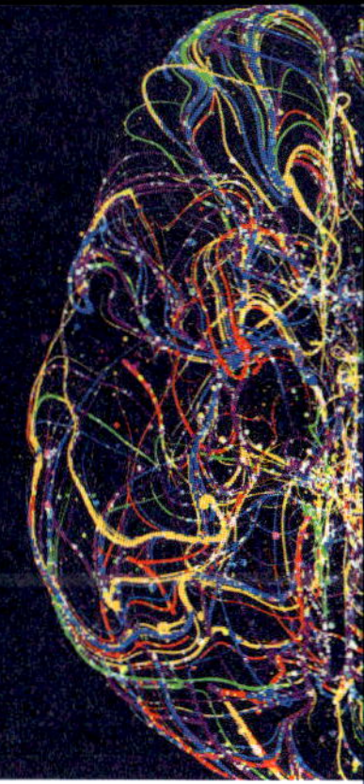

Yoga und Meditation üben einen Einfluss auf verschiedene Hirnregionen aus. Zahlreiche Forschungsarbeiten widmen sich der Messung physiologischer Unterschiede in den Gehirnen von Yogapraktizierenden und denen einer Kontrollgruppe. In diesem Kapitel geht es um die Anatomie des Gehirns, um seine wichtigsten Bereiche und ihre Funktionen.

EINFÜHRUNG

Das menschliche Gehirn ist eine in sich zusammenhängende Struktur. Auch wenn es im Großen und Ganzen als ein einziges System funktioniert, lässt es sich anatomisch in zwei Hälften unterteilten, die durch einen dicken Strang aus Nervenfasern namens *Corpus callosum* verbunden sind. Jede Gehirnhälfte kann auch in vier Teile unterteilt werden, die sogenannten Hirnlappen. Die vier Lappen haben unterschiedliche Funktionen und arbeiten als ein in sich zusammenhängendes Netzwerk zusammen.

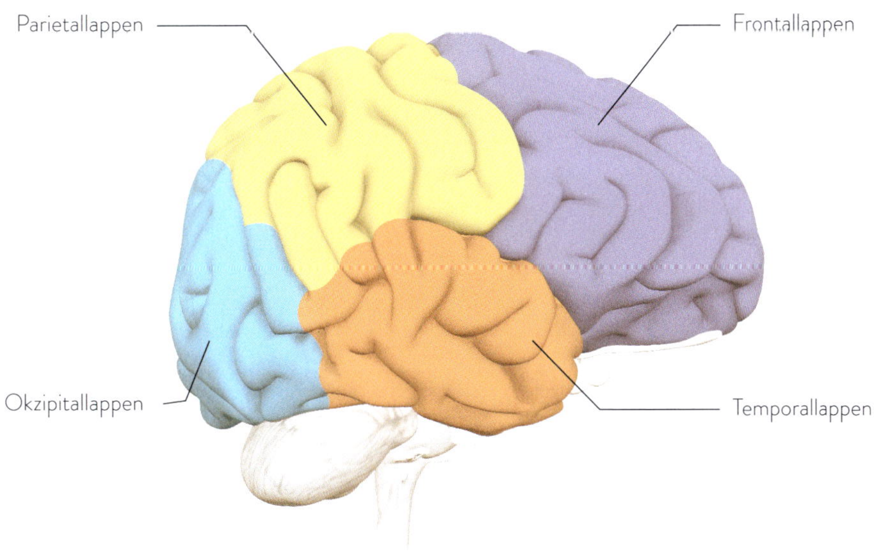

Das Gehirn und seine vier großen Lappen

Phineas Gage

Ende der 1840er-Jahre verunglückte der Eisenbahnarbeiter Phineas Gage, als er beim Bauen einer Bahnstrecke in Vermont Gestein sprengte. Bei der Sprengung schoss ihm eine Eisenstange mit fast fünf Zentimetern Durchmesser in die linke Wange und geradewegs durch den Frontallappen. Gage brach zusammen, war aber nicht tot. Zur Überraschung seiner Kollegen konnte sich Gage bereits wenige Minuten nach dem Unfall aufsetzen und mit ihnen sprechen. Dass er überlebt hatte, wurde zum Wunder der Medizin erklärt.

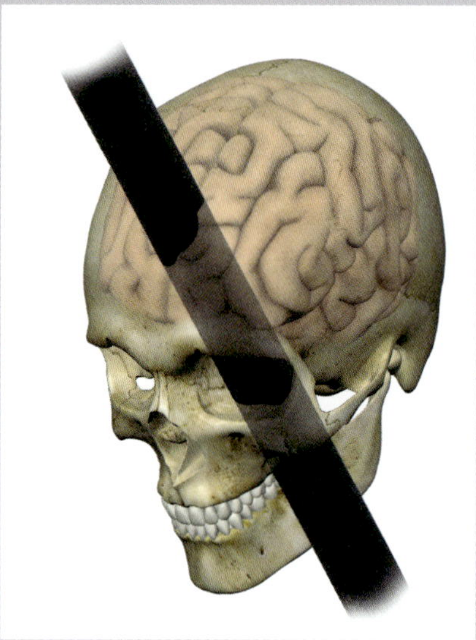

Die Eisenstange, die durch Gages Schädel geschossen wurde

Nach seiner Verletzung kehrte Gage in den Alltag zurück, aber mit der Zeit veränderte sich sein Charakter. Der einst zuverlässige, fleißige Mann wurde im Laufe der Jahre reizbar und aggressiv. Laut Familien- und Freundeskreis war er nicht mehr der, der er gewesen war. Die vielen Ärzte, die Gage untersuchten, kamen zu dem Schluss, dass der Frontallappen mit der Persönlichkeit zu tun haben muss. Trotz der Persönlichkeitsveränderungen und des Lochs in seinem Gehirn lebte Gage noch zwölf Jahre, ehe er im Jahr 1860 verstarb.

Später, als das Neuroimaging erfunden war, bestätigte sich, dass eine Schädigung des Frontallappens zu Persönlichkeitsveränderungen und Persönlichkeitsstörungen führen kann.[1] Nach Gages Tod nahm ein Arzt den durchschossenen Schädel an sich und stiftete ihn und die Eisenstange schließlich dem Anatomischen Museum der Harvard University. Dort befinden sie sich noch heute.

DER FRONTALLAPPEN

Der Frontallappen befindet sich an der Stirnseite des Gehirns, direkt hinter der Stirn und den Augen. Er übernimmt viele wichtige Aufgaben, beispielsweise das Treffen von Entscheidungen auf der Grundlage gesammelter Informationen. Die Entscheidungen, welchen Yogakurs Sie besuchen oder welches Bein Sie im herabschauenden Hund anheben, fallen beide im Frontallappen. Der Frontallappen sorgt auch für

Motivation, Aufmerksamkeit, Belohnung, Selbstbeherrschung, Verarbeitung von Gefühlen, Persönlichkeit und Bewegung.[2]

Aber woher weiß die Hirnforschung, welche Hirnregionen wofür zuständig sind? Vor der Erfindung der bildgebenden Verfahren war das menschliche Gehirn nur schwer zu untersuchen, weil es ja von einem harten Schädel umschlossen ist. Erst wenn Stellen im Gehirn beschädigt waren, etwa nach einem Schlaganfall oder einer Kopfverletzung, konnte man untersuchen, was mit dem Gehirn geschehen war. Auf diese Weise entdeckten Wissenschaftler und Ärzte Mitte des 18. Jahrhunderts, dass der Frontallappen unsere Persönlichkeit hervorbringt.

Im unteren vorderen Teil des Frontallappens befindet sich der **präfrontale Kortex**. Er ist für die kognitive Steuerung verantwortlich, trifft Entscheidungen, lenkt die Aufmerksamkeit und das Verhalten. Der präfrontale Kortex gehört zu den am gründlichsten untersuchten Hirnregionen, auch in der Yoga- und Meditationsforschung.

Der präfrontale Kortex wird häufig mit dem Praktizieren von Yoga in Verbindung gebracht. Eine Studie des Hospital Israelita Albert Einstein in Brasilien und der Harvard University hat ergeben, dass gesunde, ältere, erfahrene weibliche Yogapraktizierende im linken präfrontalen Kortex eine erhöhte Kortexdicke aufweisen, verglichen mit einer jüngeren, ähnlich aktiven Kontrollgruppe.[3] Die Kortexdicke misst die Breite der grauen Substanz des Kortex, der äußersten Rinde des menschlichen Gehirns. Ein dickerer Kortex bedeutet möglicherweise, dass es an dieser Stelle mehr gesunde Neuronen gibt. Im Gegensatz dazu ist eine dünner werdende Hirnrinde bei Krankheiten wie Alzheimer ein Zeichen für Neurodegeneration.[4]

Die größere Dicke des präfrontalen Kortex bei erfahrenen Yogis lässt vermuten,

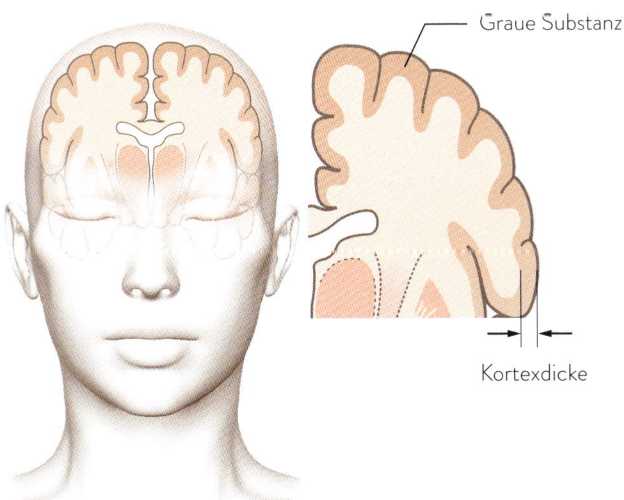

Messung der Kortexdicke

dass Yoga die Ausdehnung dieser wichtigen Gehirnregion beeinflusst. Solche anatomischen Veränderungen bringen möglicherweise funktionelle Vorteile mit sich, etwa verbesserte Denkfähigkeit, Entscheidungsfindung oder Impulskontrolle, auch wenn ein Zuwachs an Größe allein nicht unbedingt auf verbesserte Prozesse schließen lässt.

Graue und weiße Substanz

In der Hirnforschung hört man oft, dass das Gehirn aus **grauer Substanz** und **weißer Substanz** besteht. Die graue Substanz besteht hauptsächlich aus den Zellkörpern der Neuronen und ihren Dendriten sowie aus Gliazellen und Kapillaren. Die Kapillaren liefern den Zellen sauerstoffreiches Blut, sodass das Gewebe eines lebenden Gehirns rosa erscheint. Graue Substanz findet sich in den äußeren Schichten des Gehirns und in der Mitte des Rückenmarks. Die weiße Substanz erscheint weiß und enthält hauptsächlich neuronale Axone, also die langen Stränge, die aus den Zellkörpern herausragen. Wegen ihrer Umhüllung aus Myelinscheide erscheinen die Axone weiß. Das Myelin sorgt dafür, dass elektrische Impulse durch das Axon bis in die Endknöpfchen geleitet werden können, um mit anderen Zellen zu kommunizieren. Im Gehirn befindet sich die weiße Substanz inmitten der grauen Substanz, aber im Rückenmark liegt die weiße Substanz um die graue Substanz herum.

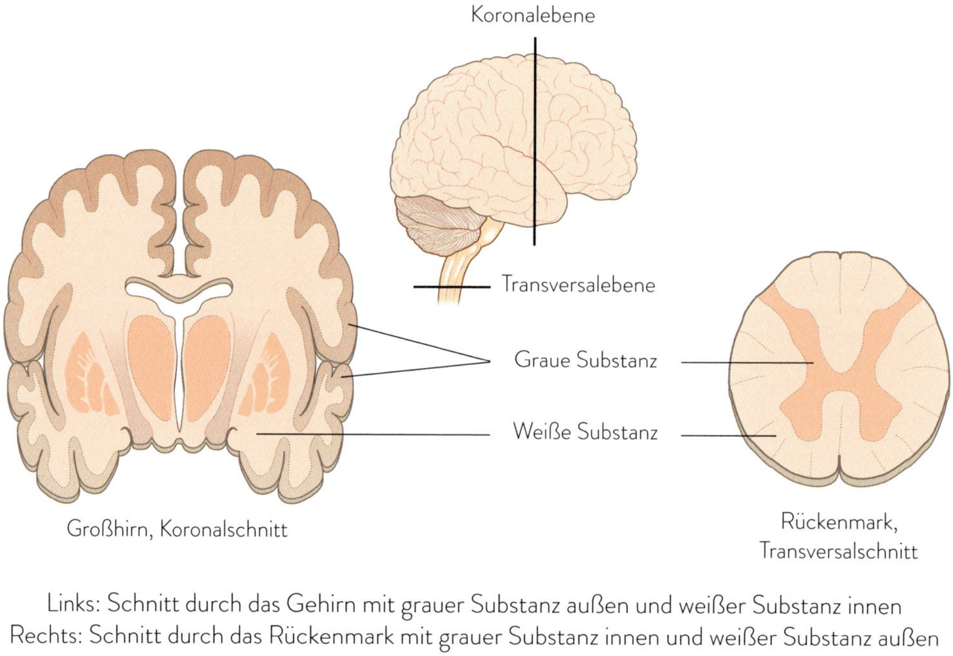

Links: Schnitt durch das Gehirn mit grauer Substanz außen und weißer Substanz innen
Rechts: Schnitt durch das Rückenmark mit grauer Substanz innen und weißer Substanz außen

DER TEMPORALLAPPEN

Der Temporallappen liegt an den Seiten des Gehirns hinter den Ohren. Er ist an vielen Hirnaktivitäten beteiligt, unter anderem am Hören, Zuhören und Sprechen, an der Verarbeitung von Gesichtern und gesehenen Objekten sowie am Gedächtnis.[5, 6] Zwar sind wichtige Strukturen in der Regel gleichermaßen auf beide Hirnhälften verteilt, aber der Temporallappen bildet eine Ausnahme.

Der linke Bereich des Temporallappens beherbergt zwei für die Sprache wichtige Strukturen, die auf der rechten Seite nicht zu finden sind: das Wernicke- und das Broca-Areal. Das Wernicke-Areal ist für das *Sprachverständnis* zuständig, während das Broca-Areal an der *Sprachproduktion* mitwirkt. Wenn Sie zum Beispiel beim Yoga verbale Anweisungen bekommen, muss zum Verständnis der Anweisungen das Wernicke-Areals aktiv werden. Stellen Sie während der Yogastunde eine Frage, wird das Broca-Areal aktiv und findet die zu sprechenden Worte. Es gibt eine Ausnahme: Bei Linkshändern befinden sich diese Sprachzentren eher auf der rechten als auf der linken Seite. Die Hirnforschung ist sich nicht ganz sicher, warum dies so ist.[7]

Der Temporallappen ist auch an der Gesichtserkennung beteiligt. Der Neurowissenschaftler Oliver Sacks hat in seinem Buch *Der Mann, der seine Frau mit einem Hut verwechselte* eine seltene Krankheit namens Prosopagnosie oder Gesichtsblindheit beschrieben.[8] Menschen mit dieser Krankheit können keine Gesichter erkennen und als Grund dafür wird eine Schädigung des Temporallappens vermutet. Forscher vom Dartmouth College, der Harvard University und der University of London führen zurzeit im Rahmen des Prosopagnosia Research Center eine groß angelegte Studie durch, um die Ursache dieses Phänomens besser zu verstehen. Sie glauben, dass die Symptomatik auf das Sterben von Zellen im Temporallappen zurückzuführen ist, wobei wahrscheinlich auch eine genetische Komponente mit im Spiel ist.

Der Temporallappen ist auch die wichtigste Gedächtnisregion des Gehirns. Er enthält den **Hippocampus,** dessen Form an ein Seepferdchen erinnert. Diese Region ist für das deklarative Gedächtnis zuständig, also für die Erinnerung an Fakten und Ereignisse. Einige Forscher glauben, dass diese Region in einem Neurogenese genannten Prozess neue Neuronen bilden kann.[9, 10] Mehr zur Neurogenese in Kapitel 10 ab Seite 169.

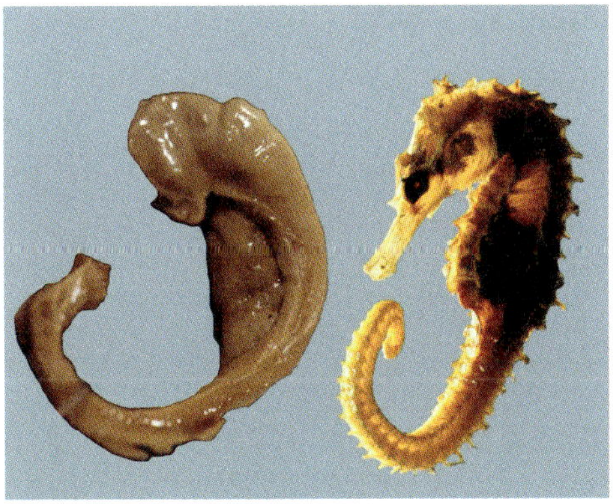

Links: Hippocampus eines menschlichen Gehirns
Rechts: Das Seepferdchen hat eine ähnliche Form und ist daher der Namensgeber.

Die Funktion des Hippocampus wurde dank eines berühmten Patienten namens Henry Molaison (später bekannt als H. M.) entdeckt. In den frühen 1950er-Jahren unterzog sich der 26-jährige Henry einer Hirnoperation, bei der beide Hippocampi größtenteils entfernt wurden, um seine epileptischen Anfälle einzudämmen. Zwar half die OP, seine Anfälle zu verringern, aber sein Gedächtnis war fortan beeinträchtigt. Er litt nun an einer sogenannten anterograden Amnesie. Ähnlich wie Lucy Whitmore im Film *50 erste Dates* konnte sich Henry an seine Kindheit und den größten Teil seines Lebens erinnern, aber er war nicht mehr in der Lage, neue Erinnerungen zu bilden.

Die Ärzteschaft war von Henry fasziniert. Nach der Operation unterzog er sich bis zu seinem Lebensende umfangreichen neurologischen und psychologischen Tests. Diese Untersuchungen brachten neue Erkenntnisse für die Hirnchirurgie und offenbarten die wichtige Rolle des Hippocampus bei der Gedächtnisbildung. Henry verbrachte den Rest seines Lebens im Krankenhaus und erwachte jeden Tag in dem Glauben, ein junger Mann zu sein, bis er 2008 im Alter von 82 Jahren starb.[11] Da er keine neuen Erinnerungen bilden konnte, wusste er nie, wie berühmt er in der Hirnforschung geworden war. Nach seinem Tod entnahmen Forscher der University of California Henrys Gehirn und fertigten eine digitale Rekonstruktion an, sodass es in verblüffender Detailtreue von Hirnforschern auf der ganzen Welt untersucht werden kann.[12]

Wie merkt man sich den Sonnengruß?

Es gibt zwei Haupttypen des Langzeitgedächtnisses: das deklarative (explizite Gedächtnis) und das nichtdeklarative (implizite Gedächtnis). Mit dem deklarativen Gedächtnis erinnert man sich an Fakten und Ereignisse, während das nichtdeklarative Gedächtnis für die Bildung von Gewohnheiten und das Erlernen neuer Fähigkeiten zuständig ist.[13] Der Fall Henry Molaison hat die Medizin gelehrt, dass das deklarative Gedächtnis auf den Hippocampus angewiesen ist.

Nichtdeklarative Erinnerungen, beispielsweise der Ablauf des Sonnengrußes, können ohne bewusste Denkvorgänge funktionieren, wenn sie einmal gelernt worden sind. Diese Art der Erinnerung erfordert Wiederholung und Übung, damit das Verhalten (der Sonnengruß) auf Autopilot läuft. An nichtdeklarativen Erinnerungen sind Bewegungsregionen des Gehirns beteiligt und bei der Ausführung erlernter Bewegungserinnerungen spielt das Zerebellum eine entscheidende Rolle.

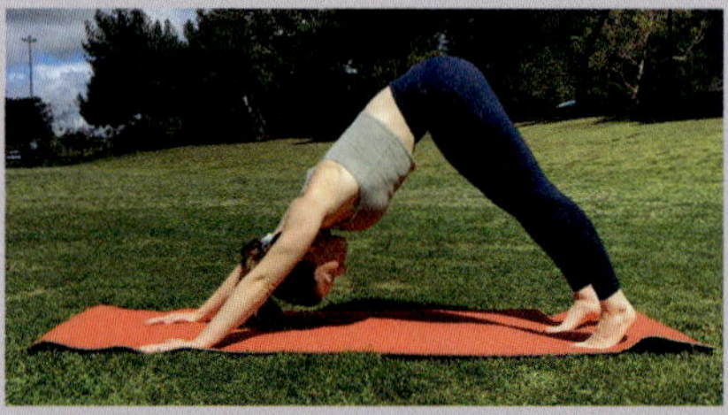

Herabschauender Hund, eine der vielen Haltungen des Sonnengrußes

Der Hippocampus ist von Alterung betroffen. Wird der Mensch älter, sterben Neuronen ab, Entzündungsprozesse nehmen zu und der Hippocampus schrumpft.[14] Yoga kann vor altersbedingtem Verfall schützen. An der University of Illinois und der Wayne State University hat man die Hippocampusdichte von 13 erfahrenen Yogapraktizierenden untersucht und mit der von 13 gesunden Kontrollpersonen verglichen.[15]

Bei den Yogis war die graue Substanz im linken Hippocampus dichter als bei der Kontrollgruppe. Dies könnte darauf hindeuten, dass die Yogis in dieser Hirnregion mehr Neuronen besaßen, was sie vor altersbedingtem Gedächtnisverlust schützen könnte.

Warum wurden nur in der linken Gehirnhälfte Unterschiede festgestellt?

Die Hirnforschung weiß es nicht. Ein signifikanter Unterschied in nur einer Gehirnhälfte könnte allerlei Gründe haben, unter anderem auch technische Fehler oder Unterschiede in der Analysemethode. Zwar sind einige Funktionen, beispielsweise das Sprechen, auf die linke Hirnhälfte beschränkt, aber man geht davon aus, dass die meisten anderen Funktionen bilateral ablaufen. Allerdings mag es Unterschiede zwischen der rechten und der linken Gehirnhälfte geben, die erst noch entdeckt werden müssen.

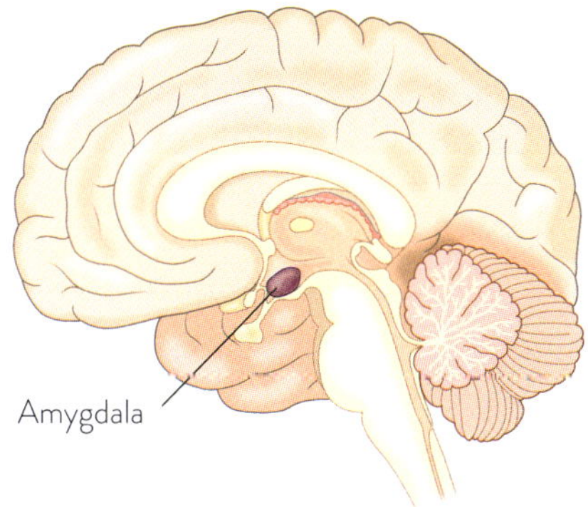

Lage der Amygdala im Gehirn

Neben jedem Hippocampus befindet sich eine **Amygdala**, die die Größe und Form eines Mandelkerns hat. Obwohl diese Strukturen so klein sind, spielen sie eine große Rolle bei der Verarbeitung von Furcht, Angst und Wut. Zudem verknüpft die Amygdala Emotionen mit Erinnerungen und ist somit eine wichtige Instanz für das emotionale Gedächtnis.[16]

Am Erasmus Medical Center in den Niederlanden hat man in einer großen Studie mit 3742 Teilnehmern die Auswirkungen von Yoga und Meditation auf das Volumen der Amygdala und des Hippocampus untersucht.[17] Es zeigte sich, dass mit beiden Betätigungen eine Schrumpfung der grauen Substanz im linken Hippocampus und in der rechten Amygdala einherging. Weniger graue Substanz in diesen Regionen könnte darauf hindeuten, dass mithilfe von Yoga und Meditation der Gefühlszustand beherrscht und die Furchtreaktion reguliert wird. Wenn die mit Angst und Furcht beschäftigten Neuronen nicht so oft benutzt werden, baut das Gehirn diese Schaltkreise möglicherweise um, wodurch das Volumen der zuständigen Regionen abnimmt. Diese Vorgehensweise trägt womöglich dazu bei, dass das Gehirn effizienter wird. Da in der Studie nicht zwischen den Effekten von Yoga und Meditation unterschieden wird, bleibt unklar, ob die Wirkungen auf Yoga, Meditation oder beides zusammen zurückzuführen sind.

Ist mehr oder weniger graue Substanz besser?

Beides scheint plausible Vorteile zu haben. Eines der Hauptprobleme bei der Beantwortung dieser Frage ist, dass das Hirnvolumen mit bildgebenden Verfahren und nicht durch Sektion gemessen wird. Darum ist es unklar, was die Größenunterschiede verursacht. Forscher nähern sich dieser Frage, indem sie die Gehirne von Mäusen, Ratten und anderen Versuchstieren sezieren, um Zusammenhänge zwischen Hirnvolumen und Hirnstruktur aufzudecken.

Haben intelligentere Menschen größere Gehirne?

Die Vorstellung, ein größeres Gehirn müsse gleichbedeutend sein mit mehr Intelligenz, ist weit verbreitet, aber man denke nur an den Afrikanischen Elefanten. Sein Gehirn ist etwa dreimal so groß wie das eines Menschen. Das Gehirn eines Elefanten enthält fast 257 Milliarden Neuronen im Vergleich zu den läppischen 86 Milliarden, die wir haben.[18]

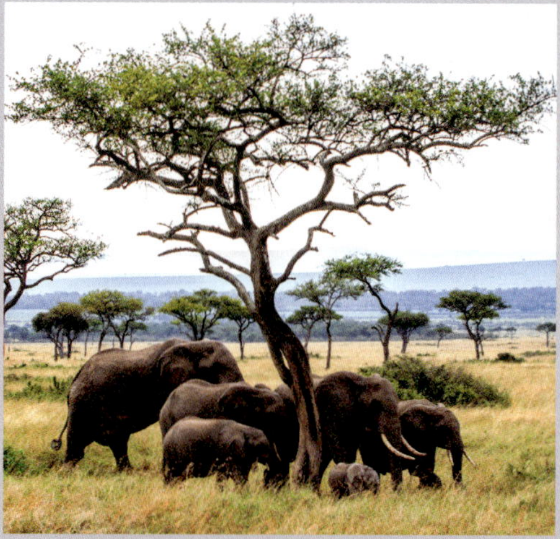

Afrikanische Elefanten im Nationalpark Masai Mara in Kenia

Eine nähere Untersuchung des Gehirns von Albert Einstein hat ergeben, dass sein Gehirn tatsächlich kleiner war als ein typisches menschliches Gehirn.[19] Durch Präparation stellte sich heraus, dass sein Gehirn dichter war. Einstein hatte also mehr Neuronen, die in bestimmten Hirnregionen besonders dicht gepackt waren. Eine höhere Dichte im Gehirn könnte auch bedeuten, dass Einstein über mehr Verbindungen zwischen einzelnen Hirnregionen verfügte, was schnellere Denkvorgänge als beim Durchschnittsgehirn ermöglichte. Einstein hatte auch mehr nichtneuronale Gliazellen im Kopf als ein Durchschnittsmensch.[20] Wie die Gliazellen mit der Intelligenz zusammenhängen, wird noch erforscht.

Welche Hirnhälfte dominiert?

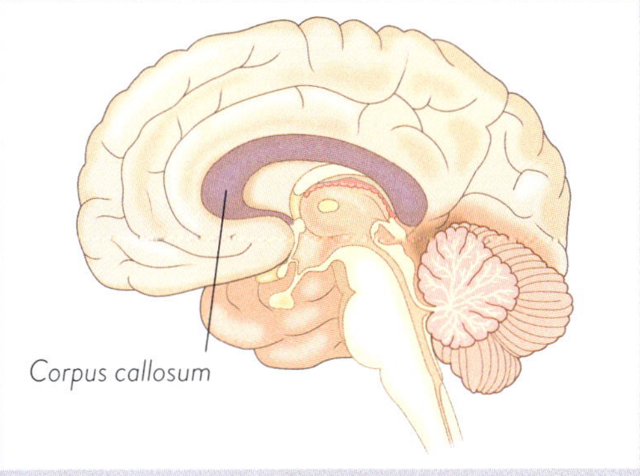

Lage des *Corpus callosum* im Gehirn

An der Annahme, bei dominanter rechter Gehirnhälfte sei ein Mensch kreativ oder künstlerisch begabt, bei dominanter linker Gehirnhälfte dagegen eher analytisch oder berechnend, ist wenig dran. Einige Hirnfunktionen, beispielsweise die Sprache, sind zwar auf eine Seite des Gehirns konzentriert, aber die meisten laufen bilateral ab. Der Informationsaustausch erfolgt über eine Brücke aus 300 Millionen Axonen, das sogenannte *Corpus callosum*.[21] Das Corpus callosum ist eine regelrechte Datenautobahn zwischen rechter und linker Hirnhälfte.

Manchmal muss diese Brücke durchtrennt werden. Bei Erkrankungen wie schwerer Epilepsie durchtrennt man chirurgisch das *Corpus callosum*, sodass die beiden Gehirnhälften nicht mehr miteinander kommunizieren können. Diese Operation kann die Anfälle verringern, aber auch zu Veränderungen im Denken und Verhalten führen, etwa bei Sehvermögen, Sprache und Gedächtnis. Die OP gilt als letzter Ausweg und ist Betroffenen vorbehalten, für die es keine andere Behandlungsmöglichkeit gibt. Warum sind also manche Menschen kreativer, andere dafür analytischer? Die Hirnforschung weiß es nicht, aber es könnte damit zu tun haben, wie Gruppen von Neuronen miteinander kommunizieren.

DER PARIETALLAPPEN

Der **Parietallappen** bildet den hinteren oberen Teil des Gehirns und ist auf die Verarbeitung von Sinnesempfindungen wie Geschmack, Berührung, Temperatur, Schmerz und Druck spezialisiert.[22] Er stimmt diese sensorischen Informationen auch mit dem Sehsinn ab, um festzustellen, wo sich der Körper im Raum befindet. Diese wichtige Wahrnehmung nennt sich Propriozeption.[23, 24] Die Propriozeption wird auch als sechster Sinn bezeichnet und ist für fast jede Art von Bewegung erforderlich. Einer Studie zufolge korreliert das Volumen des Parietallappens mit der Anzahl der wöchentlichen Yogastunden. Wer häufiger Yoga praktiziert, hat einen größeren Parietallappen als jemand, der weniger häufig übt.[25]

DER OKZIPITALLAPPEN

Der kleinste Lappen, der **Okzipitallappen** oder Hinterhauptslappen, befindet sich ganz hinten im Gehirn und beherbergt das wichtigste Sehzentrum, den primären visuellen Kortex. Da der Okzipitallappen weit von den Augen entfernt liegt, haben sich im Gehirn Millionen von Axonen (weiße Substanz) entwickelt, die von den Augen zum Okzipitallappen verlaufen. Der Okzipitallappen erstellt aus den Informationen der Augen ein sinnvolles Bild, das Aufschluss gibt über Licht, Textur, Farbe, Größe, Form und Entfernung von Objekten.

Unterhalb des Okzipitallappens liegen zwei weitere wichtige Strukturen, das Zerebellum und der Hirnstamm. Das **Zerebellum** (Kleinhirn) besorgt die Koordination von Bewegungen, verwaltet das Muskelgedächtnis (etwa für den Sonnengruß) und die Bewegungskorrektur (rasche Bewegungen, die Stürze verhindern) sowie viele andere Aufgaben, die die Hirnforschung gerade erst entschlüsselt. Es ist zwar physisch kleiner als das Großhirn, enthält aber rund fünfmal so viele Neuronen, die dicht gedrängt in seinen Runzeln stecken.[26]

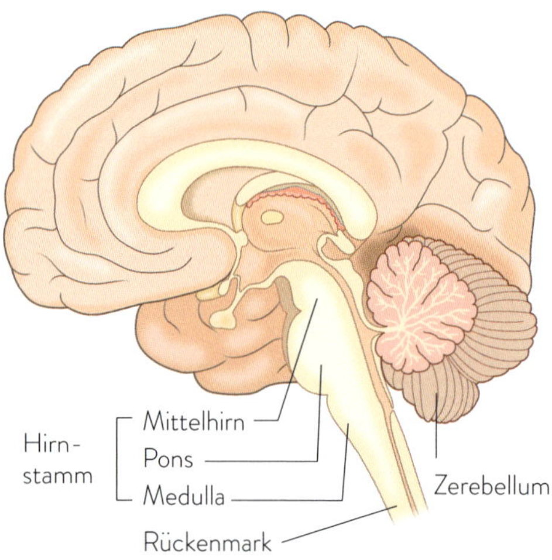

Hirnstamm, Zerebellum und Rückenmark

Der **Hirnstamm** reguliert viele wichtige Funktionen wie Atmung, Herzschlag, Blutdruck, Bewusstsein und Schlaf-wach-Zyklus. Er besteht aus drei Hauptabschnitten, dem Mittelhirn, dem Pons und der Medulla *(Medulla oblongata)*. Regelmäßige Meditation erhöht nachweislich die Dichte des Hirnstamms, besonders in den Regionen, die Herz und Lunge steuern.[27] Diese Veränderungen der Hirnstruktur bewirken möglicherweise die erhöhte Aktivität des parasympathischen Nervensystems, die häufig mit Meditation in Verbindung gebracht wird.

Der Hirnstamm beherbergt auch die meisten Hirnnerven. Jeder Hirnnerv hat eine eigene Aufgabe bei der Übermittlung von Bewegungsimpulsen und/oder Sinneseindrücken im Kopf- und Halsbereich.

Das **Mittelhirn** ist der obere Teil des Hirnstamms und wirkt an der Steuerung von Bewegung, Schlaf, Körpertemperatur, Sehen und Hören mit. In ihm liegt die wichtigste Dopaminproduktionsstätte, die *Substantia nigra*.

Der **Pons** liegt zwischen Mittelhirn und Medulla. Diese wulstige Struktur dient als Koordinationszentrum für Signale zwischen Gehirn und Rückenmark. Der Pons enthält Neuronengruppen, die an Schlaf, Atmung, Gleichgewicht und vielen anderen Funktionen beteiligt sind.

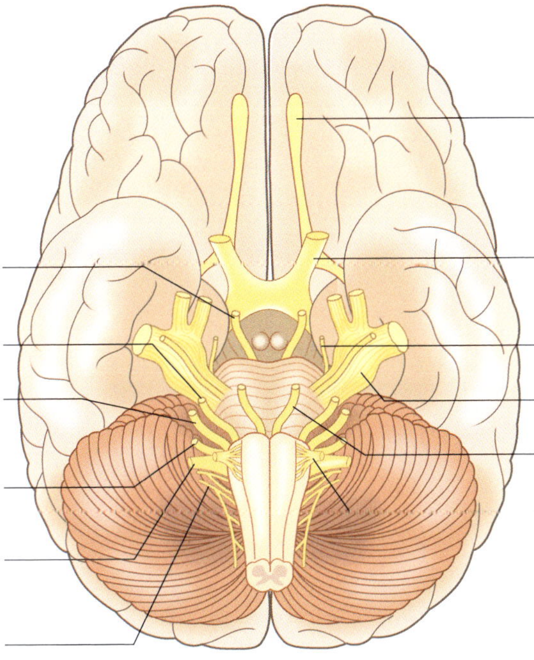

Lage der Hirnnerven im Gehirn

Die **Medulla** ist der unterste Teil des Hirnstamms. Hier geht das Gehirn ins Rückenmark über. Obwohl die Medulla nur etwa drei Zentimeter lang ist, ist sie eine überlebenswichtige Struktur. Hier sitzen nämlich Kontrollzentren für lebenswichtige Funktionen wie Atmung, Herzschlag und Blutdruck. Die Region ist auch an Schluckreflexen und sogar am Niesreflex beteiligt.[28, 29]

SONSTIGE FÜR YOGA UND MEDITATION BEDEUTSAME HIRNREGIONEN

Um das Innere des Gehirns schmiegt sich bogenförmig der cinguläre Kortex. Er ist in zwei Hauptbereiche unterteilt, den vorderen (anterioren) und den hinteren (posterioren) Kortex.

Der **anteriore cinguläre Kortex** (*anterior cingulate cortex,* ACC) ist für Yogapraktizierende besonders wichtig, weil er sowohl mit dem Gefühlszentrum des Gehirns (dem limbischen System) als auch mit dem für bewusste Entscheidungen zuständigen Frontallappen verbunden ist. Der ACC mischt Gedanken und Gefühle zu einem emotionalen Lernprozess und überwacht die Konzentration während meditativer Aktivitäten.[30]

Der ACC wird allgemein mit den Wirkungen der Meditation in Verbindung ge-

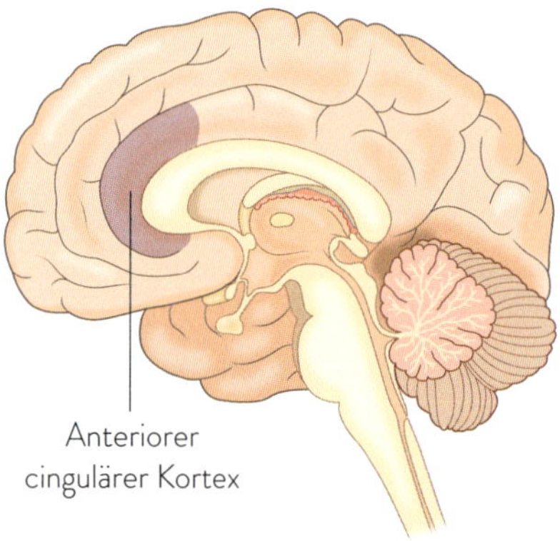

Lage des anterioren cingulären Kortex im Gehirn

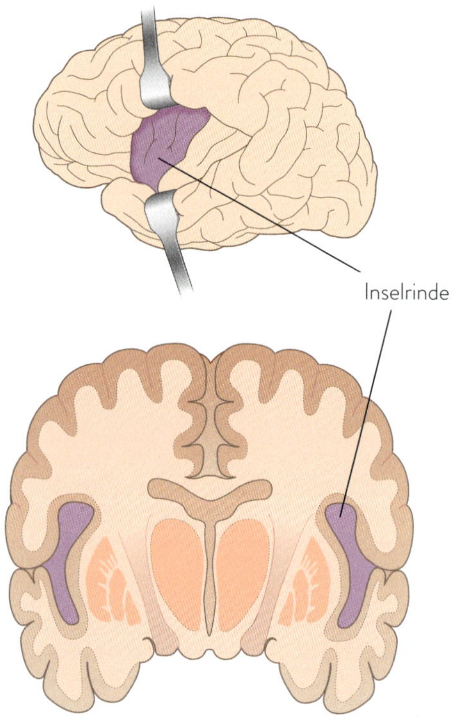

Lage der Inselrinde im Gehirn

bracht. Meditation kann die Leistungsfähigkeit dieser Hirnregion erhöhen, ihre Durchblutung verbessern und ihre Axone verändern.[31, 32, 33] Es gibt die Hypothese, dass Veränderungen in dieser Hirnregion zu einer verbesserten Emotions- und Aufmerksamkeitsregulation führen könnten.

In jüngster Zeit ist die **Inselrinde** *(Cortex insularis)* in den Mittelpunkt der Meditationsforschung gerückt (Abbildung rechts). Wissenschaftler glauben, dass sie für die Selbstwahrnehmung und Innenschau zuständig ist, da sie den inneren Zustand des Körpers wahrnimmt.[34]

Mehrere Studien haben ergeben, dass Yogapraktizierende eine größere Inselrinde (graue Substanz) haben als nicht Praktizierende. Die Größe der Inselrinde korreliert auch mit dem Maß an Yogaerfahrung: Wer schon länger Yoga praktiziert, hat in dieser Region mehr graue Substanz als jemand mit weniger Erfahrung.[35]

Eine andere Herangehensweise an die Hirnanatomie besteht darin, die Axone der Neuronen zu betrachten, die sogenannte weiße Substanz. Anhand der weißen Substanz lässt sich erkennen, wie die verschiedenen Bereiche des Gehirns miteinander verbunden sind. Forscher der National Institutes of Health haben die weiße Substanz in der Inselrinde von erfahrenen Yogapraktizierenden mit der von gesunden Kontrollpersonen verglichen.[36] Bei den Yogapraktizierenden entdeckten sie mehr Verbindungen zwischen den vorderen und hinteren Regionen der Inselrinde als bei den Kontrollpersonen. Yoga erfordert ein Bewusstsein für Geist und Körper, und womöglich verändert es dadurch die Inselrinde in einer Weise, die effiziente Kommunikation fördert und Achtsamkeit und Selbstreflexion erleichtert.

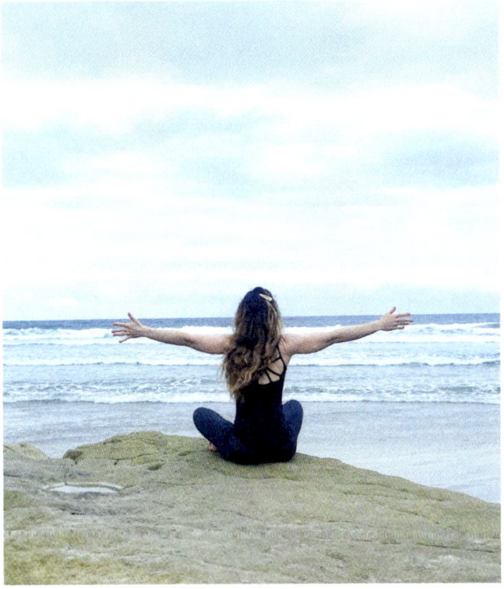

Die Metta-Meditation kultiviert im Gehirn Mitgefühl, Vergebung und Selbstakzeptanz.

Die Inselrinde ist auch am Empfinden von Mitgefühl beteiligt und wird vermutlich während der Metta-Meditation aktiviert.[37] Die Metta-Meditation oder »Meditation der liebenden Güte« ist eine beliebte Meditationstechnik zur Steigerung des Wohlbefindens und zum Abbau von Stress. Sie fördert im Gehirn das Empfinden von Mitgefühl, Vergebung und Selbstakzeptanz. Während der Metta-Meditation konzentriert man sich darauf, einer anderen Person oder sich selbst liebevolle, gütige Energie zukommen zu lassen. Diese Meditationstechnik ist nicht immer leicht zu erlernen, kann aber zu einem besser regulierten Gefühlsleben und zum Stressabbau beitragen.[38]

Metta-Meditation

Nimm eine bequeme Haltung ein. Beginnen wir damit, liebevolle Güte für einen nahestehenden Menschen einzuladen. Für jemanden, den du liebst. Denke an deinen Wunsch, dieser Mensch möge glücklich sein.

Eine natürliche Öffnung des Herzens für das Außen. Nimm deinen Körper und deine momentanen Gefühle wahr. Sei hier und jetzt. Lasse die Gefühle an ihrem Platz.

Denke nun wieder an den geliebten Menschen. Stelle dir seine äußere Erscheinung vor. Nimm seinen Geruch wahr. Erinnere dich an seine Körperbewegungen. Spüre ihn, sieh ihn.

Achte nun darauf, wie du dich im Innern fühlst. Lasse die Wärme, die du spürst, intensiver werden. Lächelst du? Glück ist ein natürliches Gefühl.

Richte deine Aufmerksamkeit wieder auf den geliebten Menschen. Wünsche ihm alles Gute und sende ihm Liebe. Mögest du glücklich, gesund und friedlich sein.

Spüre, wie sich die liebende Güte aus dir heraus ausbreitet. Spüre die Kraft und das Feuer in dir. Stelle dir vor, dass du deinem lieben Menschen Freude und Glück schenkst. Mögen wir alle Freude und Glück erfahren.

Die wichtigsten Punkte

- Auch wenn es im Gehirn auf das Zusammenspiel vieler verschiedener Regionen ankommt, sind einige Bereiche überwiegend für bestimmte Funktionen zuständig, wie in der nachfolgenden Abbildung zu sehen ist.
- In wissenschaftlichen Studien hat man die Ausübung von Yoga und Meditation mit Veränderungen in fast jeder Region des Gehirns in Verbindung gebracht.

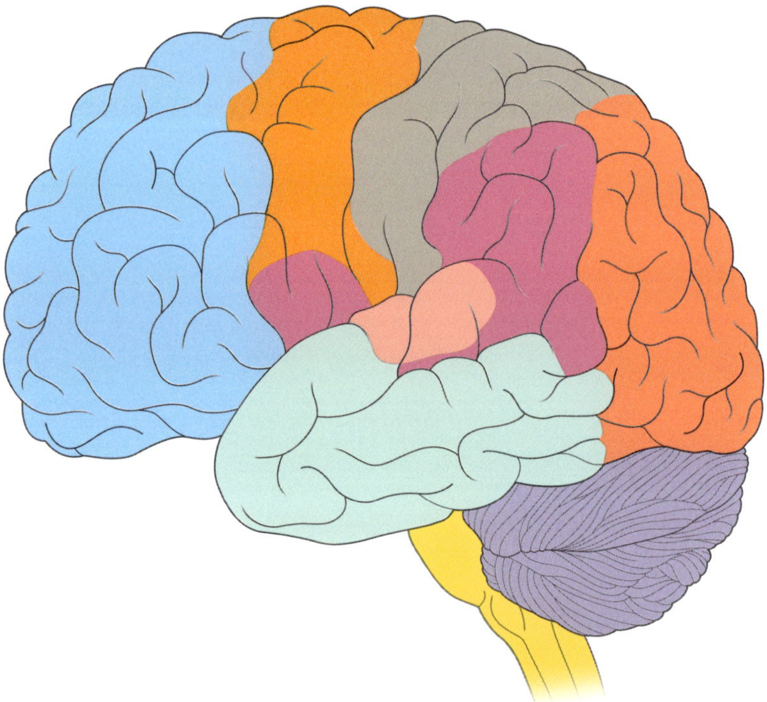

Aufmerksamkeit, Planung, Entscheidung
Bewegung
Berührungsempfinden
Sehen
Bewegungskoordination
Herzschlag, Atmung
Emotion, Gedächtnis
Sprache
Hören

Hirnregionen und ihre Funktionen

KAPITEL 4

YOGA UND MEDITATION ALS SINNESERFAHRUNG

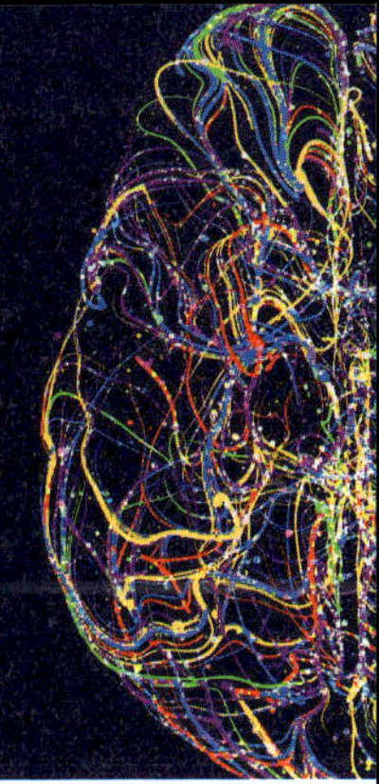

Sinneswahrnehmung ist ein wesentlicher Bestandteil jeder Yoga- und Meditationserfahrung. Die Sinne sind die Tore, durch die der Körper die Außenwelt wahrnimmt. Die Einbeziehung der Sinne in die Yogapraxis kann das Erleben intensivieren und starke Erinnerungen hinterlassen. Dieses Kapitel gibt einen kurzen Überblick über die einzelnen Sinne und ihre Rolle als Sensoren des Gehirns. Mit diesem Wissen können Sie die Wirkung Ihrer eigenen Praxis vertiefen.

DER SEHSINN

Wenn man ein Yogastudio betritt und sich nach einem Platz umschaut, senden die Neuronen in den Augen Tausende von Signalen an das Sehzentrum des Gehirns: den visuellen Kortex. Die Neuronen senden weiterhin Informationen, während man die vor der Gruppe stehende Yogalehrerin beobachtet und am eigenen Körper überprüft, ob die Ausführung korrekt ist. Im Laufe der Yogastunde sind wir oft auf unsere Augen angewiesen, aber wie funktioniert das Sehen?

Die Augen sind das Körperteil, das einfallendes Licht als Erstes verarbeitet. Das Licht dringt ins Auge durch die Hornhaut, eine durchsichtige äußere Schutzschicht, die das Licht schon einmal bündelt. Anschließend wird das Licht beim Durchdringen der Linse gezielt fokussiert und auf die Netzhaut im hinteren Teil des Auges projiziert. Iris und Pupille regeln, wie viel Licht in den hinteren Teil des Auges gelangt (Abbildung Seite 48). Die Netzhaut ist mit etwa 125 bis 150 Millionen Neuronen bedeckt, den sogenannten **Photorezeptoren.** Sie sammeln Informationen über das einfallende Licht und wandeln diese in elektrische Signale um.[1] Die Photorezeptoren leiten die Signale dann an andere Neuronen in der Netzhaut weiter.

Die Haupttypen der Photorezeptoren werden Stäbchen und Zapfen genannt. Die Stäbchen sind lichtempfindlich und verbessern die Sicht in der Nacht oder in schwach beleuchteten Umgebungen, während die Zapfen für Farb- und Detailreichtum sorgen. Drei verschiedene Arten von Zapfen erkennen jeweils Rot, Grün und Blau, was den Pixelfarben von Fernsehern und Computermonitoren entspricht. Zusammengenommen ergeben die Informationen der Zapfen jede erkennbare Farbe.

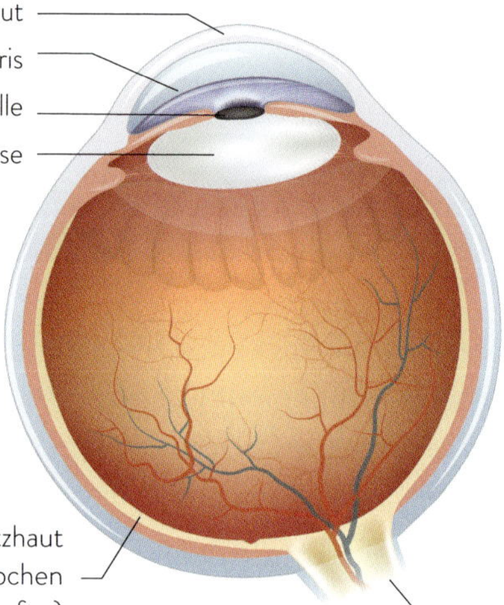

Anatomie des Auges

Die Neuronen in der Netzhaut geben ihre Signale an den Sehnerv weiter, der die Informationen durch den Sehstrang zum visuellen Kortex des Okzipitallappens übermittelt. Das Gehirn dekodiert daraus nicht nur Formen, Bewegungen und Farben, sondern ist auch in der Lage, aus den visuellen Eindrücken Erinnerungen an das Gesehene zu bilden. Der visuelle Kortex schickt Informationen an den Parietallappen, der daraus ableitet, wo sich Gegenstände im Raum befinden. Er informiert auch den Temporallappen, der nach dem Was fragt und Objekte und Gesichter erkennt. Die Verarbeitung im Temporallappen ist eng mit Gedächtniszentren wie dem Hippocampus verbunden.

Blindheit und Sehbehinderung

Blindheit und Sehbehinderung können zahlreiche Ursachen haben, etwa erbliche Erkrankungen, Verletzungen oder Alterserscheinungen wie grauer oder grüner Star. Eine Sehbehinderung kann leicht, mittelschwer oder schwer sein, wobei Blindheit bedeutet, dass man fast nichts oder gar nichts sieht.

Um Yoga zu praktizieren, muss man nicht sehen können. Manche Yogis können ihre Aufmerksamkeit leichter nach innen richten, wenn sie die Augen schließen.

Wer Menschen mit Sehschwäche oder Sehbehinderung Yoga beibringt, sollte ein paar Dinge beachten. Beispielsweise hat eine Studie mit blinden und sehbehinderten Jugendlichen festgestellt, dass beim Erlernen von Asanas manuelle Hilfen anderen Lehrmethoden vorgezogen wurden.[2]

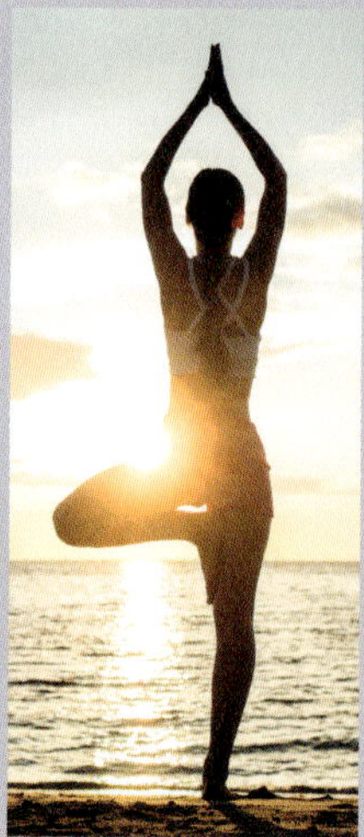

Baumhaltung

Tipps für den Unterricht mit Blinden oder Sehbehinderten

- Verwenden Sie während des Unterrichts ausführliche Beschreibungen.
- Geben Sie manuelle Hilfen, wenn der Schüler dies erlaubt.
- Fragen Sie die Schüler: »Wie fühlt sich das an?«
- Setzen Sie Hilfsmittel oder Düfte ein, um andere Sinne anzusprechen.

DAS DRITTE AUGE

Viele Yogis und Geistheiler glauben, dass es neben den beiden physischen Augen noch ein symbolisches drittes Auge gibt, das in der Mitte der Stirn sitzt. Zwar deckt sich dieser Glauben nicht ohne Weiteres mit der westlichen Medizin, aber nach der yogischen Überlieferung blicken die physischen Augen in die Außenwelt, das dritte Auge hingegen nach innen. Der Glaube an ein drittes Auge findet sich in vielen verschiedenen Kulturen und Religionen. So gibt es ein Auge der Weisheit bei vielen buddhistischen Gottheiten und beim hinduistischen Gott Shiva. Das dritte Auge steht für Bewusstheit, spirituelles Wissen und Weisheit.

Die Vorstellung eines dritten Auges ist auch ein wesentlicher Bestandteil der Chakrenlehre, der zufolge es sieben Energiewirbel entlang der Körperachse gibt (Abbildung rechts). In der yogischen Überlieferung sitzt das dritte Auge im Stirnchakra, auch Ajna-Chakra genannt, und hilft bei der Visualisierung, der spirituellen Kommunikation und der Intuition. Manche glauben, dass es eine Verbindung zwischen der Innen- und der Außenwelt herstellen kann. Ist das Stirnchakra offen und durchlässig, kann es für Klarheit und Einsicht sorgen. Unausgeglichenheit in diesem Chakra gilt als Ursache von Augen- oder Sehproblemen sowie von Schlaflosigkeit und Kopfschmerzen.[3]

In der yogischen Überlieferung gilt die Zirbeldrüse als biologische Komponente des dritten Auges. Die Zirbeldrüse ist eine kleine Drüse tief im Gehirn, die Informationen über Licht und Dunkel verarbeitet. Sie nimmt also wie ein »drittes Auge« die Außenwelt

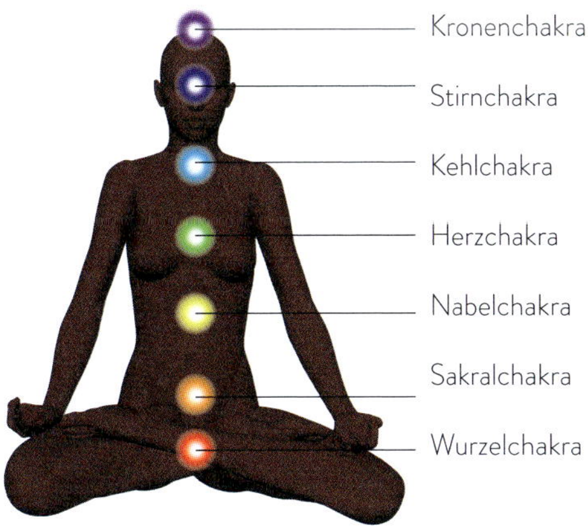

Die sieben Chakren

wahr. Die Zirbeldrüse wiegt weniger als 0,2 Gramm und sondert Serotonin, Melatonin und N,N-Dimethyltryptamin ab, lauter Stoffe, die den Körper auf vielfältige Weise beeinflussen.[4,5] Die kleine Drüse schüttet aus spezialisierten Zellen das Hormon Melatonin aus und reguliert damit den 24-stündigen Schlaf-Wach-Rhythmus, auch zirkadianer Rhythmus genannt.[6] In Phasen der Dunkelheit wird Melatonin ausgeschüttet und bei Helligkeit wird die Ausschüttung eingestellt.

Wenn Licht auf die Netzhaut des Auges trifft, werden Informationen über das Sehen an eine Neuronengruppe im Hypothalamus gesendet, den sogenannten *Nucleus suprachiasmaticus*, der die innere Uhr des Körpers bildet.[7] Vom *Nucleus suprachiasmaticus* gelangen die Informationen an eine weitere Neuronengruppe, nämlich ans obere Halsganglion, von wo aus sie an die Zirbeldrüse weitergeleitet werden[8] (Abbildung Seite 50).

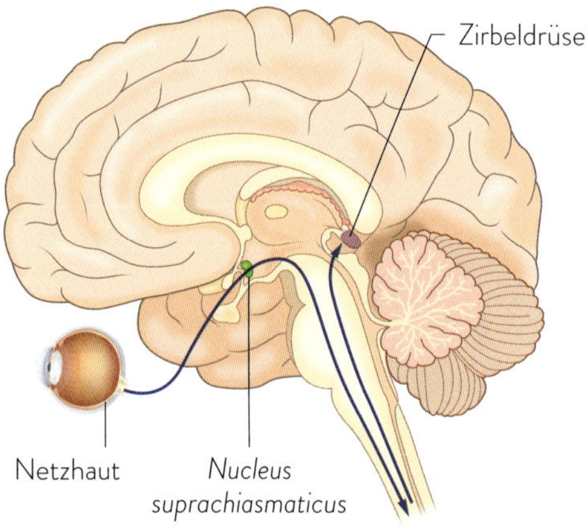

Netzhaut, *Nucleus suprachiasmaticus* im Hypothalamus und Zirbeldrüse

Die wichtigsten Punkte

- Photorezeptoren in den Augen leiten visuelle Informationen an den Okzipitallappen weiter.
- Genaue Beschreibungen und manuelle Hilfen sind nützliche Mittel beim Unterrichten von Sehbehinderten.
- Das Stirnchakra, Sitz des dritten Auges, ist mit der Zirbeldrüse verbunden, die den Schlaf-wach-Rhythmus reguliert.

Die Zirbeldrüse sondert auch N,N-Dimethyltryptamin (DMT) ab, ein extrem starkes Halluzinogen. Einige Hirnforscher glauben, dass DMT beim Geborenwerden, beim Gebären und im Sterben ausgeschüttet wird.[9] Andere behaupten hingegen, die von der Zirbeldrüse ausgeschüttete Menge an DMT reiche nicht aus, um psychoaktive Wirkungen zu entfalten.[10] Jedenfalls wird im Zusammenhang mit Nahtoderfahrungen, nach denen Betroffene von übernatürlichen Phänomenen berichten, eine Freisetzung von DMT im Gehirn vermutet. DMT könnte ein weiterer Weg sein, auf dem sich das Körperliche mit dem Geistigen verbindet, aber das ist wissenschaftlich noch nicht bewiesen.

Man geht davon aus, dass Yogahaltungen, die das dritte Auge betonen, das Stirnchakra erwecken. Dazu gehören Haltungen, bei denen die Mitte der Stirn berührt wird oder bei denen die Stirn auf den Boden gestützt wird, sodass sanfter Druck auf diese Region ausübt wird. Es folgt eine Reihe von Yogahaltungen, mit denen das Ajna-Chakra aktiviert werden kann, um Klarheit, Einsicht und Weisheit zu fördern.

BEISPIEL FÜR EINE YOGASEQUENZ ZUR STIMULIERUNG DES STIRNCHAKRAS

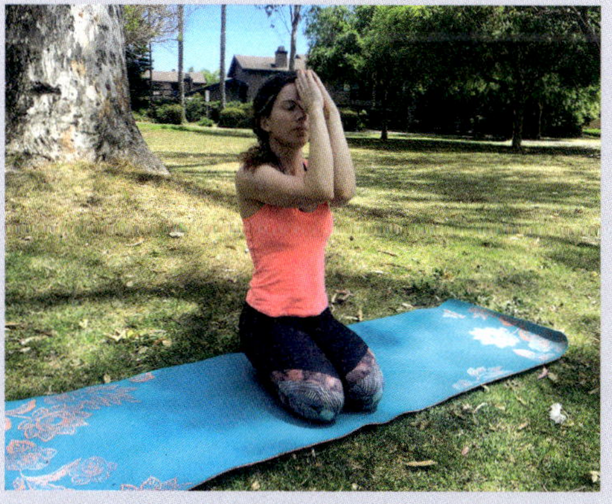

1 Fersensitz mit gegen das dritte Auge gedrückten Daumen

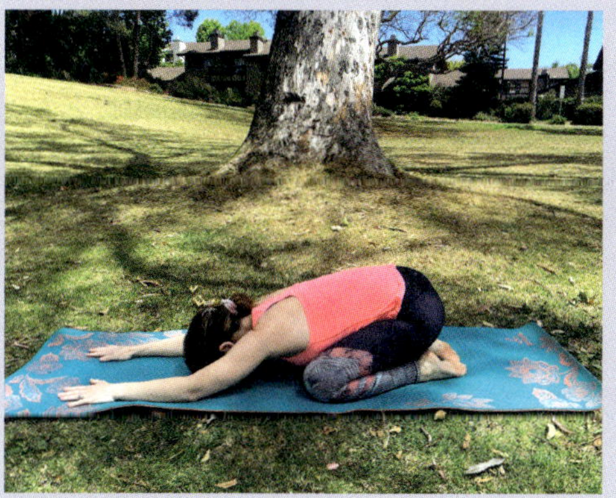

2 Kindhaltung

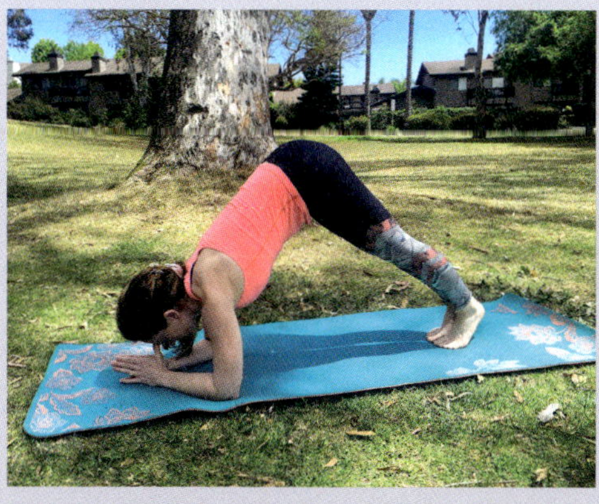

3 Variante der Delfinhaltung

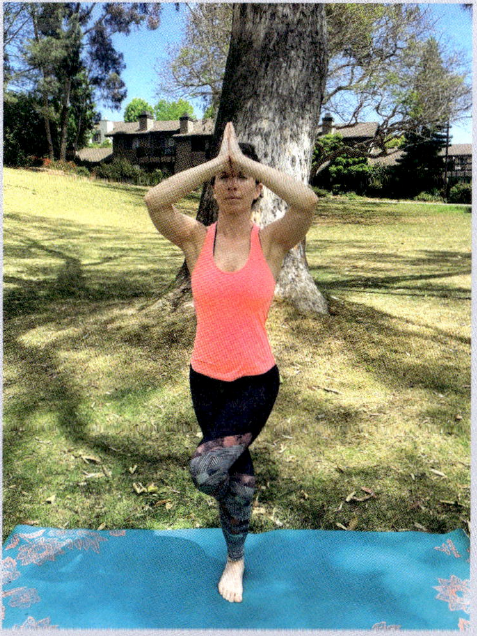

4 Variante der Adlerhaltung

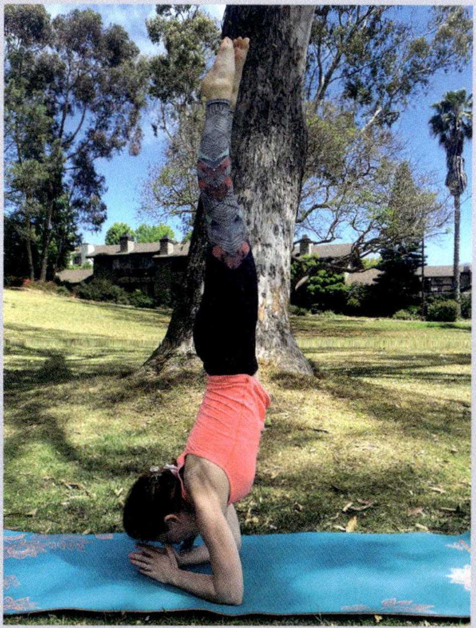

5 Variante des Unterarmstandes

DER GEHÖRSINN

Zum Yoga gehört auch, dass man den Anweisungen des Lehrers lauscht oder während der Gruppenmeditation das »Om« vernimmt. Damit das Gehirn hört, müssen Schallwellen durch Membranen, Flüssigkeit und Knochen weitergeleitet und verstärkt werden.

Das Erste, was sich der Schallwelle in den Weg stellt, ist das Trommelfell. Die Schallwelle stößt gegen diese Membran und lässt sie vibrieren. So werden die Schallwellen in Schwingungen umgewandelt. Das Innenohr enthält drei Knöchelchen, Hammer, Amboss und Steigbügel, mit deren Hilfe die Schwingungen registriert werden. Diese drei Knochen werden als Gehörknöchelchen bezeichnet (Abbildung unten).

Die Schwingungen treffen zunächst auf den Hammer, der sowohl mit dem Trommelfell als auch mit dem Amboss verbunden ist und durch die Vibration des Trommelfells hin und her bewegt wird. Er bewegt dann den Amboss, der wiederum den Steigbügel anschiebt. Der Steigbügel drückt gegen die Hörschnecke und erzeugt Wellen in der Flüssigkeit in ihrem Innern.

Winzige spezialisierte Zellen, die Haarzellen, nehmen dann die Bewegung der Flüssigkeit wahr und setzen Neurotransmitter frei. Die Neurotransmitter geben den Neuronen das Signal zum Feuern, und die Informationen über den Klang werden ans Hörzentrum weitergeleitet, den auditiven Kortex im Temporallappen. Dort findet eine erste Verarbeitung statt, bevor die Informationen zwecks weiterer Interpretation an andere Hirnregionen wie den frontalen Kortex verschickt werden.

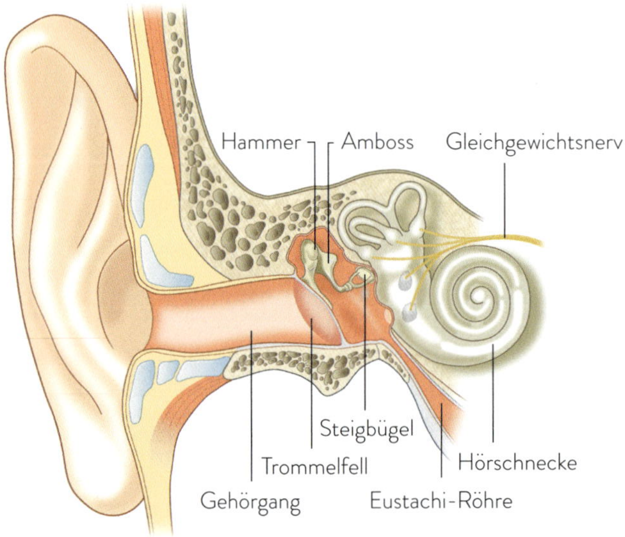

Die Gehörknöchelchen: Hammer, Amboss und Steigbügel

Schwerhörigkeit, Taubheit und Hörgeräte

Schwerhörigkeit und Taubheit können viele Ursachen haben, darunter Erberkrankungen, Infektionen des Innenohrs oder Kopfverletzungen. Eine Schwerhörigkeit kann leicht, mittelschwer, schwer oder hochgradig sein, während Taubheit in der Regel bedeutet, dass kaum oder gar kein Hörvermögen vorliegt.

Wahrscheinlich haben Sie schon einmal einen Schüler mit Hörgerät oder Cochlea-Implantat gehabt. Hörgeräte helfen Menschen mit Hörverlust, indem sie Klänge durch Signalverstärkung lauter machen. Cochlea-Implantate werden von Menschen mit starkem Hörverlust getragen. Dazu wird hinter dem Ohr ein Prozessor getragen und ein Empfänger in der Hörschnecke *(Cochlea)* des Innenohrs implantiert. Registriert der Prozessor ein Tonsignal, funkt er es an den Empfänger, der den Hörnerv stimuliert, damit dieser das Signal ans Gehirn weiterleitet.

Yoga und Meditation können bei Tinnitus, einem Störgeräusch im Ohr, das mit Hörverlust einhergeht, die Symptome verringern und bei Menschen mit Hörbehinderung das tägliche Leben verbessern.[11, 12]

Tipps für das Unterrichten von Menschen mit Hörbehinderung

- Helfen Sie den Schülern, einen Platz in der Mitte des Raums zu finden, von wo aus sie die Bewegungen der anderen gut sehen können.
- Geben Sie während des Unterrichts zusätzlich zur verbalen Anleitung auch visuelle Hinweise.
- Blicken Sie die Schüler beim Sprechen an, damit sie von Ihren Lippen ablesen können.
- Lassen Sie während der Stunde das Licht an, um visuelles Lernen und Lippenlesen zu ermöglichen.

Musik und Gehirn

Yogalehrer setzen oft Musik ein, um einer Stunde eine bestimmte Atmosphäre zu verleihen. Das Musikhören hat vielfältige Auswirkungen auf das Gehirn. Musik löst den Belohnungsmechanismus im Gehirn aus, der den Neurotransmitter Dopamin freisetzt. Weil Dopamin ein euphorisches Gefühl hervorruft, kann das Hören von Musik Vergnügen bereiten.

Musik aktiviert auch die Gedächtniszentren im Gehirn. Forschungen zufolge verändert das Hören von Lieblingssongs die Kommunikation zwischen auditiven Hirnregionen und dem Hippocampus, wo Erinnerungen mit Emotionen verbunden werden.[13] Diese Verschaltung im Gehirn erleichtert es auch, sich an den Text eines Lieblingssongs zu erinnern.

Musiktherapie und Klangbäder

Seit Tausenden von Jahren werden in allen Kulturen Klänge als Heilmittel eingesetzt. Musiktherapie ist vermutlich eine der ältesten Heilmethoden, die wir kennen.[14] Sie kann bei allen möglichen Erkrankungen helfen, etwa bei Depressionen,[15] Angststörungen,[16] neurologischen Leiden wie Parkinson[17] und Autismus[18] sowie bei der Erholung von Hirnverletzungen.[19]

Trotz der langen Heiltradition und in vielen Studien belegter Wirkungen gibt es bisher nur spärliche Antworten auf die Frage, warum Klänge dem Körper guttun. Manche meinen, die Stimme oder Instrumente wie Trommeln, Stimmgabeln oder Klangschalen könnten die Frequenzen des Körpers harmonisieren. Forscher an der University of California haben eine »Resonanztheorie des Bewusstseins« entwickelt, der zufolge das Bewusstsein aus synchronisierten Schwingungen entsteht, hervorgerufen durch in bestimmten Frequenzen feuernde Neuronen.[20] Wenn zwei Objekte nahe beieinander sind, synchronisieren sie sich durch »spontane Selbstorganisation« auf dieselbe Frequenz. Musik kann diese Schwingungen verschieben und so harmonisierend und beruhigend wirken.[21]

Klänge können die Aktivität der Neuronen synchronisieren, indem sie eine feste Frequenz vorgeben.[22, 23] Ein Therapeut kann durch Änderung von Frequenz und Rhythmus eines Klangs die Gehirnwellen vom Betazustand (wach) in einen Alpha- (entspannt) oder Thetazustand (meditativ) bringen.[24] Diese Erkenntnisse müssen allerdings noch durch weitere Untersuchungen bestätigt werden.

Eine andere Art der Klangheilung ist die geführte Meditation. Dabei fungiert die Stimme eines Therapeuten oder Lehrers als Klang. Geführte Meditationen lösen eine Entspannungsreaktion aus, die den Körper in einen Zustand der Seelenruhe versetzt. Viele Studien haben nachgewiesen, dass geführte Meditation das geistige, emotionale und körperliche Wohlbefinden fördert.[25]

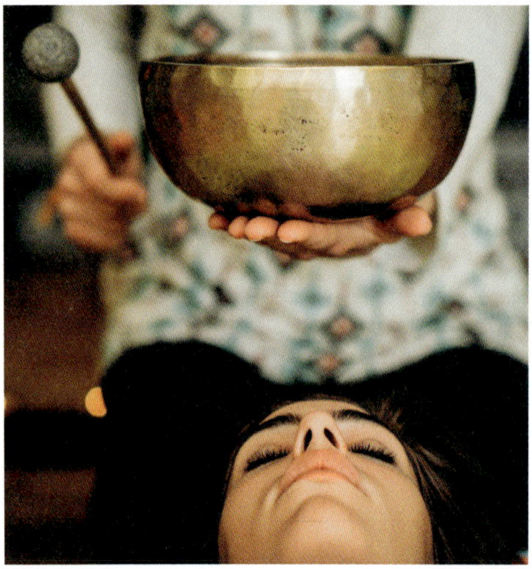

Klangschalentherapie

Chanting

Rituelle Gesänge werden seit Tausenden von Jahren auf der ganzen Welt eingesetzt, um Entspannung, Gemeinschaftsgefühl und Spiritualität zu fördern. Chanting gilt als meditative Technik, bei der man seine ganze Aufmerksamkeit auf den Ton der Stimme richtet.[26] Solche Gesänge werden auch Mantras genannt und können entweder laut oder im Geiste wiederholt werden.

Zwar gibt es relativ wenige Studien darüber, wie sich Chanting auf das Gehirn auswirkt, aber die Literatur deutet darauf hin, dass es Stress abbaut und die Symptome von Angststörungen,[27, 28] Depressionen[29, 30] und posttraumatischen Belastungsstörungen[31] lindert. Chanting beeinflusst möglicherweise den Parasympathikus, indem es den Atem verlangsamt und den Vagusnerv anregt. Eine kleine Studie der Alzheimer's Research and Prevention Foundation in Arizona hat während des Chanting Veränderungen der Hirndurchblutung festgestellt.[32] Auch wenn es sich um eine vorläufige Studie mit nur elf Teilnehmern handelt, glauben die Forscher, dass durch Chanting genau die Hirnregionen besser durchblutet werden, die bei Alzheimer geschädigt sind. Chanting könnte also in diesen Bereichen des Gehirns eine neuroprotektive Wirkung haben.

An der Macquarie University in Sydney hat man die Auswirkungen von rituellen Gesängen auf Körper und Geist untersucht und festgestellt, dass zehn Minuten »Om«-Singen Aufmerksamkeit, Stimmung und Gemeinschaftsgefühl verbessert.[33] Beim Vergleich von stillem Chanting mit lautem Chanting stellte man fest, dass beides ein Gefühl von Altruismus förderte.

Kürzlich hat diese Forschungsgruppe geprüft, ob Chanting als virtuelle psychosoziale Intervention taugt.[34] Chanting findet gewöhnlich in Gemeinschaft statt, aber wegen der Coronapandemie wurden viele Gruppenstunden ins Internet verlegt, um den nötigen Abstand zu wahren. Nun prüften die Forscher, ob Online-Chanting die gleichen Wirkungen erzielt wie das Tönen in Präsenz. Sie bewerteten, wie sich ein zehnminütiges Online-Chanting auf Stressniveau, Stimmung und Gemeinschaftsgefühl auswirkte.

An der Studie nahmen über 100 Personen teil. Im Vergleich zu einer Kontrollgruppe mit einer anderen Onlinebetätigung zeigten sich in der Chanting-Gruppe eine deutliche Stressreduktion und Stimmungsverbesserung. In der Chanting-Gruppe war im Vergleich mit der Kontrollgruppe auch ein größeres Gefühl der Verbundenheit mit den anderen spürbar. Die Studie legt nahe, dass Chanting-Übungen per Videokonferenz eine leicht zugängliche Möglichkeit zur Förderung der psychischen Gesundheit sein können.

Die wichtigsten Punkte

- Um Klänge zu hören, verarbeitet das Gehirn Schallwellen, die zuvor durch Membranen, Flüssigkeit und Knochen übertragen und verstärkt werden.
- Wenn Sie jemanden mit reduziertem Hörvermögen unterrichten, sollten Sie neben verbalen auch visuelle Anweisungen geben. Wenden Sie sich beim Sprechen der betroffenen Person zu, damit sie von Ihren Lippen ablesen kann.
- Klangtherapie und geführte Meditation fördern das geistige, emotionale und körperliche Wohlbefinden.
- Chanting kann Stress und Ängste lindern und Aufmerksamkeit, Stimmung und Gemeinschaftsgefühl verbessern.

DER GERUCHSSINN

Obwohl das Riechen einer der wichtigsten Wege der Weltwahrnehmung ist, wird es als Sinn oft unterschätzt. Ohne den Geruchssinn sind Räucherstäbchen und ätherische Öle (Abbildung Kasten) nicht wahrnehmbar und Genussmittel wie Schokolade werden geschmacklos.

Wie das Gehirn riecht

Um riechen zu können, müssen im Rahmen der sogenannten **Chemosensation** chemische Stoffe wahrgenommen werden. Im hinteren Teil der Nase befindet sich das Riechepithel, ein Streifen aus spezialisiertem Gewebe mit Millionen von sensorischen Neuronen, den sogenannten Geruchsrezeptorzellen (Grafik Seite 57 links). Aus diesen Zellen ragen winzige Spitzen in die Nasenhöhle hinein, die sogenannten Zilien. Sie sind mit Rezeptoren besetzt und können eindringende Gerüche erkennen.

Wenn die Geruchsrezeptorzellen eine chemische Substanz registrieren, wird ein Signal an den Riechkolben gesendet, über den das Signal zur weiteren Verarbeitung an andere Hirnregionen verschickt wird. Der Großteil der Geruchsverarbeitung findet im olfaktorischen Kortex statt, der sich im Temporallappen befindet.

Ein Teil des olfaktorischen Kortex wird piriformer Kortex genannt und trägt zur Erkennung fruchtiger oder minziger Geruchsnoten bei.[35] Geruchsinformationen werden auch an den unteren Teil des präfrontalen Kortex gesendet, den orbitofrontalen Kortex, wo sie mit den Geschmacksinformationen kombiniert werden.[36] Der Geruchssinn scheint der einzige Sinn zu sein, der nicht vom Hauptrechenzentrum des Gehirns verarbeitet wird, dem Thalamus, aber die Forschungen dazu sind noch nicht abgeschlossen.[37]

Hat der Mensch einen schlechten Geruchssinn?

Es gibt den weitverbreiteten Irrglauben, Menschen hätten im Vergleich zu Hunden und anderen Tieren einen beschränkten Geruchssinn.[38] Diese Idee stammt vom Neurowissenschaftler Paul Broca aus dem 19. Jahrhundert, der auch das Broca-Gebiet entdeckt hat. Er hielt den Geruchssinn für animalisch.[39] Broca glaubte, Menschen könnten nur 10 000 verschiedene Gerüche unterscheiden. Heutzutage geht die Neurowissenschaft jedoch davon aus, dass Menschen in der Lage sind, fast eine Billion verschiedener Geruchsnoten wahrzunehmen.[40]

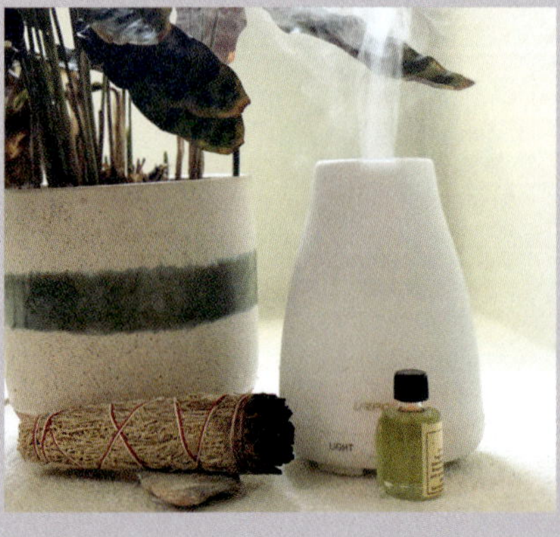

Zerstäuber mit ätherischem Öl

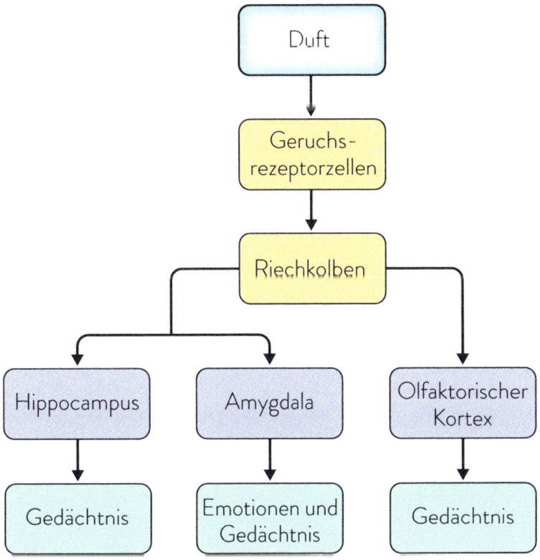

Nervenbahn des Geruchssinns

Geruch und Gedächtnis

Geruchsinformationen werden auch an die Lern- und Gedächtniszentren des Gehirns weitergeleitet, den Hippocampus und die Amygdala. Der Hippocampus verarbeitet Langzeiterinnerungen, die Amygdala dagegen emotionale Erinnerungen. Beide Hirnregionen stellen Verknüpfungen zwischen Gerüchen und Erinnerungen her, sodass man sich beispielsweise an eine Verflossene erinnert, wenn man ihr Parfüm riecht, oder sich entspannt fühlt, wenn man am Ende einer Yogastunde Lavendelduft einatmet.

Ätherische Öle

Zur Förderung von Gesundheit und Wohlbefinden können auch Düfte eingesetzt werden. Die therapeutische Verwendung von ätherischen Ölen, die sogenannte Aromatherapie, kommt in medizinischen Einrichtungen ebenso vor wie in Yogastudios. Als medizinische Behandlung kann die Aromatherapie Angstzustände und Depressionen verringern, chronische Schmerzen lindern und den Schlaf fördern.[41] Gezielt eingesetzt können diese starken Düfte auch Emotionen auslösen und Entspannung herbeiführen.

Im Yogastudio können ätherische Öle auf vielfältige Weise zum Nutzen der Übenden eingesetzt werden. Indem man paar Tropfen eines ätherischen Öls in einen Zerstäuber gibt oder mit Wasser vermischt versprüht, bringt man beruhigende Düfte in den Raum. Verdünntes ätherisches Öl kann auch direkt auf Handgelenke und Füße oder auf die Stirn gerieben werden, um ein besonderes Dufterlebnis zu erzielen (Abbildung unten).

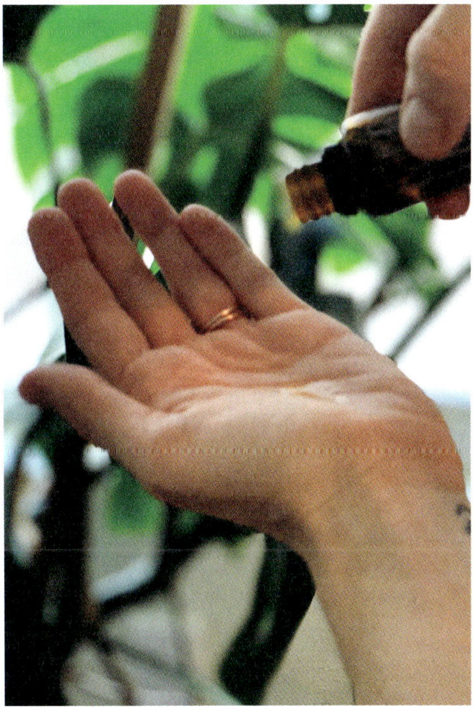

Verdünntes ätherisches Öl wird auf die Hand geträufelt.

Beliebte ätherische Öle sind:

- **Lavendelöl** kann Stress und Ängste lindern, Verdauungsbeschwerden und Entzündungen reduzieren und den Schlaf fördern. Es hat auch antibakterielle und antimykotische Eigenschaften.[42]
- **Teebaumöl** hat natürliche antiseptische Eigenschaften. Es kann zur Heilung von kleinen Wunden, Akne, Insektenstichen und Pilzinfektionen wie Fußpilz verwendet werden.[43]
- **Pfefferminzöl** stimuliert das Nervensystem und erhöht die Konzentration. Es soll auch bei Verdauungsstörungen helfen und bestimmte Arten von Kopfschmerzen lindern.[44]
- **Rosmarinöl** stimuliert das Nervensystem und wird gegen Erschöpfung eingesetzt. Mäuse, die Rosmarinöl einnahmen oder einatmeten, wurden einer Studie zufolge zu mehr Bewegung angeregt.[45]
- **Muskatellersalbeiöl** soll Verspannungen und Muskelkrämpfe lösen und kann Akne reduzieren, indem es die Talgproduktion reguliert.[46] Es hat auch antimikrobielle Eigenschaften.
- **Eukalyptusöl** hat antioxidative, entzündungshemmende und antibakterielle Eigenschaften.[47] Es kann bei der Behandlung kleinerer Schnittwunden und Verbrennungen sowie bei Muskel- und Gelenkschmerzen hilfreich sein.

Vorsicht beim Kauf

Die Qualität der auf dem Markt befindlichen ätherischen Öle ist sehr unterschiedlich. In den Vereinigten Staaten gibt es keinerlei Regulierung, in der EU nur verschiedene Kennzeichnungsvorschriften. Manche ätherischen Öle werden in Reinform angeboten, andere dagegen gestreckt mit weniger teuren Zusatzstoffen. Achten Sie auf die Etikettierung als »100% naturreines ätherisches Öl«. Oft sind auch der lateinische Name und der Anbauort der Pflanze angegeben. Ein »Duftöl« ist kein reines ätherisches Öl, sondern wurde verdünnt. Hochwertige Markenöle kosten oft mehr als nachgemachte Produkte.

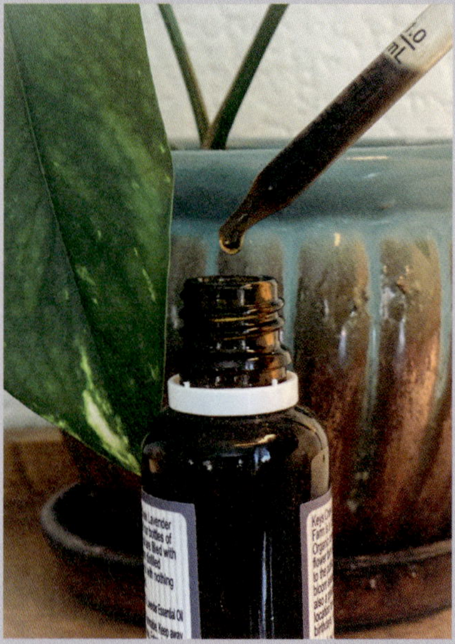

Hochwertiges ätherisches Öl aus regionalem Lavendelanbau

Mehr über ätherische Öle

Ätherische Öle sind im Labor untersucht worden. An der Johns Hopkins University hat man herausgefunden, dass ätherische Öle aus Knoblauch, Myrrhe, Thymian, Zimt, Piment und Kümmel in der Petrischale eine bestimmte Art von Borrelien abtöten können.[48] Die getesteten ätherischen Öle waren wirksamer als gängige Antibiotika. Daraus ist nicht zu schließen, dass ätherische Öle gegen Borreliose eingenommen werden sollten, denn dies könnte giftig sein oder gar tödlich enden. Doch ätherische Öle besitzen antibakterielle Eigenschaften und können eventuell in der Zukunft in ungefährlicher Verabreichungsform zur Heilung von Krankheiten wie Borreliose eingesetzt werden.

Am Instituto de Investigaciones Bioquímicas de La Plata in Argentinien haben Wissenschaftler festgestellt, dass ätherisches Mandarinenöl krebshemmend wirkt, da es im Labor das Zellwachstum von Tumoren bremst.[49] Die Wissenschaftler nehmen an, dass der Hauptbestandteil des ätherischen Mandarinenöls, das Limonen, eines Tages zur Behandlung verschiedener Krebsarten beitragen könnte.

Andere Studien sind nicht so positiv. Am US-amerikanischen National Institute of Environmental Health Services (NIEHS) wurde im Labor untersucht, wie ätherisches Lavendel- und Teebaumöl auf menschliche Zelllinien wirken.[50] Man fand heraus, dass die beiden ätherischen Öle endokrin wirken und die Aktivität von Hormonen verändern. Die äußere Anwendung dieser Öle wurde mit einem vorzeitigen Brustwachstum bei Mädchen und Jungen in Verbindung gebracht, der sogenannten präpubertären Gynäkomastie. Die Forscher vermuten, dass dies eine Folge der hormonellen Aktivität des Lavendel- und Teebaumöls ist.[51]

Die wichtigsten Punkte

- Chemosensibilität ist die Fähigkeit, chemische Stoffe wahrzunehmen – zu riechen.
- Gerüche werden im Gehirn mit Erinnerungen verknüpft.
- Aromatherapie kann bei Angstzuständen, Depression, chronischen Schmerzen und Schlafstörungen helfen.

DER GESCHMACKSSINN

Der Geschmackssinn ist untrennbar mit dem Geruchssinn verbunden. Beide Sinne beruhen auf der Chemosensation, der Wahrnehmung von chemischen Stoffen in der Außenwelt. Auch der Geschmackssinn kann für Yoga und Meditation von Bedeutung sein, wenn man den Genuss von Leckereien in die Yogastunde integriert. Schokolade sei eine Speise der Götter, fanden die alten Mayas, und Yoga, Meditation und Schokolade passen gut zusammen.[52] Eine Restorative-Yoga-Stunde endet manchmal mit einem Stückchen Schokolade und in manchen Yogastudios hat sich die Schokoladenmeditation etabliert. Bei der Schokoladenmeditation wird mittels buddhistischer Achtsamkeitstechniken die Aufmerksamkeit auf die Verkostung und den Genuss von Schokolade gerichtet. Ziel ist, vollständig in das Genusserlebnis einzutauchen und jede Geschmacksnote und jedes ausgelöste Gefühl wahrzunehmen. Dies führt zu einer sensorischen Erfahrung, die ein Gefühl der Befriedigung und Zentriertheit im gegenwärtigen Augenblick herbeiführen kann.

Schokoladenmeditation

Richte dich in einer bequemen Sitzhaltung ein. Um zu beginnen, nimm ein Stück Schokolade in die Hand. Führe die Schokolade an die Nase und atme ihr Aroma ein. Lasse den Geruch in deinen Körper eindringen. Erlaube, dass der Geruch die Geruchsneuronen aktiviert, die Signale ans Gehirn senden.

Brich vorsichtig ein Stückchen Schokolade ab und betrachte es. Untersuche es und achte auf seine Beschaffenheit. Führe das Stückchen nun langsam zum Mund und lege es auf die Zunge. Lasse es schmelzen. Achte auf die Aromen, die allmählich deine Geschmacksknospen reizen.

Wenn deine Gedanken abschweifen, nimm sie zur Kenntnis und kehre zur Schokolade zurück. Sei im gegenwärtigen Augenblick präsent.

Während die Schokolade weiter schmilzt, lade das Wonnegefühl ein, deinen Körper auszufüllen. Wenn du bereit bist, schlucke behutsam den Rest der Schokolade hinunter. Wiederhole den Ablauf mit dem nächsten Stück.

Geschmack und Gehirn

Die Zunge ist mit vielen winzig kleinen Erhebungen bedeckt, die Papillen heißen und Geschmacksknospen enthalten. Jede Geschmacksknospe enthält 50 bis 150 spezialisierte Geschmacksrezeptorzellen mit winzigen haarähnlichen Auswüchsen namens Mikrovilli. Diese reagieren auf bestimmte chemische Stoffe, die die Nahrung süß, salzig, sauer, bitter oder umami (herzhaft wie beispielsweise Pilze) schmecken lassen.[53] Die Geschmackszellen »leben« ein bis drei Wochen lang und regenerieren sich dann. Es ist möglich, dass Geschmacksknospen ihre Funktion verlieren, aber das liegt in der Regel an einer Schädigung des mit der Geschmacksknospe verbundenen Nervs. Werden die Geschmacksknospen durch einen chemischen Stoff aktiviert, gelangt das Signal zu drei Haupthirnnerven. Der erste ist der *Nervus facialis* (VII. Hirnnerv), der mit den vorderen zwei Dritteln der Zunge verbunden ist, während der *Nervus glossopharyngeus* (IX. Hirnnerv) am hinteren Drittel der Zunge hängt. Der dritte Nerv, der am Geschmack beteiligt ist, ist der *Nervus vagus* (X. Hirnnerv oder Vagusnerv). Er leitet Geschmacksinformationen vom hinteren Teil des Mundes zum Gehirn (Abbildung unten).

Die Hirnnerven VII, IX und X leiten die Geschmacksinformationen an eine Region im Hirnstamm weiter, die *Nucleus solitarius* genannt wird. Diese Neuronengruppe befindet sich in der Medulla und fungiert als Verteiler für Geschmacksinformationen. Die Geschmacksinformationen werden von dort zur weiteren Verarbeitung an den Thalamus weitergeleitet, bevor sie im Geschmackszentrum landen, dem gustatorischen Kortex. Der gustatorische Kortex unterscheidet und speichert verschiedene Geschmackseindrücke.[54] Wie bei den anderen Sinnen werden die Geschmackserlebnisse im Hippocampus und der Amygdala verknüpft, um Erinnerungen an Geschmackspräferenzen zu schaffen.

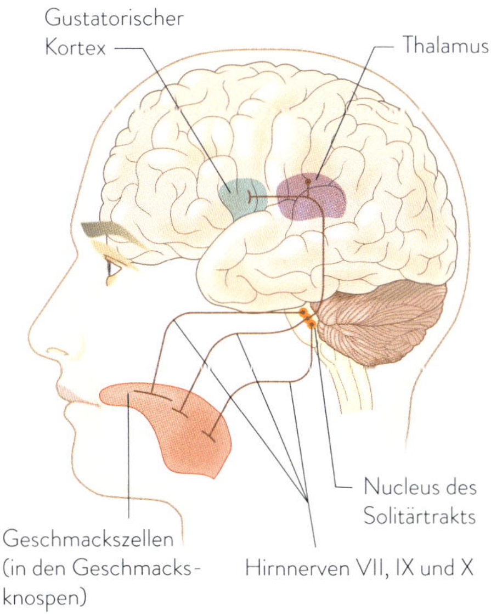

Weg der Geschmackssignale von den Geschmacksknospen zum gustatorischen Kortex im Gehirn

Hat jeder Geschmack einen eigenen Platz auf der Zunge?

Früher dachte man, dass die Zunge eine Art Landkarte mit klar abgegrenzten Feldern sei, von denen jedes eine andere Geschmacksrichtung wahrnähme. Forschungen haben jedoch ergeben, dass die Geschmacksknospen zwar an manchen Stellen der Zunge empfindlicher sind als an anderen, aber alle Bereiche der Zunge Geschmacksknospen für alle Geschmacksrichtungen haben.[55] Tatsächlich verfügt die Zunge über 5000 bis 10 000 Geschmacksknospen, die alle harmonisch zusammenwirken, um süß, salzig, sauer, bitter und umami wahrzunehmen.

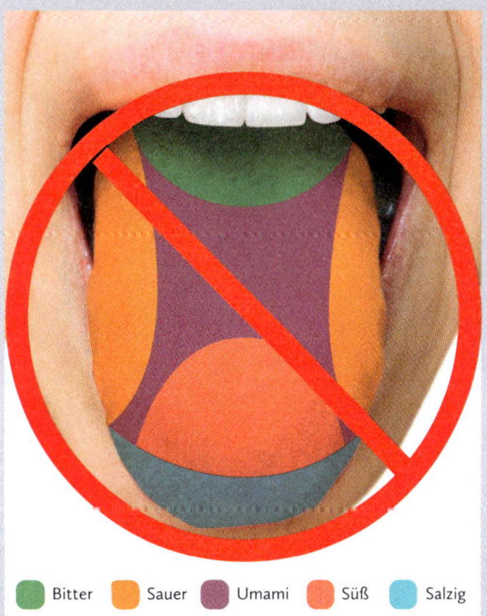

Die Wissenschaft glaubte früher, dass bestimmte Regionen auf der Zunge unterschiedliche Geschmäcker wahrnehmen, aber das hat sich als falsch erwiesen.

Was ist ein Superschmecker?

Superschmecker sind Menschen, die mit mehr Geschmacksknospen geboren wurden als der Durchschnitt. Manche haben bis zu doppelt so viele Geschmacksknospen! Superschmecker reagieren empfindlicher auf Bitteres wie zum Beispiel Kaffee oder Grapefruit. Man nimmt an, dass etwa 25 Prozent aller US-Amerikaner Superschmecker sind.[56] Viele von ihnen meiden wegen des starken Geschmacks fett-, salz- und zuckerhaltige Nahrungsmittel und haben dank ihrer gesünderen Ernährung oft ein geringeres Risiko für Herzerkrankungen als Normalschmecker.[57]

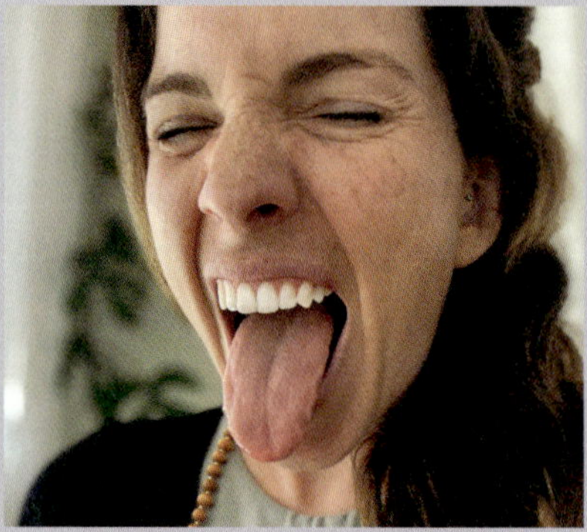

Durchschnittsmenschen haben 5000 bis 10 000 Geschmacksknospen, aber manche Superschmecker haben doppelt so viele!

Die wichtigsten Punkte

- Bei der Schokoladenmeditation wird die Aufmerksamkeit mittels buddhistischer Achtsamkeitstechniken auf den Akt des Schmeckens und Genießens von Schokolade gerichtet.
- Alle Regionen der Zunge haben Geschmacksknospen für alle Geschmacksrichtungen.
- Superschmecker sind Menschen, die mit überdurchschnittlich vielen Geschmacksknospen geboren wurden.

DER TASTSINN

Beim Yoga berühren wir unsere Matten, halten uns an Blöcken fest und drücken in der Gebetshaltung die Handflächen gegeneinander. Der Tastsinn ist die Fähigkeit, Textur, Vibration, Druck und Temperatur zu spüren. Um mit der Haut Tastsignale wahrzunehmen, nutzt das Gehirn Rezeptoren in der Haut und den Gelenken, die sogenannten Mechanorezeptoren. Berührt der Körper einen Gegenstand, werden die Mechanorezeptoren durch den Druck oder die Hautverformung aktiviert. Es gibt vier Arten von Mechanorezeptoren, die alle auf eine leicht unterschiedliche Empfindung spezialisiert sind.

Vier Arten von Mechanorezeptoren

- **Meissner-Körperchen** befinden sich unter der Hautoberfläche. Sie reagieren auf sanfte Berührungen und Vibrationen. Mithilfe dieser empfindlichen Rezeptoren kann das Gehirn feinste Berührungen entschlüsseln, etwa wenn die Haare eines vorbeilaufenden Hundes die Haut streifen.
- **Ruffini-Körperchen** stecken tiefer in der Haut und im Bindegewebe. Sie reagieren, wenn die Haut gedehnt wird oder wenn sich der Winkel eines Gelenks ändert.
- **Merkel-Zellen** nehmen kontinuierlichen Druck wahr, etwa wenn die Hände während des herabschauenden Hundes auf die Yogamatte gedrückt werden.
- **Vater-Pacini-Körperchen** sind hochempfindliche Rezeptoren, die Vibrationen spüren können. Man nimmt an, dass das Gehirn mit ihnen unterschiedliche Oberflächenbeschaffenheiten erkennt.

Berührung und Gehirn

Mechanorezeptoren aktivieren eine Signalkette, die über das Rückenmark bis zum somatosensorischen Kortex verläuft. Auf ihrem Weg ins Gehirn überqueren die Signale im Rückenmark oder im Hirnstamm die Mittellinie des Körpers. Tastsignale, die in der linken Körperhälfte entspringen, werden also in der rechten Gehirnhälfte verarbeitet. Dementsprechend werden alle Sinnesempfindungen beim Berühren eines Yogablocks mit der linken Hand von der rechten Gehirnhälfte verarbeitet (Abbildung rechts).

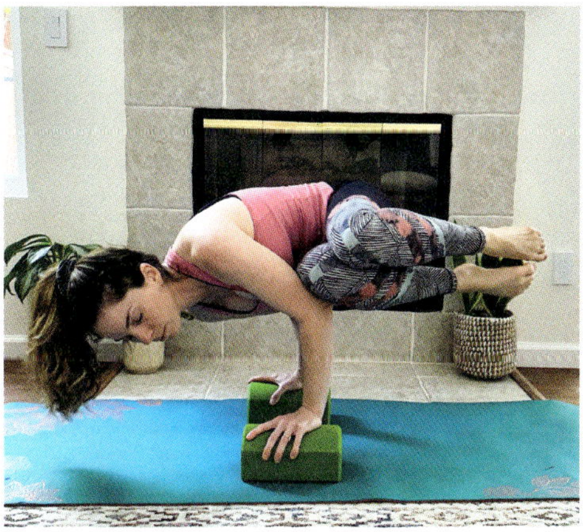

Seitliche Krähe mit Blöcken

Im Gehirn ist die erste Station für die ankommenden Sinnesinformationen der Thalamus, der Verteiler des Gehirns. Der Thalamus leitet die relevanten Informationen an den im Parietallappen gelegenen somatosensorischen Kortex weiter, wo dann das Gefühl der Berührung entsteht.[58] Der somatosensorische Kortex enthält eine Landkarte aller sensorischen Regionen des Körpers. Diese Karte weist Körperteilen wie den Fingern und Lippen, die hochempfindlich sind und besonders viele Rezeptoren enthalten, mehr Hirnareale zu.[59] Die Abbildung auf Seite 64 veranschaulicht, welcher Anteil des somatosensorischen Kortex jedem einzelnen Körperteil gewidmet ist, und zeigt den sogenannten **sensorischen Homunkulus**.

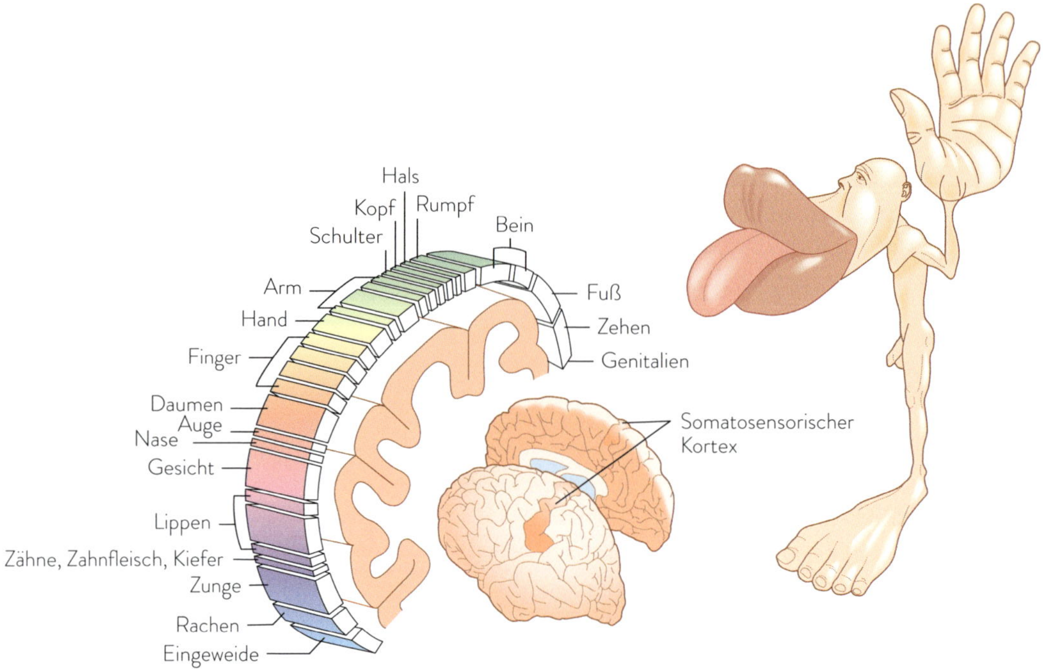

Der sensorische Homunkulus

Was macht das Gehirn mit überflüssigen Signalen?

Wissenschaftler haben herausgefunden, dass Bewegungen nur dann gelingen, wenn weniger wichtige Tastsignale ausgefiltert werden.[60] Beim Yoga sitzen wir beispielsweise auf einer Matte, während der Körper die Kleidung berührt und unsere Hände nach der Wasserflasche greifen. Das Gehirn erhält von den Tastrezeptoren massenhaft Informationen darüber, wie der Körper mit der Umgebung interagiert. Weil die meisten dieser Signale unwichtig sind, filtert das Gehirn dieses Rauschen heraus. Bei der Untersuchung von Mäusegehirnen hat man entdeckt, dass in einer kleinen Region des Hirnstamms, dem *Nucleus cuneatus*, entschieden wird, wie viele Informationen an andere Hirnregionen weitergeleitet werden.[61]

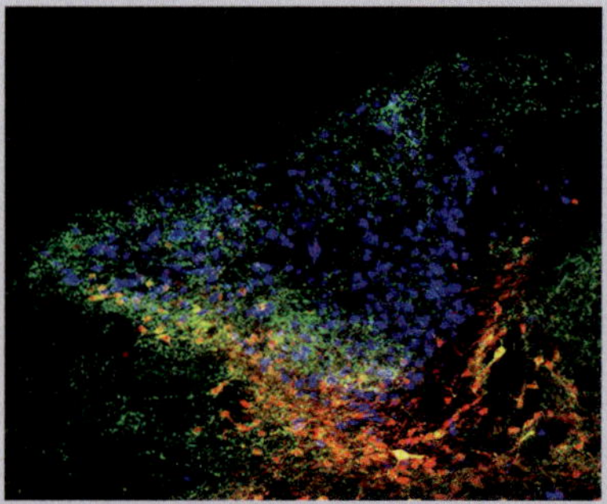

Neuronen (rot) im Hirnstamm strecken ihre Axone (grün) zu den Cuneatuszellen (blau) aus, um Tastinformationen zu übertragen. Hier wird reguliert, welche Informationen von den Tastrezeptoren der Hände ins Gehirn gelangen.

Die wichtigsten Punkte

- Mechanorezeptoren werden aktiviert, wenn der Körper ein Objekt berührt.
- Die vier wichtigsten Mechanorezeptoren sind: Meissner-Körperchen, Ruffini-Körperchen, Merkel-Zellen und Vater-Pacini-Körperchen.
- Die Nervenbahnen für den Tastsinn kreuzen sich, sodass Signale aus der linken Körperhälfte in der rechten Gehirnhälfte verarbeitet werden.
- Der sensorische Homunkulus ist eine Darstellung, auf der jedem Körperteil bestimmte Anteile des somatosensorischen Kortex zugeordnet sind.

In diesem Kapitel haben wir besprochen, wie die Sinnesorgane dem Gehirn Informationen liefern und wie Yoga durch Sinnlichkeit zu einem besseren Erlebnis gemacht werden kann. Wir haben erfahren, welche Sinne beim Yoga angesprochen werden und wie sie funktionieren. Die folgende Meditation auf Seite 66 ist eine Sinnlichkeitsübung zum Sehen, Hören, Riechen und Fühlen. Um den Geschmackssinn einzubeziehen, können Sie am Ende noch ein Stück Schokolade essen.

Meditation für die Sinne

Beginne in einer bequemen Sitzhaltung. Lege die Hände mit den Handflächen nach oben oder unten auf die Oberschenkel. Nimm wahr, wie sich dein Körper in dieser Haltung anfühlt. Nimm wahr, wie du auf dem Boden oder dem Stuhl sitzt. Und wie deine Hände deine Oberschenkel berühren.

Lenke nun deine Aufmerksamkeit auf die Klänge um dich herum. Spitze die Ohren, damit du auch Geräusche erlauschst, die weit weg sind. Hörst du die Vögel draußen oder vielleicht sogar ein Flugzeug?

Achte nun auf die Geräusche in nächster Nähe. Hörst du, wie der Atem in deinem Körper ein- und ausströmt? Hörst du, wie deine Kleidung mit jeder Atembewegung raschelt? Hörst du Geräusche aus deinem Innern, etwa ein Gurgeln im Magen?

Achte nun auf deinen Geruchssinn. Was riechst du um dich herum? Vielleicht den Duft ätherischer Öle in der Luft? Spürst du, wie das Nervensystem aktiver wird, während du nach Düften schnupperst. Lasse die Gerüche, die deine Yogastunde begleiten, ins Bewusstsein dringen.

Achte nun auf deinen Sehsinn. Falls deine Augen geschlossen sind, kannst du sie jetzt öffnen. Schaue dich, ohne den Kopf zu bewegen, im Raum um. Nimm die Weite des Raumes wahr und betrachte eventuelle Gegenstände, die den Raum füllen. Mache dir die Farben und Texturen um dich herum bewusst. Achte auf Details.

Betrachte mit der gleichen Aufmerksamkeit auch den Raum direkt um dich herum. Spüre, wie dein Körper in diesem Raum Platz einnimmt. Lasse die Augenlider sinken, falls dir das möglich ist. Nimm deine Gedanken wahr und erlaube ihnen, zu kommen und zu gehen. Nimm sie einfach zur Kenntnis und lasse sie weiterziehen.

Nimm auch im weiteren Verlauf deines Tages immer wieder wahr, wie alle deine Sinne beteiligt sind. Behalte einen geschärften Sinn für deine Umwelt, um wirklich zu erleben, was um dich herum geschieht. Du hast nur ein Leben, da willst du nichts verpassen![62]

KAPITEL 5

WIE BEWEGUNG ENTSTEHT

Um beim Yoga verschiedene Haltungen einzunehmen und halten zu können, sind willentliche Bewegungen erforderlich. In diesem Kapitel untersuchen wir, wie Nervensystem und Muskeln gemeinsam komplexe Bewegungen koordinieren. Wenn wir die Prinzipien verstehen, nach denen der Körper sich bewegt, vertiefen wir unser Wissen über das Yogaüben und die positiven Wirkungen dieser kontemplativen Praxis auf unser Wohlbefinden.

TEIL I – WILLENTLICHE BEWEGUNGEN: WIE DAS GEHIRN BEWEGUNGEN STEUERT

Seit 150 Jahren versucht die Wissenschaft zu ergründen, wie das Nervensystem Bewegungen erzeugt.[1] Selbst einfache Bewegungen wie das Heben der Arme über den Kopf erfordern ein umfassend koordiniertes Gehirn. Das Nervensystem synchronisiert Abfolge, Kraft, Winkel, Richtung und Geschwindigkeit aller an der Bewegung beteiligten Muskeln.

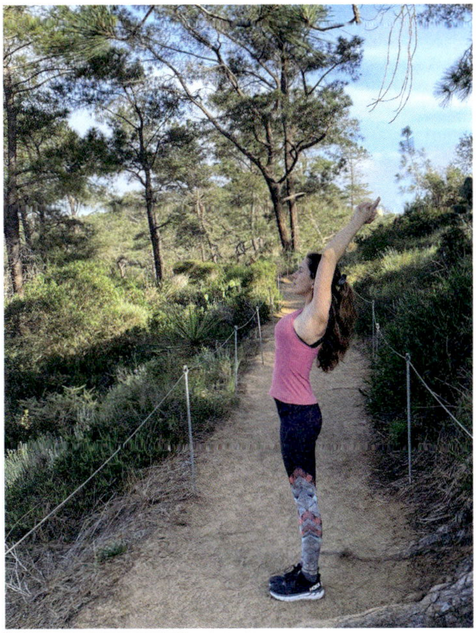

Variante der Berghaltung

Willentliche Handlungen wie das Heben der Arme werden im Frontallappen des Gehirns eingeleitet (Abbildung rechts). Ein Teil des Frontallappens, der sogenannte motorische Kortex, übernimmt die Planung, Überwachung und Ausführung dieser Bewegungen. Der motorische Kortex besteht aus drei Hauptregionen: dem primären motorischen Kortex, dem prämotorischen Kortex und dem supplementär motorischen Areal. Jeder Bereich hat eigene Zuständigkeiten bei der Steuerung willentlicher Bewegungen (Abbildung Seite 68 oben).

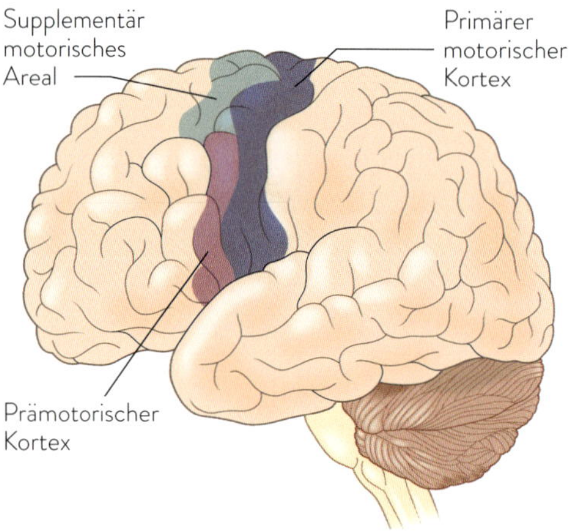

Die wichtigsten für Bewegung zuständigen Hirnregionen

Der **primäre motorische Kortex** ist die wichtigste Hirnregion bei der Steuerung und Ausführung von willentlichen Bewegungen.[2] Diese Region erzeugt die neuronalen Impulse, die die Muskeln in Bewegung setzen. Sie besitzt auch eine Art Landkarte aller beweglichen Körperteile, die als motorische Karte oder **motorischer Homunkulus** bezeichnet wird (Abbildung unten). Bestimmte Körperteile, wie die Zunge und die Lippen, belegen in diesem Hirnareal proportional mehr Raum, weil sie beim Sprechen und Essen feinmotorische Bewegungen ausführen.

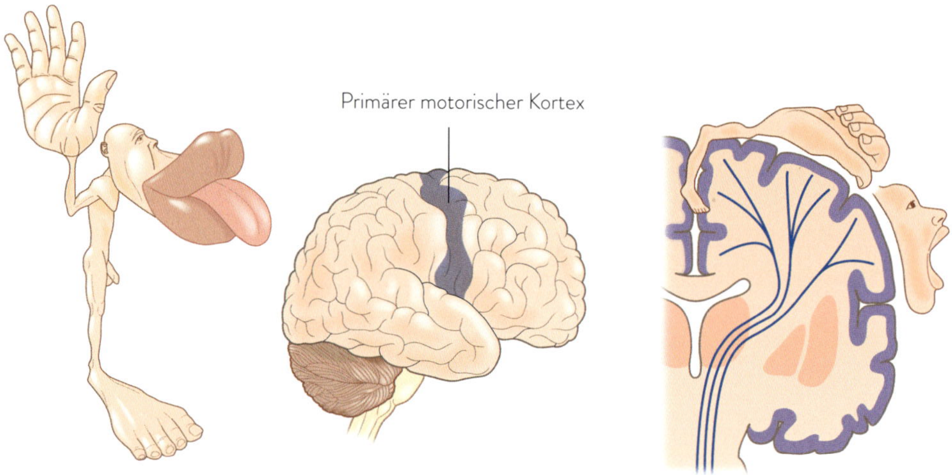

Der motorische Homunkulus

Auch die Hände benötigen proportional mehr Platz im Gehirn, um richtig zu funktionieren. Durch Mikrobewegungen der Fingermuskeln stabilisiert sich der Körper in Haltungen wie dem herabschauenden Hund und der Krähe. Auch andere Muskeln, beispielsweise die Rumpfmuskulatur, tragen zur Stabilisierung bei, müssen dazu aber weniger akkurate Bewegungen ausführen und nehmen daher proportional weniger Raum im primären motorischen Kortex ein. Halten Sie sich vor Augen, dass die Hände von mehr als 30 Muskeln bewegt werden, während es nur fünf große Bauchmuskeln gibt. Um die Handmuskeln zu steuern, braucht das Gehirn mehr Platz für all die neurologischen Verbindungen!

Datenautobahnen für Bewegung

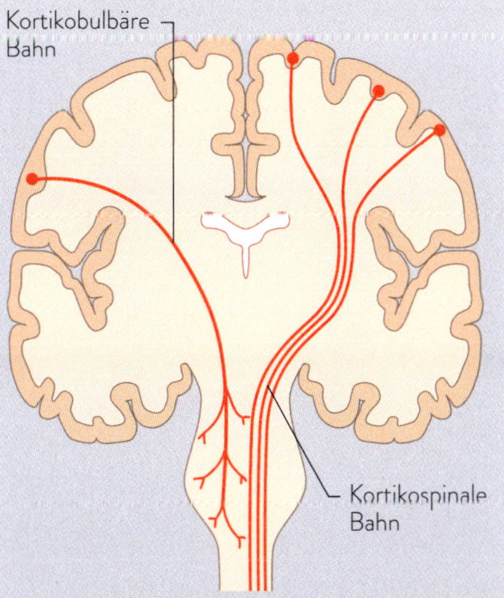

Kortikobulbäre und kortikospinale Bahn

Signale, die vom primären motorischen Kortex kommen, werden über eine von zwei Datenautobahnen transportiert: die kortikospinale oder die kortikobulbäre Bahn. Die kortikospinale Bahn übermittelt Signale vom Gehirn ans Rückenmark, die Informationen über die Bewegungen von Rumpf und Gliedern enthalten, während über die kortikobulbäre Bahn Informationen über Bewegungen von Kopf, Hals und Körper an den Hirnstamm gelangen.[3]

Die Axone des kortikospinalen Trakts queren in der Medulla die Mittellinie des Körpers und verlaufen bis hinunter ins Rückenmark. Deshalb ist die rechte Hirnhälfte im Allgemeinen für die Bewegungen der linken Körperseite zuständig und umgekehrt.

Wissenswert

Giraffen haben SEHR lange Axone in der kortikospinalen Bahn. Sie werden bis zu 2,6 Meter lang, da sie sich vom Gehirn bis zum Ende des Rückenmarks erstrecken.[4]

Der **prämotorische Kortex** sitzt vor dem primären motorischen Kortex und hilft dabei, Bewegungen vorzubereiten, indem er sensorische und motorische Informationen kombiniert. Zur Planung von willentlichen Bewegungen sendet der prämotorische Kortex Signale an den primären motorischen Kortex, den Hirnstamm und das Rückenmark. Eine Schädigung des prämotorischen Kortex kann allerlei scheinbar merkwürdige Ergebnisse hervorrufen. Wer einen Schlaganfall im prämotorischen Kortex erlitten hat, ist vielleicht nicht gelähmt, hat aber möglicherweise Schwierigkeiten bei Tätigkeiten, die Geschick erfordern und zuvor leicht ausführbar waren, denn das Gehirn hat Probleme beim Planen der gewünschten Bewegung.[5] Manchmal fällt es auch schwer, die Finger und die Hand auf der gegenüberliegenden Körperseite zu bewegen oder die für die Ausführung einer Bewegung erforderlichen sensorischen Informationen auszuwerten.

Im prämotorischen Kortex liegt auch das **supplementär motorische Areal** (SMA), eines der am wenigsten ergründeten Bewegungszentren im Gehirn. Da seine Neuronen direkt mit dem Rückenmark verbunden sind, spielt es vermutlich eine

Rolle bei der Bewegungssteuerung. Das SMA ist nicht nur für die Körperhaltung zuständig, sondern koordiniert auch zweihändige Bewegungen.[6, 7] Wenn man zum Beispiel in der Stuhlhaltung die Hände zusammenführt, ist das SMA am Werk (Abbildung rechts). Auch an Bewegungsabläufen wirkt es unter Umständen mit, zum Beispiel an der Ausführung eines Sonnengrußes.[8] Die genaue Aufgabe des SMA ist trotz aller Fortschritte in der Neurowissenschaft noch unbekannt.

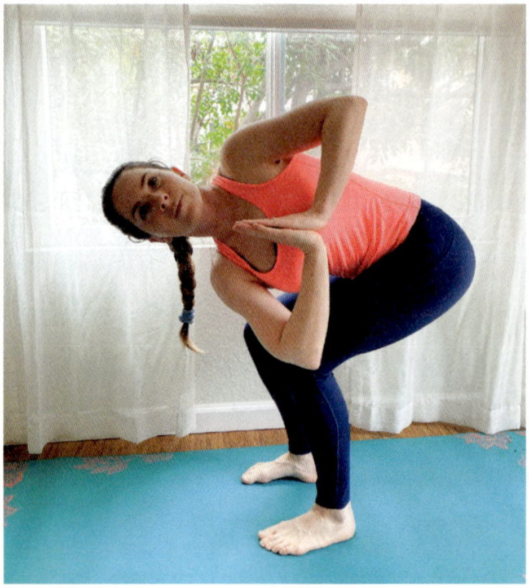

Stuhlhaltung mit Rumpfdrehung

Die wichtigsten Punkte

- Der **primäre motorische Kortex** ist die wichtigste Hirnregion, die an der Steuerung und Ausführung von willentlichen Bewegungen beteiligt ist. Er enthält eine Landkarte der beweglichen Körperteile, die als »motorische Karte« oder »motorischer Homunkulus« bezeichnet wird.
- Der **prämotorische Kortex** hilft bei der Integration von Sinnes- und Bewegungsinformationen zur Vorbereitung einer Bewegung.
- Das **supplementär motorische Areal** ist mit der Bewegung, der Körperhaltung und der Koordination beidhändiger Tätigkeiten befasst.

Weitere Hirnregionen, die willentliche Bewegungen steuern

Zwei weitere Hirnregionen, die an der Bewegung mitwirken, sind die Basalganglien und das Zerebellum.

Die Basalganglien

Die Basalganglien sind eine Neuronengruppe, die tief im Gehirn sitzt und zur Steuerung von willentlichen Bewegungen beiträgt. Diese Neuronen hemmen Schaltkreise, die versuchen, konkurrierende Bewegungen zu initiieren.[9] Die Basalganglien sorgen dafür, dass Bewegungen reibungslos und fehlerfrei ablaufen. Sie funktionieren nicht immer richtig, was zu verschiedenen neurologischen Störungen führen kann. Wenn die Basalganglien den Neurotransmitter Dopamin nicht mehr in ausreichender Menge produzieren, kommt es zur Parkinson-Erkrankung. Menschen mit Parkinson leiden oft unter Zittern und unkontrollierten Bewegungen. Wenn Medikamente nicht helfen, kann bei fortgeschrittener Parkinson-Erkrankung mit Tiefenhirnstimulation behandelt werden. Bei diesem Eingriff wird ein Neurostimulator eingesetzt, der elektrische Impulse an einen bestimmten Bereich der Basalganglien sendet, um eine normale Hirnaktivität wiederherzustellen und eine bessere Motorik zu ermöglichen.

Das Zerebellum

Das Zerebellum (Kleinhirn) verbessert die Koordination, das Timing und die Präzision von Bewegungen, es kümmert sich um Bewegungskorrektur und Muskelgedächtnis[10] (Abbildung unten). Im 19. Jahrhundert entdeckte der französische Physiologe Marie-Jean-Pierre Flourens, wie wichtig das Zerebellum für die Bewegungskoordination ist, indem er Tauben das Zerebellum entfernte.[11] Er beobachtete, dass die Vögel Gleichgewichtsprobleme bekamen, sobald ihnen das Zerebellum fehlte. Sie torkelten wie betrunken umher. Später stellten Ärzte fest, dass sich menschliche Patienten mit Zerebellumverletzung, etwa durch einen Tumor oder einen Schlaganfall, ähnlich verhielten.

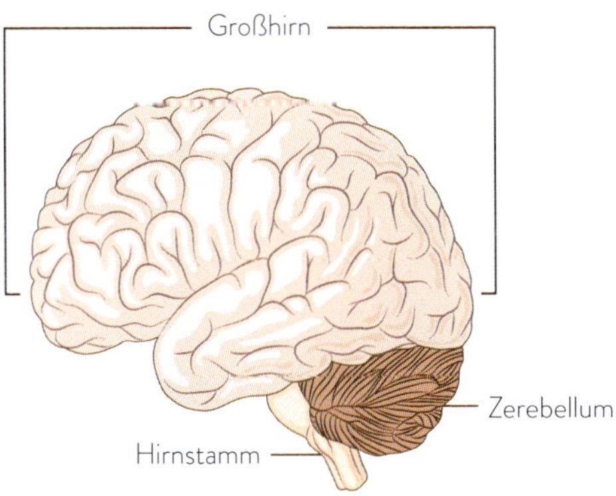

Das Zerebellum

Das Zerebellum empfängt Informationen über Bewegungen aus verschiedenen Hirnregionen sowie von Rezeptoren in Muskeln, Gelenken und Sehnen. Wie ein Fluglotse passt es die Bewegungen an die Position und Geschwindigkeit der Gliedmaßen und an mögliche Hindernisse auf ihrem Weg an.

Das Zerebellum sorgt auch für schnelle Bewegungskorrekturen, um Stürze zu vermeiden. So kann man zum Beispiel beim Verlassen des Yogaraums leicht über einen herumliegenden Yogablock stolpern. Anstatt zu stürzen, passt sich der Körper schnell an und ändert die Bewegung. Bei dieser Bewegungskorrektur spielt das Zerebellum eine entscheidende Rolle. Es hilft auch bei Mikrokorrekturen, die in kniffligen Haltungen wie dem Tänzer (Abbildung unten) das Gleichgewicht gewähren.

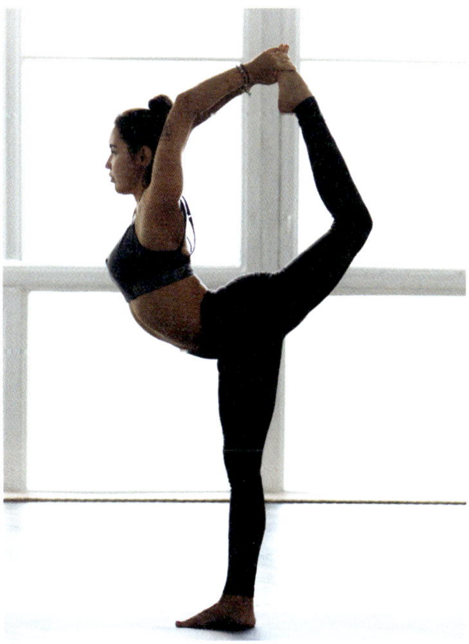

Tänzer

Spezialisierte Zellen im Zerebellum

Das Zerebellum enthält spezialisierte Neuronen, die Purkinje-Zellen. Diese fein verästelten Neuronen sind an der Steuerung und am Lernen von Bewegungen beteiligt. Purkinje-Zellen regulieren die Datenrate, mit der Neuronen wichtige Bewegungen wie etwa Handbewegungen untereinander koordinieren.[12] Diese Zellen sind nicht zu verwechseln mit den Purkinje-Fasern, die sich im Herzen befinden!

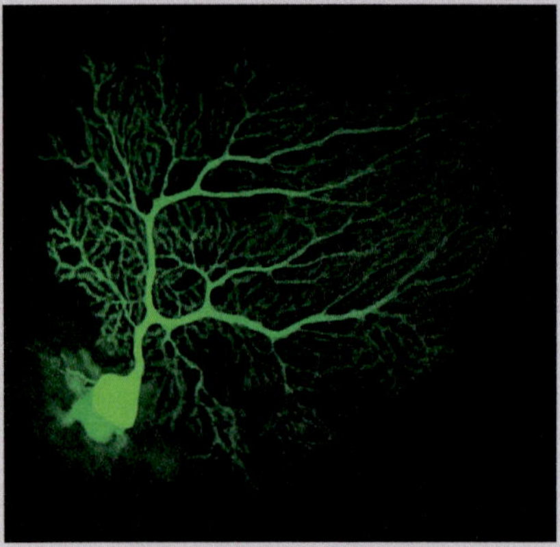

Purkinje-Zelle im Zerebellum

Das Zerebellum spielt auch beim **motorischen Lernen** eine Rolle. Beim motorischen Lernen werden neue Bewegungen erlernt, die dann im motorischen Gedächtnis oder **Muskelgedächtnis** gespeichert werden können. Diese Art von Gedächtnis ermöglicht es, bestimmte Bewegungen oder Bewegungsfolgen abzurufen, sodass Tätigkeiten wie Fahrradfahren, Ballwerfen oder Musizieren noch Jahre, nachdem man sie erlernt hat, ohne viel bewusstes Denken möglich bleiben. Die Hirnforschung versteht nicht genau, wie dieser Prozess funktioniert oder wo einzelne Muskelerinnerungen gespeichert werden, aber man vermutet, dass das Zerebellum dabei eine der wichtigsten Hirnregionen ist.

Sonnengruß und Zerebellum

Zur Feier der Eröffnung eines neuen Yogastudios wird manchmal zum zeremoniellen Vollzug von 108 Sonnengrüßen eingeladen. Die Zahl 108 ist heilig und soll die Ganzheit des Seins repräsentieren.[13] Bei der Ausführung solcher sich wiederholender Bewegungen setzt das Muskelgedächtnis ein und führt den Körper durch die Bewegungsfolge. Weil der Sonnengruß aus dem Muskelgedächtnis abgerufen wird, können sich die Praktizierenden auf den Atem konzentrieren, anstatt zu überlegen, wo die Hand oder der Fuß hingehört. Die Fähigkeit, ohne nachzudenken durch den Sonnengruß dahinzugleiten, ist größtenteils dem Zerebellum zu verdanken.

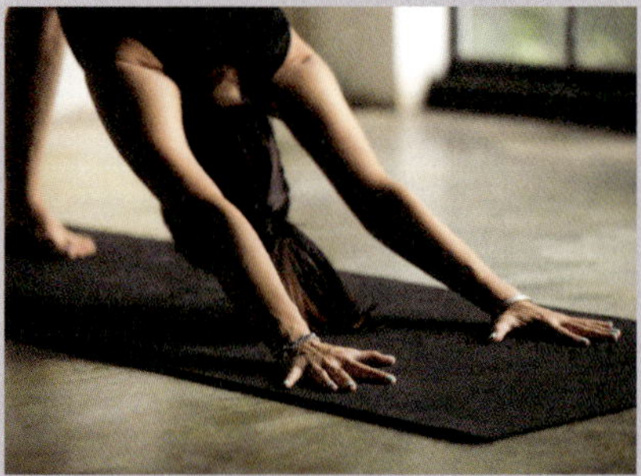

Herabschauender Hund

Die wichtigsten Punkte

- Die **Basalganglien** sind eine Neuronengruppe, die dafür sorgt, dass Bewegungen reibungslos und fehlerfrei ablaufen. Eine Funktionsstörung der Basalganglien kann verschiedene neurologische Erkrankungen verursachen, beispielsweise Parkinson.
- Das **Zerebellum** verbessert die Koordination, das Timing und die Präzision von Bewegungen und kümmert sich um Bewegungskorrektur und Muskelgedächtnis. Es enthält spezialisierte Zellen, die Purkinje-Zellen.

Signale vom Gehirn an den Körper

Während das Gehirn die meisten Bewegungen steuert, sind es die **Motoneuronen**, die alles in Gang setzen. Diese spezialisierten Neuronen reichen vom Gehirn oder Rückenmark bis zu einzelnen Muskelfasern und übermitteln den Befehl, welche Muskeln bewegt werden sollen und wie sie zu bewegen sind.

Die Befehlsübertragung von den Motoneuronen an die Muskelfasern geschieht an der neuromuskulären Endplatte. Hier lösen elektrische Signale unter anderem die Freisetzung des Neurotransmitters Acetylcholin aus. Acetylcholin überwindet dann die Synapse und bindet an Rezeptoren im Muskel, woraufhin sich der Muskel zusammenzieht und die Bewegung ermöglicht.

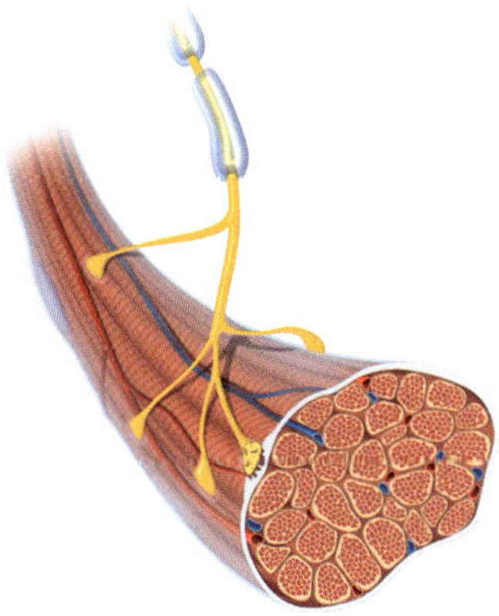

Die neuromuskuläre Endplatte

Der Ischiasnerv

Der längste und größte Nerv im Körper ist der **Ischiasnerv**. Der Ischiasnerv gabelt sich im unteren Rücken und zieht sich durch die Hüften bis hinunter in die Beine, wo er sich in einzelne Nerven verzweigt, die bis zu den Zehen verlaufen. Er enthält Motoneuronen, die in der Bein- und Fußmuskulatur für Bewegung sorgen, aber auch sensorische Neuronen, die Empfindungen aus den Beinen und Füßen ans Gehirn senden. Bei großen Menschen können die Axone des Ischiasnervs mehr als einen Meter lang sein.[14] An seiner dicksten Stelle ist der Ischiasnerv etwa daumendick!

Der Ischiasnerv kann manchmal eingeklemmt oder eingedrückt sein, was als Ischialgie oder einfach Ischias bezeichnet wird. Bei Ischias treten oft Schmerzen auf, die vom unteren Rücken ins Bein ausstrahlen und die Bewegung von Bein und Fuß erschweren können. Die Ursache kann ein Bandscheibenvorfall sein, aber in fast 70 Prozent aller Fälle liegt es am Piriformis-Muskel an der Hüfte, der aufgrund von Verspannung auf den Nerv drückt.[15]

Wenn die Ischiassymptome durch einen verspannten Piriformis verursacht werden, kann Yoga helfen. Der Muskel sollte jedoch keinesfalls heftig gedehnt werden, da dies die Symptome verschlimmern kann. Im Folgenden finden Sie drei Haltungen, die den Piriformis-Muskel dehnen und entspannen können, um Schmerzen und Beschwerden zu lindern.

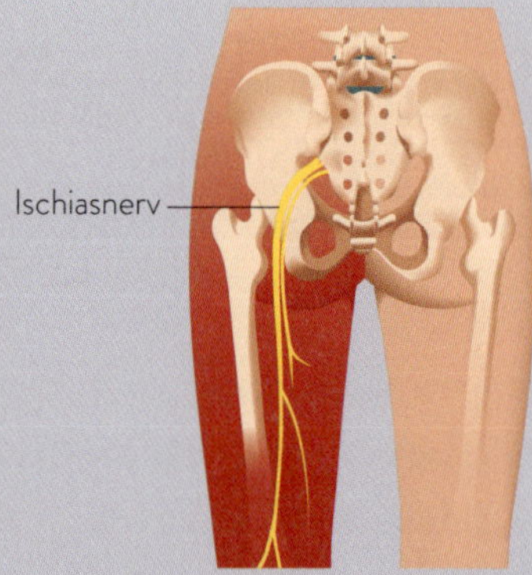

Der Ischiasnerv verläuft vom unteren Rücken bis unterhalb des Knies, wo er sich in einzelne Nerven verzweigt, die bis in die Zehen reichen.

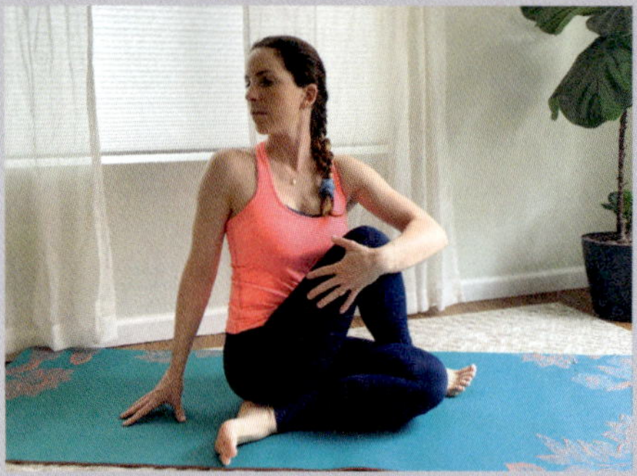

Einfacher Drehsitz

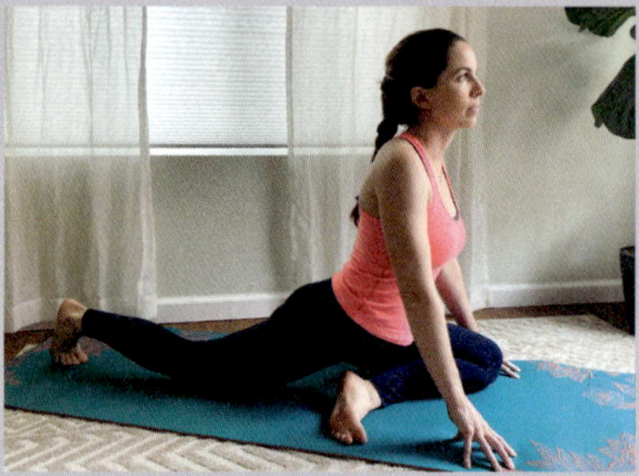

Taube

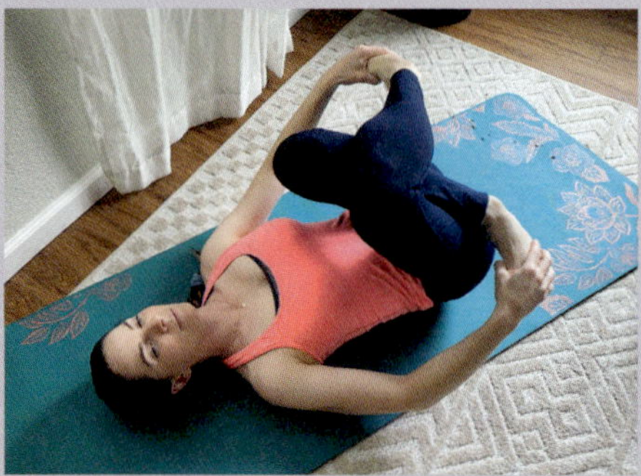

Variante der Piriformis-Dehnung

TEIL II – UNWILLKÜRLICHE BEWEGUNGEN: KEIN GEHIRN ERFORDERLICH

Ärzte prüfen gerne mithilfe eines weichen Gummihammers den Kniereflex. Als **Reflex** erfolgt diese schnelle Bewegung automatisch und erfordert keinerlei Willensimpuls. Denn das Gehirn ist an dieser Bewegung überhaupt nicht beteiligt. Stattdessen nehmen Sinnesrezeptoren im Knie den Aufprall des Hammers (der die Sehne dehnt) wahr und senden ein Signal an ein sensorisches Neuron, eine Nervenzelle, die die Umgebung wahrnimmt und darauf reagiert. Das sensorische Neuron leitet diese Informationen dann ans Rückenmark weiter, wo ein Motoneuron das Signal empfängt und seinerseits den Muskel kontrahieren lässt. Das Gehirn wird dabei gar nicht behelligt.

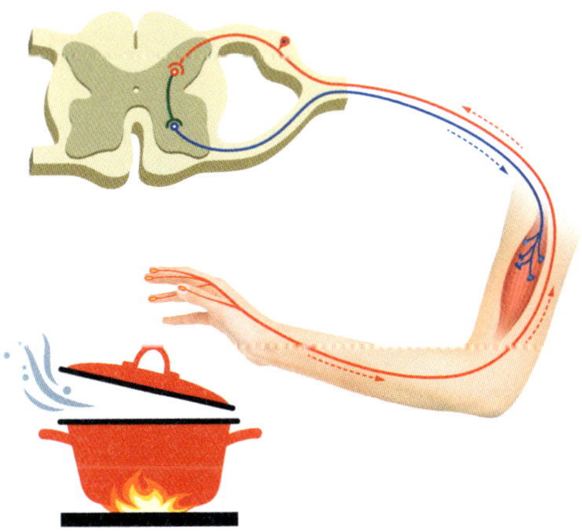

Schaltkreis eines Reflexes

Reflexe sind ein Überlebensmechanismus. Der Rückzugsreflex zum Beispiel lässt die Hand schnell von einem kochend heißen Topf zurückzucken, und der Schreckreflex ermöglicht es uns, bei einer nahenden Gefahr aus dem Weg zu springen.

Die wichtigsten Punkte

- Motoneuronen übermitteln Informationen aus dem Gehirn oder dem Rückenmark, um die Muskelaktivität zu steuern und Bewegung zu erzeugen.
- An der neuromuskulären Endplatte geben die Motoneuronen die Bewegungsbefehle an die Muskeln weiter.
- Der Ischiasnerv ist der längste Nerv im Körper. Er versetzt die Muskeln in den Beinen und Füßen in Bewegung und leitet ihre Empfindungen weiter. Es passiert häufiger, dass er eingeklemmt ist oder sich entzündet, was dann als Ischias bezeichnet wird.
- Ein Reflex ist eine schnelle, automatische Bewegung, an der das Gehirn nicht beteiligt ist.

TEIL III – PROPRIOZEPTION

Stellen Sie sich vor, Sie üben Yoga mit geschlossenen Augen. Auch ohne zu sehen, kann der Körper die Positionen und Bewegungen der verschiedenen Yogahaltungen ausführen. Die Fähigkeit, Position und Bewegung des eigenen Körpers wahrzunehmen, wird **Propriozeption** genannt.

Die Propriozeption nutzt drei wichtige Sinnessysteme. Das erste besteht aus speziellen Rezeptoren, die sich in den Muskeln, Gelenken und Sehnen befinden und Signale über die Körperposition ans Gehirn senden. Zudem liefert das Gleichgewichtssystem im Innenohr, auch vestibuläres System genannt, Informationen über Rotation, Beschleunigung, Schwerkraft und Position. Und obgleich die Propriozeption auch ohne den Sehsinn funktioniert, sind die vom visuellen Sinnessystem gesammelten Informationen zur Körperposition ebenfalls hilfreich. Diese drei Systeme vermitteln gemeinsam dem Gehirn eine Vorstellung davon, wo sich der Körper im Raum befindet und wie er sich bewegt.

Das Gehirn empfängt Signale von allen drei Sinnessystemen und sendet Befehle an die Muskeln, um Bewegungen zu koordinieren. So erfordert das Halten des Gleichgewichts viele Mikroanpassungen, die sich aus Signalen aus dem Zerebellum und dem Hirnstamm ergeben.

Propriozeption erfolgt sowohl bewusst als auch unbewusst. Die bewusste Propriozeption wird zum Meistern schwieriger Bewegungen benötigt, die Konzentration und Bedacht erfordern, etwa bei einer Rückwärtsbeuge. Die unbewusste Propriozeption ist für die Koordination weniger komplexer Bewegungen nötig, beispielsweise beim aufrechten Stand oder beim Gehen.[16] Die unbewusste Propriozeption muss schnell geschehen, um den Körper zu koordinieren.

Viele Yogahaltungen beanspruchen beim Finden der Positionen und Bewegungen mit dem Körper das propriozeptive System. Die Forschung hat herausgefunden, dass Yoga die Propriozeption und den Gleichgewichtssinn bei Menschen mit neurologischen Störungen sowie bei Sehbehinderten verbessern kann.[17, 18]

Propriozeptive Rezeptoren

Überall in den Muskeln befinden sich propriozeptive Rezeptoren, die **Muskelspindeln.** Sie registrieren Änderungen der Muskellänge (wie stark der Muskel gedehnt ist) und auch die Geschwindigkeit jeder Änderung.[19] Diese Informationen geben die Muskelspindeln an die sensorischen Neuronen weiter, die sie wiederum ans zentrale Nervensystem übermitteln.

Auch in Sehnen und Gelenken befinden sich propriozeptive Rezeptoren, die **Golgi-Sehnenorgane** beziehungsweise **Gelenksensoren**. Die Golgi-Sehnenorgane messen die Muskelspannung, aus der sich das Ausmaß der Anstrengung ableiten lässt, während die Gelenksensoren Informationen über den Gelenkwinkel liefern.

Gleichgewichtssystem

Auch im Innenohr befinden sich außergewöhnlich präzise Sensoren, die Informationen über das Gleichgewicht und die Orientierung im Raum empfangen. Zu spüren, wo oben oder unten ist, mag nicht schwer erscheinen, aber es ist ziemlich kompliziert.

Zwar ist das Innenohr auch am Hören beteiligt, aber als Teil des **Gleichgewichtssystems** spielt es zudem eine wichtige Rolle bei der Orientierung im Raum. Das Gleichgewichtssystem ist in erster Linie dazu da, Kopfbewegungen zu erkennen. Es liefert dem Gehirn auch Informationen zur Position und Ausrichtung des Kopfes, die für das Halten des Gleichgewichts, die aufrechte Haltung und die Stabilisierung des Kopfes bei Bewegungen benötigt werden.

Das Gleichgewichtssystem besteht aus zahlreichen Strukturen, aber die beiden wichtigsten befinden sich im vestibulären Labyrinth: die Bogengänge und das Makulaorgan. Die drei **Bogengänge** enthalten eine Flüssigkeit und winzige Haarzellen (Abbildung unten). Jeder Gang ist an einer anderen Raumebene ausgerichtet, sodass drei Arten von Kopfdrehungen erkannt werden können: Nicken nach oben und unten, Kopfschütteln seitwärts und Neigen nach links und rechts (Seite 78).

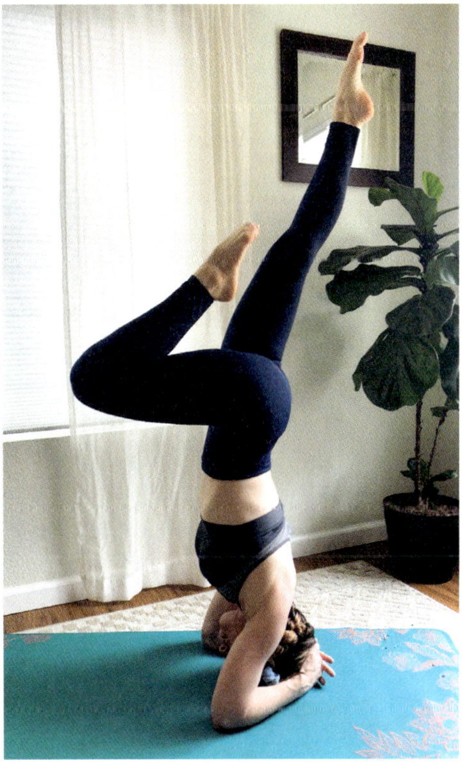

Um beim Kopfstand die Balance zu halten, müssen mehrere Sinnessysteme zusammenwirken; aber das Gleichgewichtssystem, das die Orientierung im Raum und die Schwerkraft wahrnimmt, ist dabei besonders wichtig.

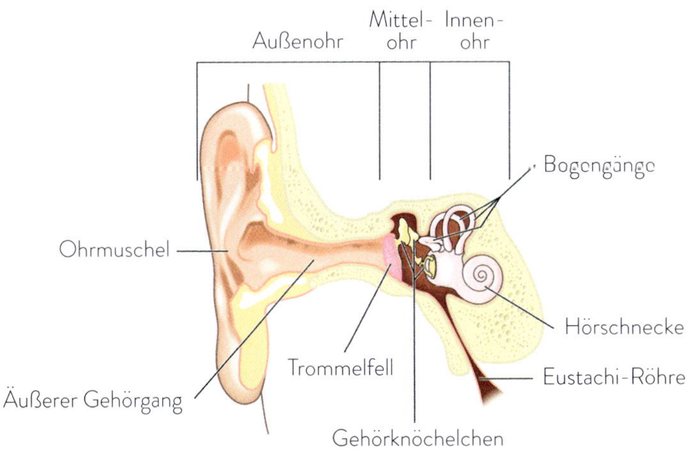

Die Bogengänge im Ohr

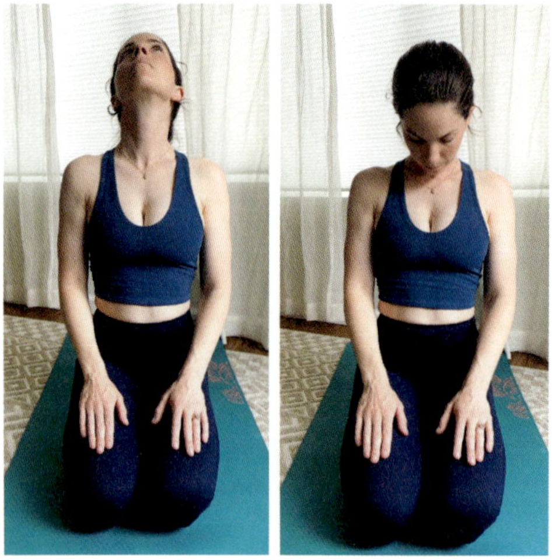

Kopfnicken auf und ab

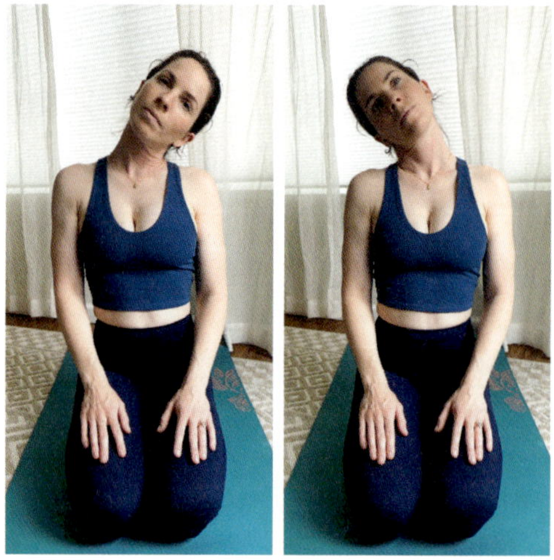

Seitliches Kopfneigen nach links und rechts

Wenn der Kopf die Richtung ändert, verlagert sich die Endolymphe, die Flüssigkeit in den Bogengängen, sodass die Haarzellen eine Bewegung in eine bestimmte Richtung registrieren. Die Haarzellen übergeben diese Informationen dann an den Gleichgewichtsnerv (einen Zweig des VIII. Hirnnervs), der dann das Gehirn über Bewegung und Orientierung informiert.

Das Innenohr enthält auch die **Makulaorgane**, mit deren Hilfe wir Vorwärts- und Rückwärtsbewegungen (lineare Beschleunigung) sowie die Schwerkraft wahrnehmen. Sie funktionieren ähnlich wie die Bogengänge, in denen Bewegungen mithilfe von Flüssigkeit und Haarzellen wahrgenommen werden. Sowohl die Makulaorgane als auch die Bogengänge sind notwendig, damit das Gehirn die Körperposition erkennt.

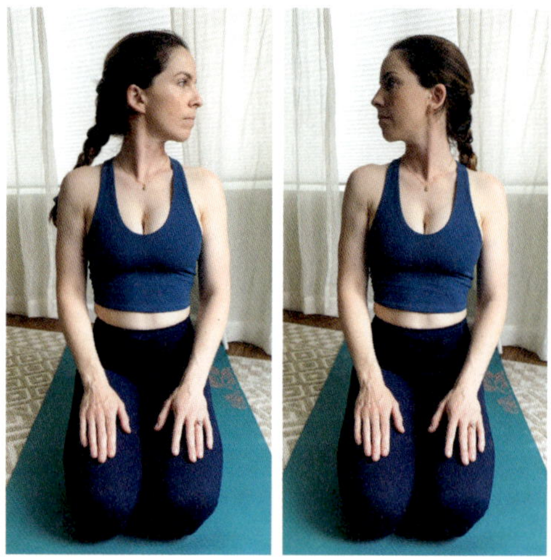

Kopfdrehen nach links und rechts

Makulaorgane und Bogengänge im Vergleich

Die Makulaorgane erkennen die lineare Beschleunigung, also eine Erhöhung oder Senkung der Geschwindigkeit ohne Richtungsänderung. Lineare Beschleunigung tritt bei Fortbewegung auf gerader Strecke auf, etwa wenn man Gas gibt, bevor die Ampel rot wird.

Die Bogengänge erkennen die Winkelbeschleunigung, also eine gleichzeitige Änderung der Geschwindigkeit und der Bewegungsrichtung. Winkelbeschleunigung tritt auf, wenn die Achterbahn einen 360-Grad-Looping macht. Die Bogengänge haben drei Schleifen, um Bewegungen auf drei Ebenen wahrzunehmen und so die Winkelbeschleunigung des Kopfes erkennen zu können.

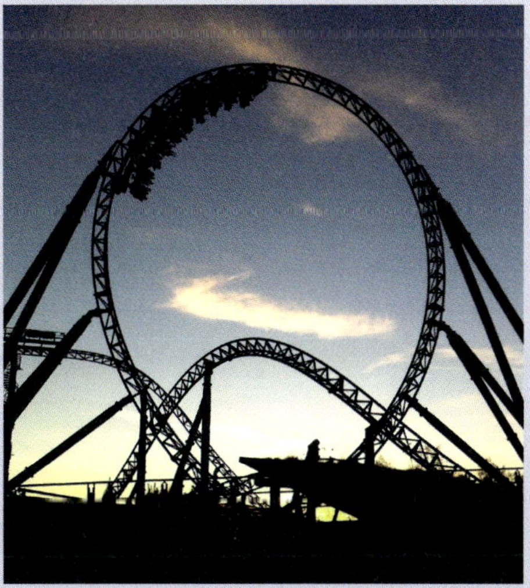

Die Bogengänge nehmen Winkelbeschleunigungen wahr, wie sie bei einer Achterbahnfahrt auftreten.

Mithilfe der Bogengänge und der Makulaorgane stellt das Gleichgewichtssystem fest, wo sich der Kopf im Raum befindet und wie er sich bewegt. Dieses Wissen nutzt das Gleichgewichtssystem dann, um etwa die Augenbewegungen zu steuern und den Blick zu fixieren. Blickstabilisierung, also das Fixieren eines Punkts, wird häufig beim Yoga eingesetzt, vor allem, um ein Umfallen bei Balancehaltungen oder beim Übergang von einer Haltung zur nächsten zu vermeiden. Das Gleichgewichtssystem ist besonders wichtig für das Halten des Gleichgewichts im Stehen und eine Störung dieses Systems kann zu Problemen mit der Standfestigkeit führen.[20]

Warum wird man seekrank?

Seekrankheit tritt auf, wenn sich das Gleichgewichtssystem und das visuelle System uneins sind. Das kann passieren, wenn man sich an einem windigen Tag auf einem Schiff befindet. Die Bewegung der Wellen versetzt die Flüssigkeit im Innenohr in Unruhe, und die Haarzellen signalisieren dem Gehirn, dass der Körper in Bewegung ist. Da man jedoch unbewegt auf dem Schiff sitzt, signalisieren die Muskelspindelsensoren dem Gehirn, dass der Körper nicht in Bewegung ist. Dieser Widerspruch im Signaleingang des Gehirns ruft Übelkeit hervor.

Die wichtigsten Punkte

- **Propriozeption** ist die Wahrnehmung der Position und Bewegung des Körpers.
- Zu den Propriozeptoren gehören die Muskelspindeln, die Golgi-Sehnenorgane und die Gelenksensoren.
- Das **Gleichgewichtssystem** hält den Körper im äußeren Gleichgewicht. Mit seiner Hilfe erkennt das Gehirn Kopfbewegungen und sorgt für Blickstabilität.
- Die **Bogengänge** erkennen jeweils eine andere Art von Kopfdrehung: Nicken nach oben oder unten, Schütteln seitwärts und Neigen nach links oder rechts.
- Die Makulaorgane nehmen Vorwärts- und Rückwärtsbewegungen sowie die Schwerkraft wahr.
- Yoga kann die Propriozeption und das Gleichgewicht verbessern.

Propriozeption und Yoga

So wie andere Fertigkeiten können propriozeptive Fähigkeiten durch Wiederholung trainiert werden. Yoga kann dazu beitragen, die Selbstwahrnehmung des Körpers im Raum zu verfeinern, sodass er die Muskeln besser steuern und das Gleichgewicht besser halten kann.[21] Eine Studie mit älteren Frauen hat ergeben, dass täglich zwei Minuten Baumhaltung ihr statisches und dynamisches Gleichgewicht verbesserte.[22] Einer anderen Studie zufolge hatte sich bei Menschen mit Parkinson, einer Krankheit, die häufig den Gleichgewichtssinn beeinträchtigt, nach zwölf Wochen mit zwei Einheiten Hatha Yoga pro Woche das Gleichgewicht verbessert.[23] Insgesamt deuten diese Ergebnisse darauf hin, dass sich das Gleichgewichtsgefühl durch Yoga fördern lässt, auch bei älteren Menschen und Menschen mit neurologischen Erkrankungen.

Die Propriozeption lässt sich auch dadurch verbessern, dass man Yoga mit geschlossenen Augen übt. Die einfachsten Haltungen können ziemlich schwierig werden, wenn das visuelle System ausgeschaltet ist und sich das Gehirn stärker auf andere propriozeptive Organe verlassen muss. Es kann aufschlussreich sein, sich selbst beim Ausführen einer Sequenz mit geschlossenen Augen filmen zu lassen. Anhand des Filmmaterials kann man dann überprüfen, ob man den Körper so bewegt hat, wie man dachte.

Im Folgenden finden Sie ein Beispiel für eine Yogasequenz, mit der Sie Ihre Körperwahrnehmung und Ihr Gleichgewicht verbessern können. Um die Ausführung zu erleichtern, fixieren Sie am besten einen bestimmten Punkt auf dem Boden oder an der Wand. Und wenn Sie etwas mehr Herausforderung wünschen, versuchen Sie es mit geschlossenen Augen. Sie können auch die Übergänge zwischen den Haltungen verlangsamen, um sich auf die Muskelarbeit und Koordination zu konzentrieren.

BEISPIEL FÜR EINE YOGASEQUENZ FÜR PROPRIOZEPTION UND GLEICHGEWICHT

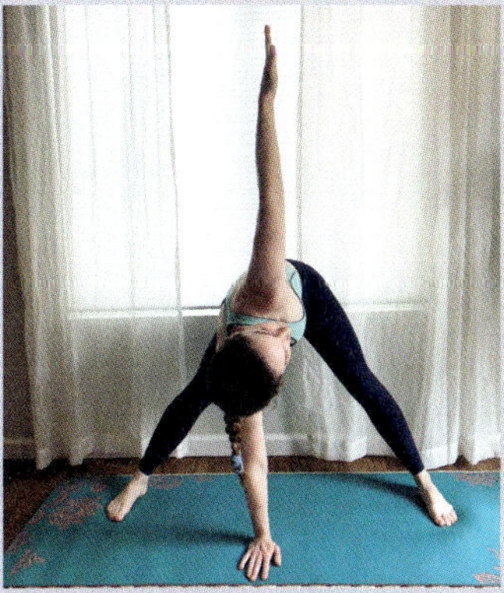

1 Vorgebeugte Rumpfdrehung aus der Grätsche

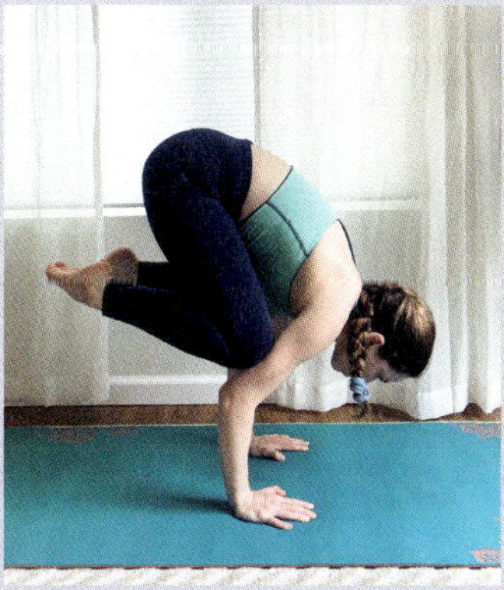

2 Krähe

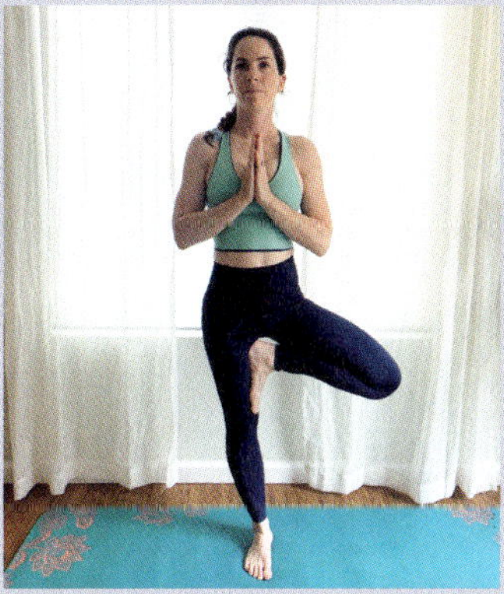

3 Baum

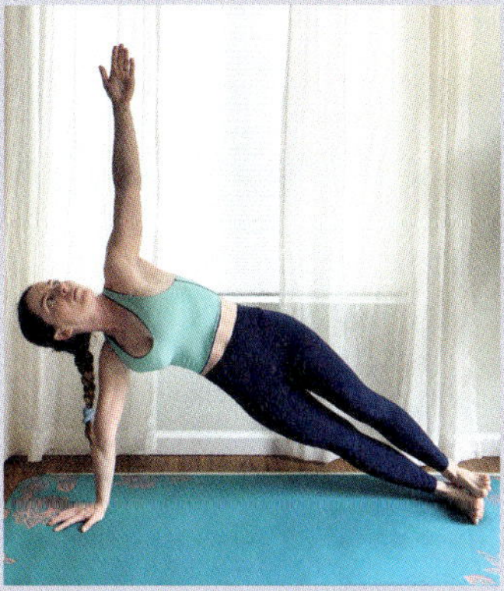

4 Seitstütz

Das obere Bein kann auch angehoben werden, um den Gleichgewichtssinn noch mehr zu trainieren.

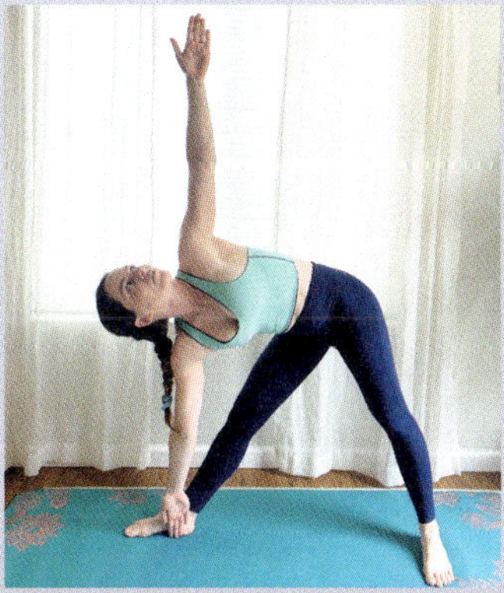

5 Dreieck

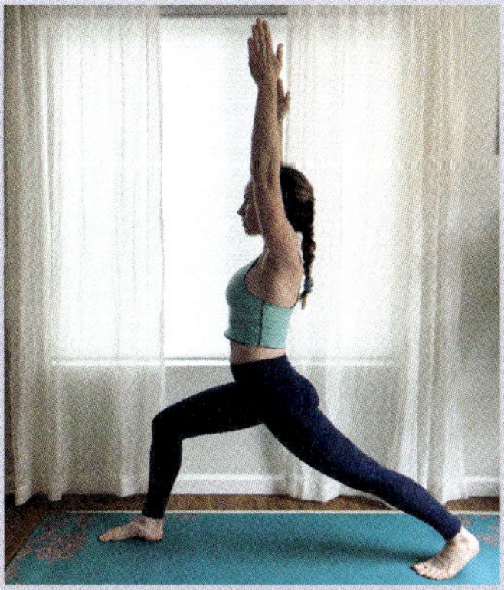

6 Tiefer Ausfallschritt

KAPITEL 6

DIE NEUROPHYSIOLOGIE DES ATEMS

Die Atmung ist für alle Tiere auf der Erde ein lebenserhaltender Vorgang und ein wichtiger Aspekt kontemplativer Praktiken wie Yoga oder Meditation. Die Wissenschaft entdeckt immer mehr, wie die Atmung die Herzfrequenz, die Verdauung, das Immunsystem und sogar das Gehirn beeinflusst.

DIE PHYSIOLOGIE DES EIN- UND AUSATMENS

Die Einatmung kann die Muskeln mit Sauerstoff versorgen, den Herzschlag verlangsamen, den Blutdruck stabilisieren und Stress abbauen. Das Einatmen von Luft, die in der Regel zu etwa 80 Prozent aus Stickstoff und zu 20 Prozent aus Sauerstoff besteht, setzt eine Kaskade von Reaktionen in Gang, die sich auf jedes Organsystem auswirkt.

Während des Einatmens strömt die Luft durch Mund oder Nase in die Kehle und dann in die Luftröhre (Abbildung Seite 83). Diese gabelt sich in zwei relativ große Äste, den rechten und den linken Bronchus, die zum rechten beziehungsweise linken Lungenflügel führen. Der rechte Lungenflügel hat drei Teile, Lappen genannt, und ist etwas größer als der linke, der nur zwei Lappen hat. Die Bronchien verzweigen sich innerhalb der Lunge in kleinere Bronchiolen, wie ein Baumstamm, der sich immer weiter verästelt. Die Bronchiolen enden in winzigen Luftbläschen, den Alveolen, die den Sauerstoff aus der eingeatmeten Luft in den Blutkreislauf abgeben (Abbildung unten). Das sauerstoffreiche Blut wird dann durch den Körper gepumpt, um die Zellen zu versorgen.

Die Zellen verbrauchen Sauerstoff und produzieren dabei als Abfallprodukt Kohlendioxid. Das Kohlendioxid wird mit dem Blutstrom in die Lunge transportiert, damit es durch Ausatmung entfernt werden kann.

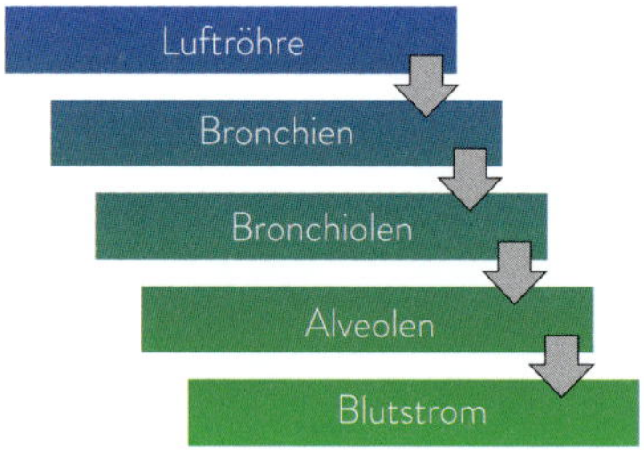

Weg des Sauerstoffs durch den Atemapparat

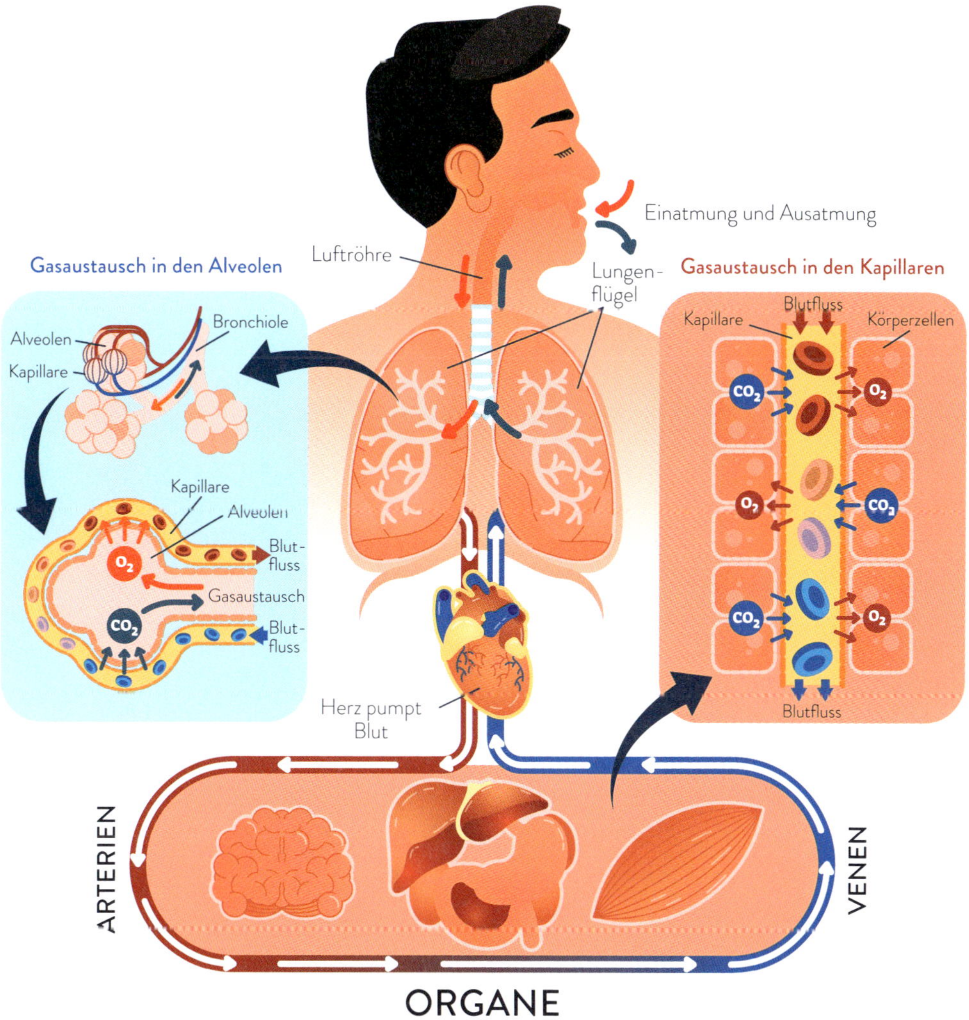

Die Anatomie des Atems

DIE BEDEUTUNG DER NASE

Zwar ist der Satz »Atme durch die Nase ein und durch den Mund aus« häufig in Yoga- und Meditationskursen zu hören, aber sein wissenschaftlicher Hintergrund wird selten erwähnt. Der Mensch ist darauf ausgelegt, durch die Nase zu atmen. Säuglinge atmen durch die Nase ein, damit sie beim Stillen atmen können, und Sportler atmen durch die Nase ein, um ihre Herzfrequenz zu verlangsamen und ihre Leistung zu steigern. Die Nase reguliert die Temperatur der Atemluft, indem sie sie während des Einatmens erwärmt. Auf kältere Temperaturen reagiert die Lunge empfindlich, sie zieht sich dann zusammen und atmet flacher. Geht man zum Beispiel an einem kühlen Tag joggen, fällt es möglicherweise schwer, tief einzuatmen. Um dieser Reaktion entgegenzuwirken, wird die Luft in der Nase erwärmt, bevor sie in die Lunge gelangt. So kann sich die Lunge richtig ausdehnen und mehr Sauerstoff aufnehmen.

Die Nase reguliert auch die Feuchtigkeit der Luft, die in die Lunge gelangt. Bei Nasenatmung wird der Luft Feuchtigkeit hinzugefügt, um Halsschmerzen und Trockenheit im Mund zu verhindern. Wer durch den Mund atmet, kann in den Wintermonaten Halsschmerzen bekommen, weil die Luft nicht durch die Nase befeuchtet wird. Die Nase ist außerdem mit winzigen Härchen, den Flimmerhärchen, die Schmutz und Giftstoffe abfangen und von der Lunge fernhalten, ausgestattet.

Zu guter Letzt sendet die Nase über den Riechnerv Geruchsinformationen. Der Geruchssinn sorgt dafür, dass man Giftstoffe erkennt, beispielsweise den Rauch aus einem brennenden Gebäude. Während der Yoga- oder Meditationsstunde kann der Lehrer Räucherstäbchen anzünden oder ätherische Öle vernebeln, um das Thema Geruch miteinzubeziehen.

Was die Nase weiß

In der Nase befinden sich Schwellkörper von der gleichen Gewebeart wie in den Genitalien. Die Schwellkörper der Nase haben eine wichtige regulierende Funktion. Durch Ausdehnung oder Schrumpfung verändern sie den Durchmesser des Nasenlochs und beeinflussen so die Geschwindigkeit und Menge der einströmenden Luft.[1] Dies wiederum reguliert die Erwärmung und Befeuchtung der Luft.

Das An- und Abschwellen des Gewebes in der Nase verläuft zyklisch im Laufe des Tages.[2] So wird mehr Luftdurchsatz in jeweils einem Nasenloch ermöglicht, erst links, dann rechts, dann wieder links. In der alten Yogaschrift *Shiva Swarodaya* wird das

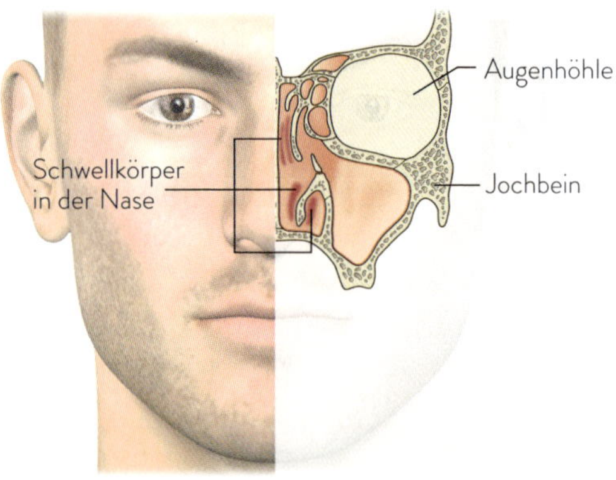

Schwellkörper in der Nase

Phänomen der wechselnden Nasenzyklen energetisch gedeutet,[3, 4] indem der Atem als kosmische Lebenskraft gesehen wird. Beim Swara Yoga konzentriert man sich auf verschiedene Arten der Atmung. Dabei gibt es drei Hauptatemarten: 1) durch das linke Nasenloch, 2) durch das rechte Nasenloch und 3) durch beide Nasenlöcher. Die verschiedenen Atemarten sind mit dem Mondzyklus synchronisiert, sodass die Nasenlöcher auf natürliche Weise ihren eigenen Rhythmus finden.[5]

Es gibt keine eigenen Studien zum Swara Yoga, aber man weiß, dass die Nasenlöcher über den ganzen Tag hinweg pulsieren. Der Nasenzyklus ist durch MRI-Untersuchungen dokumentiert.[6] Ein Nasenloch schwillt 25 Minuten bis einige Stunden lang an und entspannt sich dann, während das andere Nasenloch anzuschwellen beginnt. Die Folge ist eine wechselnde partielle Stauung und Entstauung, die sich unbemerkt über den Tag hinweg vollzieht.

Die Nasenzyklen werden wahrscheinlich vom autonomen Nervensystem gesteuert. Während der Sympathikus für die Verengung der Blutgefäße in einem Nasenloch sorgt, erweitert der Parasympathikus die Blutgefäße im anderen Nasenloch. Eine langsamere Atmung kann einen stärkeren Zyklus herbeiführen, mit stärkeren Schwellungen und Schrumpfungen in beiden Nasenlöchern.[7]

Der Nasenzyklus steht auch mit Gesundheit und Krankheit in Verbindung. Beispielsweise kann es bei Krankheit oder Stress zu einer Entzündung der Nase kommen. Dies kann dazu führen, dass sich der Nasenzyklus beschleunigt und schneller zwischen links und rechts wechselt, um beispielsweise Fieber und Hirnchemie besser in den Griff zu bekommen.[8] In einer Fallstudie mit einer schizophrenen Frau zeigte sich in ihrer Atmung eine Unausgewogenheit zwischen linkem und rechtem Nasenloch.[9] Als man sie Übungen zur Behebung dieses Ungleichgewichts machen ließ, ließen ihre Halluzinationen nach. Somit könnte ein Zusammenhang zwischen dem Nasenzyklus und bestimmten Erkrankungen bestehen. Allerdings können bei nur einer Probandin nur begrenzt Schlussfolgerungen gezogen werden, dafür wären weitere Untersuchungen nötig.

Die wichtigsten Punkte

- Nasenatmung ist beim Yoga und in der Meditation wichtig, um die Herzfrequenz zu senken und die Sauerstoffversorgung zu verbessern.
- Die Nase reguliert Temperatur und Feuchtigkeit der eingeatmeten Luft.
- Die Nase besitzt zudem Schwellkörper, die im Laufe des Tages an- und abschwellen, um den Atemfluss auf natürliche Weise zu regulieren.

ATEM UND GEHIRN

Ein durchschnittlicher Mensch macht täglich rund 25 000 Atemzüge.[10] Die Atmung erfolgt unbewusst oder bewusst, je nachdem, wie viel Aufmerksamkeit man dem Atem widmet. Meistens ist das Atmen nicht mit Willensanstrengung verbunden. Der Körper atmet auf natürliche Weise Luft ein und aus. Doch wie reguliert der Körper diese Aktivität?

Die Antwort ist in einer raffinierten Maschinerie in den Blutgefäßen und einem winzigen Atmungszentrum im Hirnstamm zu finden. Mithilfe spezieller Sensoren in den Halsschlagadern und im Aortenbogen des Herzens, den sogenannten **Chemorezeptoren,** erfasst der Körper den Sauerstoff-, Kohlendioxid- und pH-Wert des Bluts[11] (Abbildung rechts). Steigt der Kohlendioxidspiegel im Blut zu stark an, melden die Chemorezeptoren der im Hirnstamm gelegenen Medulla, dass mehr Sauerstoff benötigt wird. Die Medulla gibt der Atemmuskulatur, die den Brustkorb und das Zwerchfell umschließt, den Befehl, sich zu kontrahieren und wieder zu entspannen, um frische Luft in die Lunge zu befördern. Diese Muskeln ermöglichen sowohl das Einatmen als auch das Ausatmen. Die Medulla kontrolliert auch den Atemrhythmus, sodass in einem regelmäßigen Tempo geatmet wird.[12] Erhält der Körper nicht genügend Sauerstoff, senden die Chemorezeptoren Signale an die Medulla, damit sie die Lunge anweist, schneller zu atmen.

Bei niedrigem Sauerstoffgehalt im Körper kann die Medulla auch Signale ans Herz senden und ihm befehlen, schneller zu pumpen, damit das sauerstoffreiche Blut besser zirkuliert. Die Kommunikation zwischen Medulla, Lunge und Herz erfolgt hauptsächlich über den Vagusnerv, den Hauptnerv des Parasympathikus.

Wissenschaftler glauben, dass man über die Atmung den Vagusnerv stimulieren kann.[13] Das Prinzip des autonomen Nervensystems basiert darauf, dass sich Sympathikus und Parasympathikus die Waage halten. Während der Sympathikus den Pulsschlag, den Blutdruck und die Atemfrequenz steigert, senkt das parasympathische Nervensystem diese Fak-

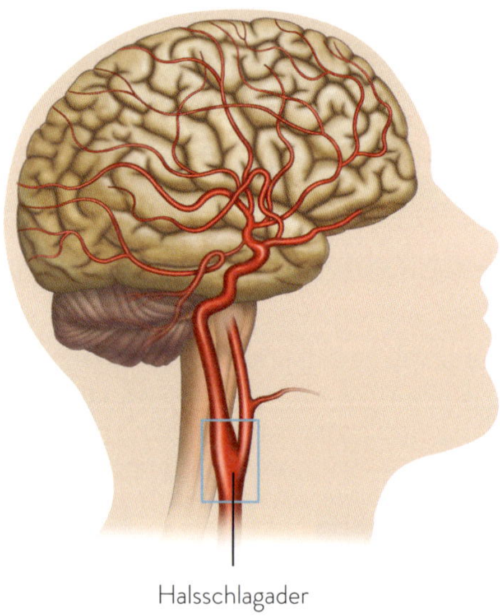

Die Halsschlagadern enthalten Chemorezeptoren, die den Sauerstoffgehalt des Blutes messen. Auf jeder Seite des Halses befindet sich eine Halsschlagader, die Blut zum Kopf transportiert. An der Halsseite können Sie mit zwei Fingern das Pulsieren des Blutes fühlen, das durch die Halsschlagadern fließt.

toren, regt dafür aber die Verdauung an. Insbesondere der Vagusnerv wird bei der Einatmung gehemmt und bei der Ausatmung und der Verlangsamung der Atemfrequenz angeregt.[14, 15] So reichert langsames, bewusstes, tiefes Atmen den Körper mit Sauerstoff an und signalisiert dem Gehirn, dass Entspannung angesagt ist.

Die wichtigsten Punkte

- Chemorezeptoren in den Halsschlagadern melden den Sauerstoffgehalt des Blutes an die Medulla im Hirnstamm. Wenn der Körper nicht genügend Sauerstoff erhält, befiehlt die Medulla der Lunge, häufiger zu atmen.
- Die Kommunikation zwischen Medulla, Lunge und Herz erfolgt hauptsächlich über den Vagusnerv, den Hauptnerv des Parasympathikus.
- Langsames, bewusstes, tiefes Atmen reichert den Körper mit Sauerstoff an und fördert die Entspannung.

Atem und Stimmung

Die Atmung ist ein wirksames Mittel zur Stimmungsänderung. Lange, tiefe Atemzüge rufen beispielsweise ein Gefühl der Ruhe und Entspannung hervor, während kräftigeres Atmen den Körper mit Energie versorgen kann. Seit Jahrhunderten nutzen Menschen langsames, bewusstes Atmen, um geistige Gelassenheit zu fördern und Erregungszustände in Notlagen, beispielsweise bei einer Panikattacke, zu lindern. Doch bis vor Kurzem wusste die Wissenschaft nicht, *wie* sich der Atem auf das Bewusstsein auswirkt.

An der Stanford University ist man bei der Untersuchung von Neuronen im Hirnstamm von Mäusen zufällig auf den Zusammenhang zwischen Atem und Bewusstsein gestoßen.[16] Die Wissenschaftler interessierten sich für eine Neuronengruppe in der Medulla, die den Atemrhythmus steuert, den sogenannten Prä-Bötzinger-Komplex, und wollten mehr über die Aufgaben der Neuronen in dieser Region erfahren. Dazu zerstörten sie eine Subpopulation von Neuronen und beobachteten, ob es bei den Mäusen zu Verhaltensänderungen kam.

Es stellte sich heraus, dass Mäuse ohne diese Subpopulation von Neuronen des Prä-Bötzinger-Komplexes immer noch in normalem Rhythmus atmen konnten, aber ungewöhnlich ruhig und entspannt waren. Die Wissenschaftler waren ratlos. Warum bloß machte die Zerstörung von Atmungsneuronen im Hirnstamm die Mäuse ruhiger?

Man war auf die Verbindung zwischen Atmung, Stress und Emotionen gestoßen. Ebendiese Subpopulation von Neuronen des Prä-Bötzinger-Komplexes sendet Signale an den *Locus caeruleus*, der den Neurotransmitter Noradrenalin produziert. Die Freisetzung von Noradrenalin löst die Stressreaktion, Erregung, Angst und Unruhe aus. Somit regulieren diese Atmungsneuronen den Ausgleich zwischen Ruhe und Erregung. Atemarbeit funktioniert wahrscheinlich dadurch, dass sie die Aktivität des Prä-Bötzinger-Komplexes verändert und infolgedessen die Aktivität des *Locus caeruleus* reguliert, was die Stimmung verändert.

Stress, Schmerz und Ängste wegatmen

Bei Stress erhöht sich die Atemfrequenz. Unter unmittelbarem Stress, etwa beim Wegrennen vor einem Löwen, ist schnelles Atmen kein Problem. Allerdings neigen Menschen mit chronischem Stress oder Angstzuständen dazu, dauerhaft schneller und flacher zu atmen, sodass der Sympathikus ständig aktiviert wird. Der Sympathikus schüttet dann wiederum mehr Stresshormone wie Cortisol aus, die Zellen schädigen können.

Wir können die Atmung auch bewusst zu unserem Vorteil einsetzen. Durch langsames, kontrolliertes Atmen können wir den Körper dazu bringen, statt des Sympathikus den Parasympathikus zu aktivieren.

An der TU München hat man außerdem festgestellt, dass achtsames Atmen Stress und negative Emotionen lindern kann.[17] In der Studie wurden 26 Teilnehmer zwei Wochen lang im achtsamen Atmen geschult. Anschließend begaben Sie sich in ein MRT-Gerät, wo sie achtsames Atmen praktizierten, während ihnen Stress auslösende Bilder gezeigt wurden. Die Wissenschaftler untersuchten, welche Hirnregionen aktiviert wurden, und fanden heraus, dass der präfrontale Kortex aktiviert und die Aktivität in der Amygdala verringert wurde, wenn die Aufmerksamkeit auf den Atem gerichtet war. Dieses Muster in der Gehirnaktivität wirkte beruhigend.

Die Konzentration auf den Atem lenkt von Sorgen ab. Durch Achtsamkeitstraining lernt das Gehirn, sich auf den gegenwärtigen Moment zu konzentrieren, statt die Gedanken in Ängste und Grübeleien abwandern zu lassen. Yogis und Meditierende können diese Erkenntnis nutzen, um ihren Geist durch Atemübungen und Meditation zu beruhigen.

Stress wegatmen

Wenn Sie gestresst sind, können Sie Ihr autonomes Nervensystem austricksen, indem Sie einfach länger durch die Nase einatmen. Dann geht nämlich ein Signal direkt ans Gehirn, dass sich der Körper im Erholungsmodus befindet – Zeit zum Entspannen.

Die Atmung ist auch mit dem Erleben von Schmerzen und Ängsten verbunden. Starker seelischer Schmerz kann Hyperventilation auslösen, einen Zustand, in dem die Atmung schnell und flach wird. Am Salk Institute for Biological Studies hat man erforscht, welche Neuronengruppe im Mäusehirn die Atmung mit seelischem Schmerz, Ängsten und anderen negativen Emotionen koordiniert.[18] Dazu nahmen sie eine Neuronengruppe namens PRG *(pontine respiratory group)* unter die Lupe, die sich im Hirnstamm befindet. Die PRG-Neuronen sind nicht an der Erzeugung von Atemrhythmen beteiligt (das wird von Neuronen in der Medulla bewerkstelligt), sondern steuern die Atemfrequenz und das Atemmuster.

Innerhalb der PRG befindet sich eine kleinere Gruppe von Neuronen, die als Parabrachialkern bezeichnet wird. Forschungen haben ergeben, dass die Aktivierung des Parabrachialkerns die Atmung sowohl beschleunigen als auch verlangsamen kann. Die Autoren wollten herausfinden, ob eine Subpopulation von Neuronen im Parabrachialkern, die sogenannten Oprm1-exprimierenden Neuronen, die Atmung mit Schmerzen und Emotionen koordiniert, wie es bei schmerzinduzierter Hyperventilation beobachtbar ist. Mithilfe verschiedener Forschungstechniken kartierten, überwachten und manipulierten die Wissenschaftler diesen neuronalen Schaltkreis bei Mäusen und achteten auf Auswirkungen auf die Atemfrequenz.

Sie fanden heraus, dass der Schaltkreis, der die Atemfrequenz reguliert, aus zwei Populationen von Oprm1-exprimierenden Neuronen besteht, die sich beide im Parabrachialkern befinden. Die erste Gruppe, die sogenannten Schalenneuronen, ist mit dem Atmungszentrum des Gehirns (dem Prä-Bötzinger-Komplex) verbunden, während die zweite Neuronengruppe, die sogenannten Kernneuronen, mit den Schmerz- und Emotionszentren der Amygdala verbunden sind. Wurden beide Neuronengruppen stimuliert, zeigten die Mäuse ein von seelischem Schmerz und negativen Emotionen geprägtes Verhalten.

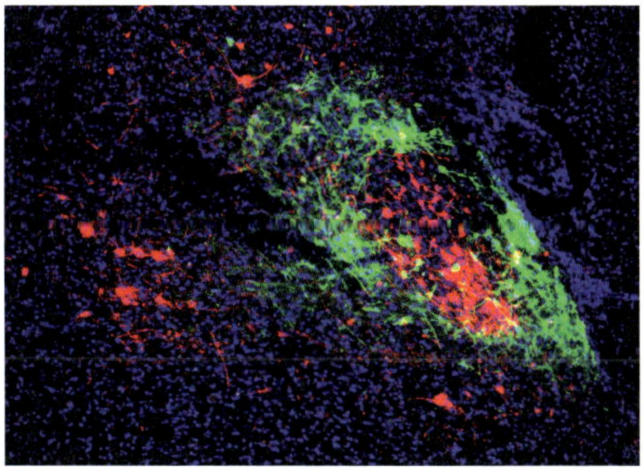

Mit dem Atemzentrum verbundene Schalenneuronen (grün) und mit dem Schmerz-/Emotionszentrum verbundene Kernneuronen (rot)

In einem Interview erklärte der Leiter der Studie, Sung Han, dass die beiden Schaltkreise untrennbar miteinander verbunden seien: »Wenn das auch beim Menschen der Fall ist, könnte damit die mysteriöse Verbindung zwischen Atem und Emotion erklärt werden, die der Forschung seit Jahrhunderten Rätsel aufgibt.«[19]

In der Studie wird angemerkt, dass sich Atmung und negative Emotionen nicht immer gegenseitig beeinflussen. Beim Sport zum Beispiel erhöht sich die Atemfrequenz, aber der Gemütszustand wird eher besser. In diesem und anderen Fällen sind diese Oprm1-exprimierenden Neuronen möglicherweise nicht oder auf andere Weise im Spiel. Dies ist eine der ersten Forschungsarbeiten, die zeigt, wie die Atmung auf molekularer und physiologischer Ebene mit Schmerz und Ängsten zusammenhängt.

Die wichtigsten Punkte

- Über Neuronengruppen in der Medulla ist die Atmung mit Stress, Schmerz und Emotionen verbunden.
- Langsames, bewusstes Atmen kann den Parasympathikus anregen und dadurch die Entspannung fördern.
- Achtsames Atmen kann Stress und negative Emotionen lindern, indem es den präfrontalen Kortex aktiviert und die Aktivität in der Amygdala herabsetzt.

BEWUSSTES ATMEN

Der Mensch kann seine Atmung willentlich steuern. Das bewusste Atmen wird im Yoga als **Pranayama** bezeichnet und ist eines der acht Glieder des traditionellen Yoga.[20] Pranayama wird bereits in den ältesten Yogaschriften erwähnt, zum Beispiel in der *Bhagavadgita* und dem *Yogasutra* von Patanjali.

Das Wort »Pranayama« setzt sich aus zwei Sanskritwörtern zusammen: *prana* und *yama*. Mit *prana* ist die Energie gemeint, die uns alle am Leben hält, während *yama* Beherrschung oder Zurückhaltung bedeutet. Als Pranayama gelten demnach alle Techniken zur Atembeherrschung. Bei kontemplativen Praktiken wie Yoga und Meditation dient Pranayama zur Förderung der geistigen und körperlichen Gesundheit.

Übungen mit bewusster Steuerung des Atems haben sowohl unmittelbare als auch langfristige Auswirkungen. Eine Studie hat zum Beispiel ergeben, dass tiefes Atmen den Sauerstoffgehalt im Blut von Menschen mit Lungenverletzungen verbessert.[21] Beim Sport wird Kohlendioxid produziert, was das Blut sauer werden lässt. Die Atmung wirkt dieser Übersäuerung entgegen, indem sie über die Lunge Kohlendioxid abführt und mehr Sauerstoff ins Blut bringt.

Wissenswert

Ein Beispiel für extreme Atemarbeit ist das Freitauchen. Freitaucher können über fünf Minuten lang die Luft anhalten, während sie voll konzentriert und seelenruhig über hundert Meter unter Wasser tauchen. Der österreichische Freitaucher Herbert Nitsch hält mit einem Tauchgang vor der Küste von Santorin bis in 253 Meter Tiefe derzeit den Guinness-Weltrekord.

Freitaucher nutzen den sogenannten »Tauchreflex«, bei dem die Atmung nachlässt und sich die Blutgefäße im ganzen Körper verengen.[22] Der Körper lässt zudem Sympathikus und Parasympathikus zusammenwirken und erhöht gleichzeitig die Freisetzung von Katecholaminen, sodass die Herzfrequenz sinkt und das Blut zu den lebenswichtigen Organen umgeleitet wird.[23]

Indem Freitauchprofis diesen Tauchreflex trainieren, ändern sie ihre Physiologie. Dies geschieht unter anderem durch wiederholten Sauerstoffentzug, das sogenannte Apnoetraining. Dieses Training erhöht auch die Fähigkeit, Luft in der Lunge zu halten (die sogenannte Lungenkapazität). Einige Freitaucher haben eine Lungenkapazität von zehn Litern oder mehr, fast doppelt so viel wie ein durchschnittlicher Erwachsener.

Arten des bewussten Atmens

Auf der Welt werden viele verschiedene Arten der Atembeherrschung praktiziert. Im Folgenden finden Sie einige gängige, die in der Yoga- und Meditationsforschung verwendet werden.

- **Achtsames Atmen** ist eine Atemtechnik, bei der die Aufmerksamkeit auf den Atem gerichtet wird. Beim achtsamen Atmen atmet man so, wie es sich natürlich anfühlt. Man nimmt den Atem einfach nur zur Kenntnis und achtet auf seine Eigenschaften. Achtsames Atmen kann mit offenen oder geschlossenen Augen geschehen, je nach Übungsart und eigener Vorliebe.
- **Tiefenatmung** ist eine Technik, die zur Entspannung des gesamten Körpers beiträgt und auch Stress und Ängste abbauen kann. Sie kann in jeder bequemen Position durchgeführt werden: im Liegen, Sitzen oder sogar im Stehen. Eine Form der Tiefenatmung besteht darin, einen langen, tiefen Atemzug zu machen und den Atem dann einige Sekunden lang anzuhalten, bevor man die Luft wieder entweichen lässt. Eine andere Form der Tiefenatmung besteht darin, dass man über einen längeren Zeitraum hinweg entweder die Einatmung, die Ausatmung oder beides ausdehnt. Tiefes Atmen aktiviert den Parasympathikus und die Beruhigungszentren im Gehirn, indem es die Atemfrequenz verringert und die Länge der Atemzüge erhöht.
- **Zwerchfellatmung**, auch Bauchatmung genannt, ist eine Technik, bei der durch Zwerchfelltätigkeit Luft in die Lunge gesaugt wird. Dies lässt sich auf mehrere Weisen üben, aber einer der einfachsten Ansätze besteht darin, mit angewinkelten Beinen auf dem Rücken zu liegen und die Füße flach auf den Boden zu stellen. Dann legt man eine Hand auf den Bauch direkt unterhalb des Brustkorbs, um die Bewegung des Zwerchfells zu spüren. Man atmet sanft ein und spürt, wie sich der Bauch ausdehnt und gegen die Hand drückt. Beim Ausatmen versucht man, den Bauch nach unten in Richtung Boden zu drücken, wobei die quere Bauchmuskulatur angespannt wird. Sobald die Übung auf dem Boden leichtfällt, kann sie auf einem Stuhl oder sogar im Stehen oder Gehen ausgeführt werden.
- **Wechselatmung** ist eine Technik, bei der durch jeweils ein Nasenloch geatmet wird, indem man mit den Fingern abwechselnd die Seiten öffnet und schließt. Die Wechselatmung ähnelt der weiter oben im Kapitel erwähnten Swara-Yoga-Atmung, aber die beiden Pranayama-Übungen haben unterschiedliche Ursprünge. Diese Übung sollte bei Völlegefühl oder Übelkeit lieber vermieden werden, da dies zu Atembeschwerden führt. Man beginnt in einer bequemen Sitzhaltung. Nachdem man einmal befreiend durchgeatmet hat, drückt man den rechten Daumen gegen das rechte Nasenloch, um es zu verschließen. Nun strömt beim Einatmen die Luft nur durch das linke Nasenloch. Dann wird das linke Nasenloch verschlossen, sodass die Ausatmung durch das rechte

Nasenloch erfolgt. Im weiteren Verlauf der Atemübung wechselt man beim Ein- und Ausatmen zwischen dem linken und dem rechten Nasenloch.

Was sagt die Wissenschaft zu Atemübungen?

Die Erforschung der Atmung erregt aufgrund der direkten Wirkung des Atems auf das Bewusstsein in der Neurowissenschaft große Aufmerksamkeit. Einige Wissenschaftler behaupten sogar, dass die rhythmische Aktivität des Atems die Gehirnaktivität regulieren könnte.[24] Nachfolgend finden Sie eine Zusammenstellung der neuesten Forschungsergebnisse zu den verschiedenen Arten von Atemarbeit.

Achtsames Atmen

Achtsames Atmen geht mit Verbesserungen bei Wahrnehmung, Selbstbeherrschung und Stimmung, bei Arbeitsgedächtnis und Aufmerksamkeit einher.[25, 26] Achtsames Atmen könnte auch die Vernetzungen im Gehirn verändern. Forscher der Universität Osnabrück und der Liverpool John Moores University haben eine Gruppe Achtsamkeitsmeditation und eine andere Muskelentspannung üben lassen und dann mittels Elektroenzephalogramms (EEG) die Gehirnwellen bei der Ausführung von Aufmerksamkeitsaufgaben verglichen.[27] Sie fanden heraus, dass achtsames Atmen zu einer Verfeinerung der Netzwerke führte, die im Gehirn für Aufmerksamkeit sorgen. Möglicherweise steigert achtsames Atmen die Effizienz der Hirnnutzung bei Aufgaben, die Konzentration erfordern.

An der Suffolk University in Massachusetts wurden in einer Übersichtsarbeit 22 Studien ausgewertet, die sich mit den neurologischen Grundlagen von Achtsamkeitsübungen befassen.[28] In allen Studien wurde ein Zusammenhang zwischen Achtsamkeit und der Aktivität im Frontallappen festgestellt, besonders im vorderen *Gyrus cinguli* und in der Inselrinde. Den Untersuchungen der Autoren zufolge stimmen die Ergebnisse darin überein, dass sich achtsames Atmen auf die Denk- und Lernregionen des Gehirns auswirkt.[29]

Tiefenatmung

Tiefenatmung ist eine hochwirksame Form der Atembeherrschung. Bereits eine einzige Sitzung mit tiefem, langsamem Atmen reicht nachweislich, um Stress und Ängste zu reduzieren und die parasympathische Aktivität zu steigern.[30]

Die Ausführung der Tiefenatmung wirkt sich auf Gehirnaktivität, Stimmung und Verhalten aus. In einer Übersichtsarbeit haben Forscher der Universität Pisa in 15 Studien Belege dafür gefunden, dass bei Probanden, die während einer Aufgabe Tiefenatmung praktizierten, präfrontaler, motorischer und parietaler Kortex erhöhte Aktivität aufwiesen.[31] Darüber hinaus kommt es nach Angaben vieler Studienteilnehmer zu mehr Entspannung, Wachheit und Wohlbefinden, während Angst und Wut, Erregung und Verwirrung abnehmen.

Die Forschung hat außerdem herausgefunden, dass langsames, tiefes Atmen erhebliche und unmittelbare Auswirkungen auf den Körper hat. In einer großen Studie mit 80 Teilnehmern haben Wissenschaftler des Nepal Medical College in Kathmandu die Teilnehmer angewiesen, über fünf Minuten hinweg jeweils vier Sekunden lang einzuatmen und dann sechs Sekunden lang auszuatmen.[32] Nach dieser Atemübung war eine Tendenz zu niedrigerem Blutdruck und schnelleren Reaktionen feststellbar, was auf erhöhte Aufmerksamkeit und schnellere Informationsverarbeitung hinweist.

Weitere Studien haben ergeben, dass auch andere den Atem verlangsamende Übungen unmittelbare Auswirkungen haben können. Langsames Bhastrika-Pranayama (sechs Atemzüge/Minute) und Bhramari-Pranayama (drei Atemzüge/Minute) senken beispielsweise den Blutdruck, während die Herzfrequenz nach fünf Minuten leicht abnimmt.[33, 34] Beim Sukha-Pranayama (sechs Atemzüge/Minute) zeigte sich bei Bluthochdruckpatienten nach fünf Minuten eine deutliche Senkung der Herzfrequenz, des systolischen Blutdrucks und des arteriellen Drucks.[35]

Anleitung zur Tiefenatmung

Atme ein und zähle dabei bis vier.

Atme nun langsam aus und zähle bis vier.

Einatmen und bis vier zählen.

Ausatmen und bis sechs zählen.

Einatmen und bis vier zählen.

Ausatmen und bis acht zählen.

Dreimal wiederholen.

Nimm dir einen Augenblick zum Nachspüren.

Achte auf Veränderungen im Körper und im Geisteszustand.

Zwerchfellatmung

Eine internationale Forschergruppe hat die Auswirkung der Zwerchfellatmung auf Aufmerksamkeit, Denkvermögen, Stimmung und Stress untersucht.[36] In der Studie wurden 40 Teilnehmer entweder der Zwerchfellatmungsgruppe (20 Personen) oder der Kontrollgruppe (20 Personen) zugeteilt. Die Zwerchfellatmungsgruppe erhielt über einen Zeitraum von acht Wochen 20 Einheiten Atemtraining mit einem Echtzeit-Messgerät. Beim Üben der Zwerchfellatmung erreichten die Teilnehmer durchschnittlich vier Atemzüge pro Minute.

Die Wissenschaftler stellten fest, dass die Teilnehmer nach ihren Atemübungen eine bessere Stimmung und schärfere Aufmerksamkeit aufwiesen als vorher. Die Gruppe wies nach der Intervention auch deutlich niedrigere Cortisolwerte auf, was auf Stressabbau schließen lässt. Bei der Kontrollgruppe traten diese Veränderungen nicht auf. Die Ergebnisse legen nahe, dass Zwerchfellatmung den Körper- und Geisteszustand verbessern kann, was durchaus bedeutsam für die Gesundheitsförderung und Gesunderhaltung ist.

Wechselatmung

Auch wenn es wissenschaftlich nicht ganz erwiesen ist, glauben viele Praxiserfahrene, dass das Atmen durch das rechte Nasenloch den Sympathikus aktiviert, während das Atmen durch das linke Nasenloch den Parasympathikus anregt. Gewissermaßen fungiert das Atmen durchs rechte Nasenloch als Gaspedal, indem es Blutdruck, Herzfrequenz, Körpertemperatur und Cortisolspiegel erhöht,[37, 38] während das Atmen durchs linke Nasenloch wie ein Bremspedal wirkt und diese physiologischen Faktoren verringert.

Die Wechselatmung kann möglicherweise auch ein Mittel zur Reduzierung von Stress und Ängsten sein. Wissenschaftler des Kasturba Medical College in Indien haben untersucht, ob die wechselnde Nasenatmung unmittelbar vor einem öffentlichen Auftritt das Lampenfieber reduziert.[39]

Dazu ließen sie 15 Medizinstudenten 15 Minuten lang die Wechselatmung ausführen, während 15 andere Studenten still in einem Raum saßen. Anschließend mussten beide Gruppen innerhalb von zwei Minuten eine vierminütige Rede vorbereiten. Es stellte sich heraus, dass in der Atemgruppe tendenziell geringere Angstzustände herrschten.

Einige Forscher behaupten, dass die Wechselatmung nicht nur zweierlei Nervensysteme anregt, sondern auch die Gehirnhälften unterschiedlich beeinflusst. An der der S-VYASA Yoga University in Indien hat man geprüft, wie sich das Atmen durch das rechte oder linke Nasenloch auf die beiden Gehirnhälften auswirkt.[40] Die Wissenschaftler bestimmten mithilfe von Nahinfrarotspektroskopie, einem bildgebenden Verfahren, das durch Messung der Lichtabsorption den Blutsauerstoffgehalt im Gehirn anzeigt, bei 32 männlichen Teilnehmern indirekt die Hirnaktivität. Sie stellten fest, dass beim Atmen durch das rechte Nasenloch der Sauerstoffgehalt des Bluts und das Blutvolumen in der linken Hirnhälfte (besonders im präfrontalen Kortex) anstieg. Umgekehrt führte das Atmen durch das linke Nasenloch tendenziell zu einer geringeren Sauerstoffversorgung in der rechten Hirnhälfte. Zwar ziehen die Autoren aus ihren Ergebnissen den Schluss, durch einseitige Atmung könne man einzelne Hirnhälften gezielt mit Sauerstoff versorgen, aber da das Atmen durch das linke Nasenloch keine signifikanten Wirkungen ergab, ist dies nicht wirklich schlüssig. Ob die Wechselatmung die Aktivität der einzelnen Hirnhälften beeinflusst oder nicht, bleibt daher ungeklärt und muss noch weiter erforscht werden.

RESILIENZ DURCH ATEMARBEIT

Durch Atemübungen kann man die Reaktion des Körpers auf Stresssituationen mildern und sich so mehr Widerstandskraft antrainieren. Langsames, tiefes Atmen aktiviert den Parasympathikus und signalisiert dem Körper, in Stresssituationen weniger Stresshormone auszuschütten.

Der Begriff »Entspannungsreaktion« wurde in den 1970er-Jahren vom Harvard-Forscher Herbert Benson geprägt und hat sich seitdem in der Forschungsliteratur durchgesetzt.[41] In seinen Arbeiten hat Benson gezeigt, dass Meditation den Auswirkungen von Stress entgegenwirken kann. Zusammen mit Forschern des Massachusetts General Hospital und des Beth Israel Deaconess Medical Center stellte Benson außerdem fest, dass die Entspannungsreaktion auch unmittelbare Veränderungen der Genexpression hervorrufen kann, die mit Entzündungen, Immunfunktionen, Stoffwechsel und Langlebigkeit zu tun haben.[42] Das Bewusstsein kann genutzt werden, um den Körper zu verändern. Folglich kann die Atmung ein wirksames Mittel zur Steigerung der Widerstandsfähigkeit auf molekularer Ebene sein.

Aber erst seit relativ kurzer Zeit nehmen Ärzte und Wissenschaftler die Gesundheit des ganzen Menschen in den Blick. Die dualistische Sicht, also die Vorstellung, Körper und Geist seien voneinander getrennte Dinge, wurde vom französischen Philosophen René Descartes verbreitet. Der kartesianische Dualismus war besonders in der Medizin gang und gäbe, wo der Körper oft getrennt von der Seele behandelt wurde. Allerdings legen immer mehr Forschungsergebnisse nahe, dass unser Bewusstsein und unser Körper auf molekularer und zellulärer Ebene miteinander verbunden sind. Descartes war zwar ein brillanter Denker, aber der Dualismus könnte sein größter Irrtum gewesen sein.[43]

Heutzutage erforschen Wissenschaftler auf der ganzen Welt die vielfältigen Verbindungen zwischen Geist und Körper. Ein Schwerpunkt liegt dabei auf der Frage, wie die Verbindung zwischen Körper und Seele synergetisch zur Steigerung der Belastbarkeit beitragen kann. An der Ohio State University hat man untersucht, welche Wirkung eine Onlineschulung in ganzheitlichen Mind-Body-Techniken auf medizinisches Personal hatte.[44] Die große Studie bestand aus 513 Teilnehmern, die entweder Ernährungsberater, Krankenschwestern, Ärzte, Sozialarbeiter, klinische Auszubildende oder Gesundheitsforscher waren. Die Wissenschaftler fanden heraus, dass Stress lindernde Achtsamkeitstechniken bei allen Teilnehmern die Achtsamkeit, Belastbarkeit und Empathie verbesserten.

Resilienz-Meditation

Nimm eine bequeme Position ein. Richte deine Aufmerksamkeit auf deine Gedanken und deinen Geisteszustand. Fühlst du dich gestresst? Entspannt? Müde? Energiegeladen?

Achte darauf, wie sich dein Körper anfühlt. Spüre, ob er irgendwo angespannt ist.

Atme tief ein und aus und lasse die Anspannung los. Wenn sich der Körper entspannt, kann sich auch die Seele entspannen.

Lasse beide Schultern nach unten und nach hinten sinken. Neige nun das rechte Ohr zur rechten Schulter. Lasse los. Neige dann das linke Ohr zur linken Schulter.

Lasse das Kinn von links nach rechts rollen und entspanne dabei den Nacken.

Kehre zur Mitte zurück und überprüfe noch einmal dein Bewusstsein. Es fühlt sich vielleicht etwas ruhiger und gelassener an.

Beginne nun, deinen Körper zu dehnen. Mache dich so lang wie möglich. Stress zieht den Körper zusammen, dem wirkst du nun entgegen.

Atme lang und tief ein und halte den Atem an, während du den Körper anspannst. Halte den Körper fünf Sekunden lang angespannt. Dann lasse Atem und Anspannung los.

Spüre, wie sich Körper und Geist jetzt anfühlen.[45]

Die wichtigsten Punkte

- **Pranayama** ist ein Sammelbegriff für Techniken zur Atembeherrschung.
- Unter den bisher erforschten Formen des bewussten Atmens gehören das achtsame Atmen, die Tiefenatmung, die Zwerchfellatmung und die Wechselatmung zu den bekanntesten. Alle diese Techniken haben nachweislich Vorteile für die geistige und körperliche Gesundheit.
- Der Harvard-Forscher Herbert Benson hat nachgewiesen, dass langsames, tiefes Atmen Entspannungsreaktionen auslösen kann, was sich unmittelbar auf die Genexpression im Zusammenhang mit Entzündungen, Immunabwehr, Stoffwechsel und Langlebigkeit auswirkt.

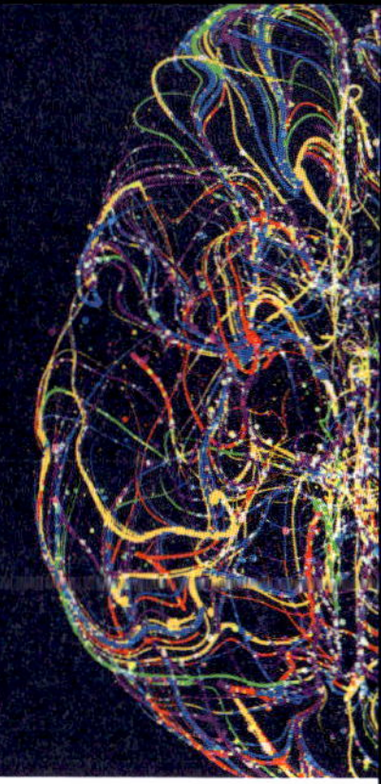

KAPITEL 7

MEDITATION UND DAS GEHIRN

Seit Tausenden von Jahren wird meditiert, um den Geist zu beruhigen und innere Stille zu finden. Die Wurzeln der Meditation liegen im alten Indien, aber auch im Westen ist sie populär. Zahlreiche Forschungsstudien belegen die vielfältigen positiven Wirkungen der Meditation: Linderung von Stresssymptomen, Ängsten, Depressionen und Schmerzen einerseits, Verbesserung des Wohlbefindens und der Denkfähigkeiten andererseits. In diesem Kapitel schauen wir uns den wissenschaftlichen Hintergrund der Meditation an und erörtern die Rolle des Gehirns bei der Kontemplation. Da wir uns nach wie vor in neurowissenschaftlichem Neuland bewegen, überrascht es nicht, dass die Studien über das Gehirn und die Meditation in ganz unterschiedliche, aber immer interessante Richtungen weisen.

VIER KATEGORIEN DER MEDITATION IN DER FORSCHUNG

Um die Wirkungen des Meditierens besser untersuchen und vergleichen zu können, haben Forscher die unterschiedlichen Meditationsschulen in vier Kategorien eingeteilt: 1) fokussierende Meditation, 2) Mantra-Meditation, 3) Metta-Meditation und 4) Aufmerksamkeitsmeditation.[1]

Die **fokussierende Meditation** *(focused attention meditation)* erfordert eine Fokussierung oder Konzentration auf ein bestimmtes Objekt oder Thema, etwa auf den Atem oder auf eine Visualisierung, um das Wandern der Gedanken zu unterbinden. Oft wird der Atem als Fokuspunkt der Konzentration verwendet. Wenn sich das Bewusstsein in Gedanken verliert, kann der Meditierende dieses Ziel nutzen, um seine Aufmerksamkeit wieder zu fokussieren. Die Meditation mit fokussierter Aufmerksamkeit trainiert das bewusste Lenken der Aufmerksamkeit, was für das erfolgreiche Funktionieren im Alltag von hohem Nutzen ist. Beispiele für die Meditation mit fokussierter Aufmerksamkeit sind die Zen-Meditation, das meditative Betrachten einer Kerze und Atemmeditationen, bei denen die Aufmerksamkeit auf dem Atem liegt.[2] Eine weitere Form der Meditation mit konzentrierter Aufmerksamkeit ist die Shamatha-Meditation. *Shamatha* bedeutet »friedvolles Verweilen« oder »Seelenruhe«. Diese Achtsamkeitsmeditation stammt aus der buddhistischen Tradition.[3] Bei der Shamatha-Meditation konzentriert man sich zunächst auf ein Objekt oder den Atem und verweilt dann achtsam im gegenwärtigen Moment. Aufkommende Gedanken werden gelassen akzeptiert, was mit zunehmender Erfahrung immer besser gelingt.

Shamatha-Meditation

Setze dich bequem hin. Mache dir deinen Atem bewusst. Nimm wahr, wie der Atem in den Körper ein- und wieder hinausströmt.

Wenn Gedanken in dein Bewusstsein eindringen, lasse sie los und kehre zum Atem zurück. Bleibe in der Gegenwart, bei der Aufmerksamkeit für das Jetzt.

Kehre zum Atem zurück und konzentriere dich auf das Einatmen und Ausatmen.

Spüre, wie der Atem eingesaugt und dann aus dem Körper ausgestoßen wird. Spüre das zyklische Wesen des Atems.

Wenn du dafür bereit bist, lade den Atem ein, ein paar Sekunden im Körper zu verweilen, bevor du ihn ausatmend loslässt.

Der Atem besteht nun aus Einatmen, Anhalten und Ausatmen.

Beim Einatmen tönst du innerlich den Laut »om«. Beim Anhalten »ah«. Und beim Ausatmen »hung«.

Diese heiligen Silben bringen noch mehr Bewusstheit in deine Meditation und reinigen den Geist.[4]

Bei der **Mantra-Meditation** wird ein Klang, ein Wort oder ein Satz wiederholt rezitiert, entweder laut oder im Kopf, um Konzentration und Willenskraft zu fördern. Diese Art der Meditation ähnelt der Meditation mit fokussierter Aufmerksamkeit, mit dem Unterschied, dass das Ziel der Konzentration ein Wort ist und nicht ein körperlicher Vorgang wie der Atem. Da der Fokus bei der Mantra-Rezitationsmeditation auf etwas Verbalem und nicht auf etwas Körperlichem liegt, werden bei dieser Art der Meditation wahrscheinlich ganz andere Hirnregionen angesprochen als bei anderen Meditationsarten.[5]

Beim Rezitieren eines Mantras kann man auch eine Gebetskette durch die Finger gleiten lassen. Idealerweise ist das Mantra nicht zu lang, sodass es sich leicht wiederholen lässt. Mit etwas Übung dürfte die Vibration des Tönens ein Gefühl von Glück und Frieden herbeiführen, bei dem man die Präsenz dessen spürt, was in der Überlieferung *shakti* genannt wird – die subtile Kraft in uns, die Bewusstheit schafft.[6]

Eines der weltweit am häufigsten praktizierten Mantras ist das Wort »Om,« in dem die Schöpfung des Universums nachhallen soll. Man sagt, es enthalte jede Schwingung, die jemals existiert hat oder in Zukunft existieren wird.[7]

Mantra-Meditation

Nimm eine bequeme Sitzhaltung ein. Schließe die Augen, wenn es dir möglich ist. Und richte die Aufmerksamkeit auf den Atem.

Sobald sich der Körper entspannt hat, beginne dein Mantra zu wiederholen. Wiederhole das Mantra langsam und gleichmäßig und konzentriere dich dabei auf den Klang der Worte. Finde mit Stimme und Atem einen natürlichen Rhythmus.

Sobald du dich mit dem Aussprechen deines Mantras wohlfühlst, sage es dir innerlich auf.

Du kannst einen Teil des Mantras beim Einatmen verwenden, den anderen beim Ausatmen.

Wenn das Mantra kurz ist, nutze es jeweils ganz beim Ein- und Ausatmen.

Wenn Gedanken in dein Bewusstsein eindringen, kehre einfach zu deinem Mantra zurück. Kehre zum Klang zurück. Lasse das Mantra verklingen und kehre zum Atem zurück.

Gehe in Kontakt mit dir selbst. Wie fühlst du dich?

Bei der **Metta-Meditation** (»Meditation der liebenden Güte«) geht es darum, mithilfe verschiedener mentaler Techniken Liebe, Güte und Mitgefühl gegenüber anderen und sich selbst zu kultivieren. Diese Art der Meditation kann Verhaltens- und Gefühlsmuster in eine positive Richtung verändern.[8]

Wenn man diese Meditation erlernt, werden Liebe und Güte in der Regel zunächst für jemanden kultiviert, den man liebt. In der zweiten Stufe richtet man Liebe und Güte auf sich selbst. In der dritten Stufe gelten positive Gefühle dann jemandem, dem man vielleicht nur schwer liebevolle Gedanken schicken kann. In der letzten Stufe wird das Gefühl von Liebe und Güte auf alle Lebewesen ausgedehnt. Natürlich gibt es viele Varianten der Metta-Meditation. Manche Menschen beginnen lieber mit der Kultivierung positiver Gefühle sich selbst gegenüber und weiten diese dann nach außen aus. Das hängt davon ab, welche Gefühle für den Praktizierenden am ehesten zugänglich sind.

Im Folgenden finden Sie ein einfaches Beispiel für eine Metta-Meditation, bei der sich der Meditierende zunächst bemüht, Liebe und Güte für eine geliebte Person zu kultivieren. Danach werden diese Gefühle auf eine neutrale Person übertragen. Es ist nicht notwendig, bei jeder Meditation alle Stufen zu durchlaufen. Man kann durchaus auch mit einfachen Übungen beginnen und die positiven Gefühle nach und nach entwickeln.

Metta-Meditation

Nimm eine bequeme Haltung ein und schließe die Augen. Atme tief ein und aus.

Stelle dir eine Person vor, die dir nahesteht und die dich liebt. Stelle dir vor, dass diese Person dir Liebe schickt. Sie wünscht dir, dass du behütet und glücklich bist.

Spüre die Wärme, die von dieser Person ausgeht. Du wirst mit dieser Wärme und Liebe gesättigt.

Sende nun diese Wärme und Liebe an die Person zurück. Wünsche ihr Schutz und Glück.

Denke nun an einen Bekannten, jemanden, den du nicht sehr gut kennst. Wähle jemanden, für den du keine starken Gefühle hast. Beginne, dieser Person Wärme und Liebe zu senden. Wünsche ihr Schutz und Glück.

Kehre nun zum Atem zurück und achte auf das Einatmen und Ausatmen. Atme tief ein und lasse den Atem wieder los.

Öffne die Augen und komme zurück in die Gegenwart.

Bei der **Aufmerksamkeitsmeditation** *(open monitoring meditation)* wird die Aufmerksamkeit auf den gegenwärtigen Moment gelenkt, ohne sich auf ein bestimmtes Objekt zu konzentrieren.[9] Der Praktizierende beobachtet Gedanken und Empfindungen gelassen, ohne sie zu bewerten. Diese Gedanken und Empfindungen können positiver, neutraler oder sogar negativer Natur sein. Bewusstseinsinhalte werden weder festgehalten noch unterdrückt. Beispiele für diese Meditationsart sind die Achtsamkeitsmeditation und die Vipassana-Meditation.

Achtsamkeitsmeditation ist ein Oberbegriff, der mehrere Meditationsstile umfassen kann. Im Prinzip ist Achtsamkeit die Fähigkeit, im gegenwärtigen Augenblick völlig präsent zu sein. Das bedeutet auch, dass man sich der Gedanken, Emotionen und Empfindungen bewusst ist, die Körper und Geist erleben. Während der Achtsamkeitsmeditation soll das Augenblickliche ohne Bewertung erlebt werden. Statt Werturteilen sollen Neugier, Wärme und Freundlichkeit gegenüber dem Dasein kultiviert werden.

Die Achtsamkeitsmeditation wurde in der westlichen Welt durch Forscher wie John Kabat-Zinn, Herbert Benson und Richard Davidson sowie den vietnamesischen buddhistischen Mönch Thích Nhất Hạnh bekannt.[10] Achtsamkeit wird heute von Millionen von Menschen praktiziert und ist Bestandteil vieler Therapieprogramme. Auf Achtsamkeit basierende Techniken wie die Mindfulness-Based Stress Reduction (MBSR) nach Kabat-Zinn werden als Mittel gegen zahlreiche Beschwerden eingesetzt, etwa gegen Angstzustände, chronische Schmerzen und Schlafstörungen.[11,12,13]

Achtsamkeitsmeditation

Nimm eine bequeme Position ein, entweder im Sitzen oder im Liegen. Drehe die Handflächen, wenn möglich, nach oben.

Lenke deine Aufmerksamkeit auf dein Gesicht. Prüfe, ob Stirn, Augen oder Wangen angespannt sind. Lasse die Anspannung los und spüre, wie sich die Muskeln entspannen.

Richte nun deine Aufmerksamkeit auf deinen Kiefer. Lockere den Kiefer, falls er angespannt ist. Spüre, wie sich die Muskeln entspannen.

Richte deine Aufmerksamkeit auf den Hals, sowohl auf die Vorderseite als auch auf die Rückseite. Atme in die Halsmuskeln, um sie zu entspannen.

Fahre mit dieser Technik fort, indem du durch die einzelnen Körperteile bis zu den Zehen gehst. Achte auf alle auftauchenden Gedanken, Emotionen und Empfindungen.

Die Vipassana-Meditation ist eine der ältesten Formen der buddhistischen Achtsamkeitsmeditation.[14] Sie kombiniert achtsames Atmen und Körperwahrnehmung, sodass alles wahrgenommen wird, was im gegenwärtigen Moment auftaucht, einschließlich Gedanken und Emotionen. Dabei wird auf eine Bewertung und Kontrolle der Erfahrung verzichtet. Das Ziel ist es, ein klares Verständnis der Realität zu erlangen.[15]

Vipassana-Meditation

Nimm eine bequeme Sitzhaltung ein. Schließe die Augen und atme natürlich. Achte auf den natürlichen Rhythmus des Atems. Nimm wahr, wie sich der Atem beim Ein- und Ausströmen anfühlt. Werde dir jedes Ein- und Ausatmens bewusst.

Nimm Gedanken, Gefühle oder Empfindungen wahr. Beobachte sie ohne Bewertung und lasse sie ziehen. Solltest du abgelenkt werden, kehre zum Atem zurück.

Bleibe beim Atem und beobachte weiterhin Gedanken, Gefühle oder Empfindungen. Und lasse sie los.

Eine weitere Form der Aufmerksamkeitsmeditation ist die Zen-Meditation. Diese im Sitzen ausgeführte buddhistische Meditationstechnik ist vermutlich in China während der Tang-Dynastie entstanden. Ziel ist ein offenes, ungerichtetes Gewahrsein des gegenwärtigen Augenblicks, bei dem Körper, Atem und Geist als ein Ganzes wahrgenommen werden. Zen-Meditation hat langfristige gesundheitliche Vorteile: Stressabbau, verbessertes Denkvermögen und Veränderungen in den Hirnregionen, die mit der Aufmerksamkeit befasst sind.[16]

Zen/Zazen-Meditation

Nimm eine bequeme Sitzhaltung ein. Der Rücken bleibt gerade und zentriert.

Lasse den Atem mühelos ein- und ausströmen. Schließe den Mund, wenn möglich, und lasse den Atem durch die Nase ein- und ausströmen.

Du kannst die Augen auf einen Punkt am Boden richten, der knapp einen Meter vor dir liegt.

Der Fokus liegt nun auf dem Atem. Löse jegliche Anspannung im Körper, indem du spürst, wie der Atem das Selbst entspannt. Nimm den Atem in voller Gänze wahr.

Du kannst die Atemzüge zählen, bis zehn. Dann wieder von vorn.

Wenn die Gedanken abschweifen, kehre einfach zum Atem zurück. Indem du zum Atem zurückkehrst, entwickelst du Achtsamkeit. Habe Geduld mit dir selbst. Die Achtsamkeit kommt mit der Übung.

DIE NEUROANATOMIE DER MEDITATION

In den letzten drei Jahrzehnten hat die Hirnforschung untersucht, wie Meditation sowohl die Gehirnstruktur als auch die Gehirnfunktion verändern kann. Obwohl es unterschiedliche Arten und Stile der Meditation gibt, wird der Begriff »Meditation« in Forschungsarbeiten manchmal sehr undifferenziert verwendet. Weil kein Unterschied zwischen Meditationsarten gemacht wird, lässt sich oft schwer sagen, welche Art von Meditation überhaupt gemeint ist! Trotz dieser Unzulänglichkeit hat man in zahlreichen Studien erforscht, wie sich Meditation auf die Struktur und Funktion des Gehirns auswirkt. Viele dieser vorläufigen Studien haben nur eine kleine Teilnehmerzahl und/oder keine Kontrollgruppe und sollten daher als Grundlage für zukünftige Forschungen dienen.

Sind bestimmte Meditationsarten besser als andere?

Das könnte sein! Aber wir wissen es nicht. In der Literatur klafft eine große Lücke, was das Testen und Vergleichen der verschiedenen Meditationsstile angeht. Daher weiß man bisher nur wenig darüber, ob irgendeine Art der Meditation vorteilhafter ist oder zu mehr Veränderungen im Gehirn führt als andere.

MEDITATION VERÄNDERT DIE HIRNSTRUKTUR

Das Gehirn kann sich durch Erfahrung, Lernen und Verhalten anpassen und verändern. Diese Veränderungen des Gehirns finden auf zellulärer Ebene statt und betreffen alle Bereiche von der grauen Substanz (neuronale Zellkörper) bis zur weißen Substanz (neuronale Axone) in unterschiedlichen Hirnregionen. Bildgebende Verfahren haben es Forschenden ermöglicht, in die Gehirne von Meditierenden zu blicken und zu erkennen, welche Hirnanatomie für diese kontemplative Praxis typisch ist.

Eine der ersten Neuroimaging-Studien über Meditierende wurde im Jahr 2005 durch das Massachusetts General Hospital, das MIT und die Harvard Medical School durchgeführt. Es zeigte sich, dass Menschen mit viel Erfahrung in Vipassana-Meditation im Vergleich mit der Kontrollgruppe dickere Hirnrinden hatten, auch am präfrontalen Kortex und der Inselrinde.[17] Wie bereits in einem vorhergehenden Kapitel erläutert, ist der präfrontale Kortex an der kognitiven Kontrolle, der Entscheidungsfindung und der Aufmerksamkeit beteiligt, während die Inselrinde für die Selbstwahrnehmung und die **Interozeption** sorgt, also die Fähigkeit, den Zustand des Körperinneren zu spüren. Man fand auch heraus, dass ältere, erfahrene Meditierende in diesen Regionen weniger kortikale Ausdünnung (die durch Neuronensterben verursacht werden kann) aufwiesen als die Kontrollgruppe. Die Ergebnisse deuten darauf hin, dass regelmäßiges Meditieren möglicherweise Neuronen schützt und die Gesundheit des Gehirns fördert. Diese Studie hat ebenso wie viele folgende Studien den Makel einer kleinen Teilnehmerzahl (in diesem Fall 20). Ein großes Hindernis in der Neuroimaging-Forschung ist, dass Magnetresonanztomografen extrem teuer im Betrieb sind. Studien an kleinen Stichproben können dennoch nützlich sein, ihre Ergebnisse sollten aber als vorläufig betrachtet werden und bedürfen der Überprüfung und Bestätigung mit größeren Teilnehmerzahlen.

Übersicht über aktuelle Studien: Unterschiede in der grauen und weißen Substanz

Übersichtsarbeiten und Metaanalysen der Forschungsliteratur zu diesem Thema sind wichtige Instrumente in einem Fachgebiet, das an kleinen Stichproben leidet. In einer solchen Studie analysierten Forscher der University of British Columbia 21 neuroanatomische Studien mit insgesamt etwa 300 Teilnehmern.[18] Die untersuchten Studien waren sehr unterschiedlich und bezogen unter anderem Meditationsstile wie Vipassana, Zen, achtsamkeitsbasierte Stressreduktion mit ein. Bei etwa der Hälfte der analysierten Studien war die Art der untersuchten Meditation nicht angegeben oder die Teilnehmer praktizierten mehrere Stile, sodass diese Studien in die Kategorie »verschiedene Meditationsstile« fielen.

Wie war das noch ... Sind größere Hirnregionen besser?

Größere Hirnregionen mögen leistungsfähiger erscheinen, aber die Hirnforschung versteht immer noch nicht ganz, wie sich die Hirnmasse auf die Funktion auswirkt. Eine größere Hirnregion könnte zum Beispiel bedeuten, dass dort mehr Neuronen, mehr Blutgefäße oder mehr Stützzellen sind. Umgekehrt könnte eine kleinere Hirnregion bedeuten, dass das Gehirn dort effizienter ist, wie man es von Einsteins Gehirn vermutet.[19]

Es gibt Hinweise darauf, dass größere Hirnregionen im Allgemeinen eher von Nutzen sind. Kognitive Leistungssteigerung wird mit wachsenden Hirnregionen in Verbindung gebracht, während das Absterben von Gehirnzellen, neurodegenerative Erkrankungen und kognitiver Verfall mit schrumpfenden Hirnregionen einhergehen.[20]

Nicht nur die Art der untersuchten Meditation variierte von Studie zu Studie, sondern auch die Art des eingesetzten bildgebenden Verfahrens. Um die Menge an grauer Substanz in verschiedenen Gehirnregionen zu bestimmen, gab es zwei gängige Methoden: Messung des Volumens der grauen Substanz und Messung der Konzentration. Die graue Substanz enthält eine große Anzahl neuronaler Zellkörper sowie Blutgefäße, nichtmyelinisierte Axone und nichtneuronale Zellen.

In den untersuchten Studien wurde auch häufig die Methode der Diffusions-tensor-Bildgebung verwendet, die die Bahnen der weißen Substanz (Axone) im Gehirn sichtbar macht. Weitere Methoden zur Messung der grauen Substanz wären die Messung der Hirnrindendicke und der Hirnrindenfaltung (Abbildung Seite 105). Bei so vielen verschiedenen Methoden sind die Ergebnisse leider schwer zu vergleichen.[21] Darum beschränkte man sich auf die Hirnregionen, die in allen Studien hervorstachen.

Die Forscher kamen auf neun Hirnregionen, die in mindestens drei untersuchten Studien signifikante Veränderungen aufwiesen. Sechs davon schienen vom Meditieren beeinflusst zu sein. Dazu gehörten die Inselrinde (Interozeption oder Wahrnehmung des Körperinneren), der **somatomotorische Kortex** (Sinnesregionen, die an der Körperwahrnehmung beteiligt sind), der präfrontale Kortex (exekutive Funktionen/Aufmerksamkeit), der vordere cinguläre Kortex (Emotionsregulation), der Hippocampus (Gedächtnis) und das *Corpus callosum* (Kommunikation zwischen den Hirnhälften).

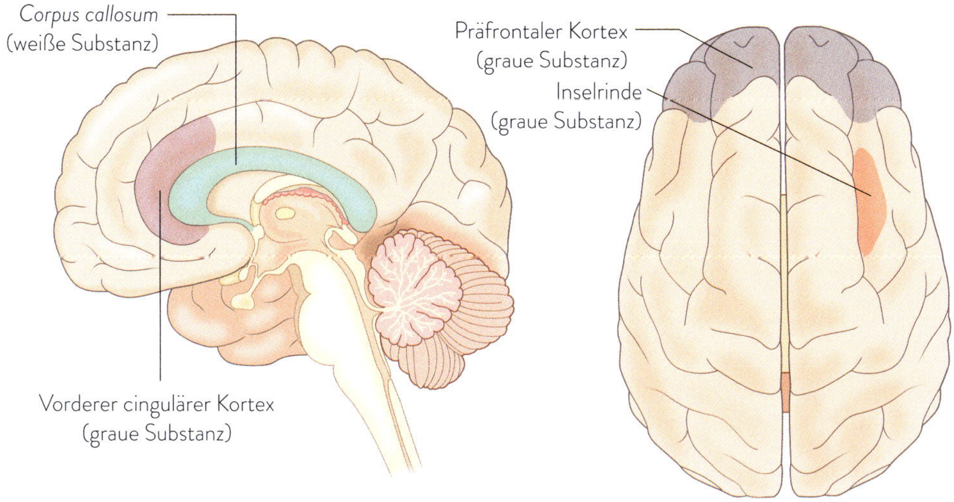

Veränderungen in der Hirnstruktur von Meditierenden

Die Inselrinde wird in der Neuroimaging-Literatur durchweg mit Meditation in Verbindung gebracht. Die strukturellen Veränderungen der Inselrinde von Meditierenden gehören laut den Autoren der Studie[22] auch zu den am häufigsten replizierten Ergebnissen. Die Inselrinde hat mit Bewusstsein und Interozeption zu tun, zwei wichtigen Elementen der Meditation. Zur Achtsamkeit gehören das Spüren des Atems, der Herzfrequenz und des psychischen Zustands sowie die Selbstwahrnehmung. Die Autoren merken an, dass sich die Meditierenden bei vielen der Studien, die anatomische Veränderungen in der Inselrinde ergeben hatten, auf ihr Körperbewusstsein konzentrierten, wie etwa bei der Vipassana-Meditation.[23] Die Ergebnisse deuten darauf hin, dass bei der Meditation die Inselrinde aktiv wird, um den Körperzustand zu erfassen.

Der somatomotorische Kortex ist eine Hirnregion, die taktile Informationen wie Berührung und Schmerz verarbeitet. Da Meditierende offenbar ein größeres Körperbewusstsein haben, haben sie möglicherweise auch einen geschärften Sinn für taktilen Input, etwa für Berührungen. Meditationserfahrene haben eine höhere Schmerztoleranz als nicht Meditierende. Dementsprechend wird Achtsamkeitsmeditation eingesetzt, um chronische Schmerzen zu lindern.[24, 25] Möglicherweise sind diese Veränderungen in der Gehirnstruktur der Grund für die Fähigkeit von Meditierenden, ihr Schmerzempfinden durch gezielte Körperwahrnehmung und Akzeptanz zu verringern.[26]

In drei der untersuchten Studien zeigte sich, dass der präfrontale Kortex strukturell anders aussah als bei Teilnehmern der Kontrollgruppe. In den Studien ging es um Vipassana-Meditation, tibetisch-buddhistische Meditation und Brain-Wave-Vibration-Meditation – alles recht unterschiedliche Stile. So ist die Vipassana-Meditation eine Form der Achtsamkeitsmeditation, die tibetisch-buddhistische Meditation nutzt Mantras und Visualisierungen, während bei der Brain-Wave-Vibration-Meditation Kopf, Hals und Körper mit yogaähnlichen Übungen bewegt werden.[27] Der präfrontale Kortex hat viele verschiedene Aufgaben rund um Entscheidungsfindung und Emotionsverarbeitung. Womöglich spielt er auch eine Rolle bei der Selbstbeobachtung, die ein wesentliches Merkmal vieler Meditationsarten ist. Dies könnte der Grund sein, warum der präfrontale Kortex bei den Meditierenden im Vergleich zur Kontrollgruppe strukturelle Unterschiede aufwies.

Der cinguläre Kortex kommt häufig in der Meditationsforschung vor. Er ist an der Emotionsregulation und möglicherweise an der Selbstregulation beteiligt. Da viele Meditationsarten mit Emotionsregulation zu tun haben, ist es möglich, dass diese Region bei Menschen, die regelmäßig meditieren, anatomisch anders beschaffen ist.

In fünf der untersuchten Studien zeigten sich im Hippocampus von Meditierenden strukturelle Unterschiede im Vergleich zur Kontrollgruppe. Neben seiner Gedächtnisfunktion hat der Hippocampus auch mit emotionalem Lernen und Stress zu tun. Wiederholter Stress löst eine Entzündung aus, die den Hippocampus mit Cortisol flutet. Dies führt zu Zelltod und verringert die Leistung des Hippocampus. Eine Dysfunktion des Hippocampus wird mit neurodegenerativen Erkrankungen wie Alzheimer sowie mit psychiatrischen Störungen wie Ängsten und Depressionen assoziiert. Regelmäßiges Meditieren schützt diese Region möglicherweise vor Stress, da Meditation die Belastbarkeit steigert und dem Geist eine geringere Stressreaktion antrainiert.

Auch im *Corpus callosum*, der Brücke zwischen den beiden Hirnhälften, tauchten bei Meditierenden einige Unterschiede in der Gehirnstruktur auf. Diese Datenautobahn besteht aus weißer Substanz (neuronalen Axonen) und transportiert Informationen zwischen den beiden Hirnhälften hin- und her. Meditierende haben möglicherweise eine bessere Konnektivität zwischen den Hirnregionen. Den Autoren zufolge könnte ein Mehr an grauer Substanz (Zellkörper) in einigen Regionen bedeuten, dass das Gehirn mehr weiße Substanz (Axone) benötigt, um diese Signale im Gehirn weiterzuleiten.[28] Bei Meditierenden sind also die Kommunikation und die Synchronisation zwischen Hirnregionen möglicherweise besser als bei Menschen, die nicht meditieren.

Es ist schwer zu sagen, ob Meditation Veränderungen in der Hirnstruktur verursacht oder ob Unterschiede in der Hirnstruktur Menschen dazu bringen, überhaupt mit der Meditation zu beginnen.[29] Unabhängig davon deuten viele Studien darauf hin, dass bestimmte Hirnregionen bei Meditierenden anders sind. Die Kausalität dieser Beziehung muss in zukünftigen Studien erforscht werden.

Die wichtigsten Punkte

- Meditation wird häufig in vier Kategorien eingeteilt: 1) fokussierende Meditation, 2) Mantra-Meditation, 3) Metta-Meditation und 4) Aufmerksamkeitsmeditation.
- Regelmäßiges Meditieren verändert möglicherweise verschiedene Hirnstrukturen. Häufig mit Mediation assoziiert werden die Inselrinde, der somatomotorische, präfrontale und cinguläre Kortex, der Hippocampus und das *Corpus callosum*.

Spielt Meditationserfahrung eine Rolle?

Die meisten Studien über die Neuroanatomie der Meditation untersuchen Unterschiede in der grauen Substanz und der Kortexdicke. Ein anderer Aspekt der Neuroanatomie ist die Gyrierung des Gehirns (Abbildung rechts). Mit **Gyrierung** ist das Muster und das Ausmaß der Hirnwindungen gemeint.[30] Anders gesagt ist sie ein Maß für die Windungen und Falten der Gehirnoberfläche.

Die Hirnforschung geht davon aus, dass die Gyrierung ein Indikator für die Anzahl der Neuronen im Gehirn ist. Eine stärkere Faltung deutet zum Beispiel auf mehr graue Substanz mit mehr Neuronen hin. Diese Theorie wird durch die Tatsache gestützt, dass weniger intelligente Primaten, etwa Brüllaffen, manchmal fast glatte Gehirne haben, was auf weniger Neuronen schließen lässt. Im Gegensatz dazu ist das menschliche Gehirn von Falten und Rillen durchzogen. In einer Studie mit 100 Teilnehmern wurde an der University of California, der Los Angeles School of Medicine und der Universität Jena die kortikale Gyrierung von Meditierenden und Kontrollpersonen verglichen.[31] Das Ergebnis war, dass Meditierende mehr Gyrierung in der Inselrinde aufwiesen als die Kontrollgruppe. Außerdem zeigte sich, dass bei Meditierenden mit mehr Erfahrung die Inselrinde stärker zerfurcht war als bei Meditierenden mit weniger Erfahrung (Abbildung Seite 108). Die Ergebnisse deuten darauf hin, dass Meditation mit einer Gyrierung in dieser Region zusammenzuhängt, besonders bei Fortgeschrittenen.

Diese Studie war eine Querschnittsstudie, untersuchte also die Gehirne der Meditierenden nur zu einem bestimmten Zeitpunkt.

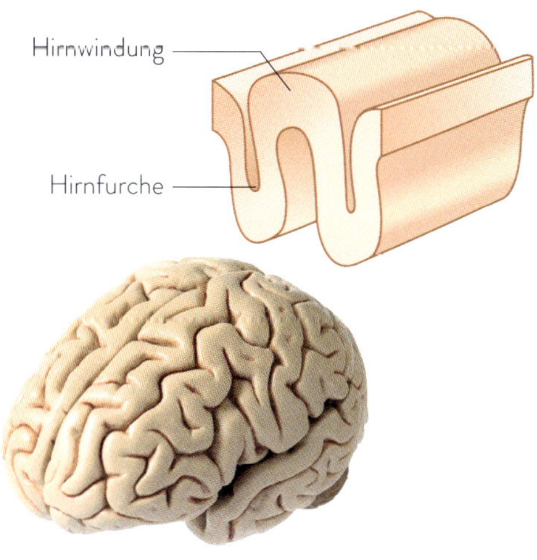

Gyrierung des Gehirns

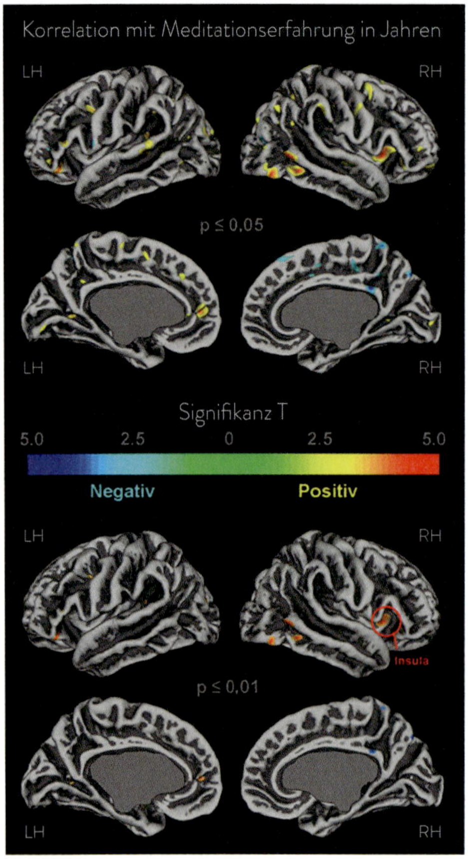

Die Gyrierung der Inselrinde (rot markiert) steht im Zusammenhang mit der Länge der Meditationserfahrung.[32]

LH = left hemisphere (linke Hirnhälfte)
RH = right hemisphere (rechte Hirnhälfte)

Daher lässt sich unmöglich feststellen, ob die erhöhte Gyrierung der Inselrinde auf das Meditieren zurückzuführen ist oder nicht. Es könnte auch sein, dass Menschen mit mehr Falten in der Inselrinde eher zum Meditieren neigen.[33] Auch wenn die Ergebnisse vielversprechend erscheinen, müssen sie erst noch durch weitere Studien bestätigt werden. Um sich ein Bild davon zu machen, wie sich Meditation langfristig auf die Gehirnstruktur auswirkt, haben Forscher der Universität von Auckland in Neuseeland in einer Übersichtsarbeit alle Neuroimaging-Studien untersucht, in denen Meditationserfahrene mit Kontrollpersonen verglichen wurden.[34] Analysiert wurden zwölf Studien mit Teilnehmern, die im Durchschnitt zehn Jahre lang meditiert hatten.

Die Metastudie ergab, dass Langzeitmeditierende in mehreren Hirnregionen größere Strukturen (mehr graue Substanz, kortikale Dicke usw.) aufweisen als die Angehörigen der Kontrollgruppen. Einige wenige Regionen fallen in drei oder mehr Studien als signifikant anders auf als bei der Kontrollgruppe: der präfrontale Kortex, die Inselrinde und der Hippocampus. Diese drei Regionen kommen häufig in Meditationsstudien vor, weil sie eine Rolle bei exekutiven Funktionen, bei der Interozeption und beim Gedächtnis spielen.

Die wichtigsten Punkte

Mit **Gyrierung** ist das Muster und das Ausmaß der Hirnwindungen gemeint, also die Falten der Gehirnoberfläche. Wahrscheinlich ist sie ein Indikator für die Anzahl der Neuronen im Gehirn.

Meditationserfahrene haben im Vergleich zu weniger Erfahrenen und Kontrollpersonen eine stärkere Gyrierung der Inselrinde. Meditationserfahrene haben möglicherweise auch größere Hirnstrukturen, besonders im präfrontalen Kortex, in der Inselrinde und im Hippocampus.

Wie vergrößert sich eine Hirnregion?

Unterschiede im Gehirn, die mit bildgebenden Verfahren beobachtet werden können, setzen viele Veränderungen auf der Zellebene voraus. Diese zellulären Veränderungen sind jedoch immer noch nicht gut erforscht, besonders beim Menschen.

Die Forschung sieht verschiedene Möglichkeiten. Laut einer Studie korreliert ein größeres Hirnvolumen bei Mäusen mit mehr Axonen und einer axonalen Reorganisation, was darauf hindeutet, dass das Wachstum einer Hirnregion größtenteils die Axone (weiße Substanz) und nicht die neuronalen Zellkörper (graue Substanz) betrifft.[35]

Einige Forscher vermuten, dass in wachsenden Regionen neue Neuronen entstehen könnten, doch diese Theorie ist wahrscheinlich falsch. Die Bildung neuer Neuronen im Gehirn wird als Neurogenese bezeichnet, und mehrere solide Studien haben nachgewiesen, dass die Neurogenese hauptsächlich auf den Hippocampus beschränkt ist.[36] In Regionen wie der Inselrinde oder dem cingulären Kortex findet keine Neurogenese statt.

Die Suche nach den Ursachen von Veränderungen oder Unterschieden im Hirnvolumen wird besonders dadurch erschwert, dass man das Gehirn von meditierenden Menschen nicht sezieren kann. Es lässt sich also nicht unmittelbar beobachten, wie sich Meditation auf mikroskopischer Ebene auf das Gehirn auswirkt. Und Tiermodelle sind für die Erforschung der Meditation auch nur begrenzt geeignet, denn Mäuse und Ratten können nicht meditieren. Auch wenn uns Fortschritte bei den bildgebenden Verfahren immer mehr ahnen lassen, was im meditierenden Gehirn vor sich geht, werden wir die durch Meditation herbeigeführten zellulären Veränderungen möglicherweise nie ganz durchschauen.

MEDITATION BEEINFLUSST DIE HIRNFUNKTION

Bisher haben wir danach gefragt, welche strukturellen Unterschiede – Größe, Dichte und Gyrierung – im Gehirn von Meditierenden im Vergleich zu anderen auffallen. Eine andere Möglichkeit der Hirnuntersuchung besteht darin, Unterschiede in der Funktionsweise des Gehirns bei Tätigkeiten wie der Meditation zu messen. Um die Gehirnfunktion zu analysieren, muss die Tätigkeit in einem bildgebenden Gerät ausgeführt werden, etwa in einem Magnetresonanztomografen (MRT). Solche Geräte sind eng und erfordern, dass der Patient still liegen bleibt. Daher können die Gehirnfunktionen bei Bewegungsübungen wie Yoga nicht im MRT untersucht werden. Man kann jedoch problemlos meditieren, während das Gerät die Durchblutung verschiedener Hirnregionen misst.

Dieselbe Forschergruppe von der University of British Columbia, die die Metastudie zur Neuroanatomie der Meditation durchgeführt hat, hat auch die Meditationsforschung in Bezug auf die Gehirnfunktion ausgewertet.[37] Für dieses Projekt wurden 78 Studien mit insgesamt 527 Teilnehmern überprüft. In allen untersuchten Studien aktiviert die fokussierende Meditation durchgängig den prämotorischen Kortex und den vorderen cingulären Kortex, die mit kognitiver Kontrolle beziehungsweise Selbstreflexion zu tun haben. Man stellte außerdem fest, dass der dorsolaterale präfrontale Kortex und die Inselrinde knapp unterhalb der Schwellenwerte aktiviert werden, wobei dies statistisch nicht signifikant ist.[38] Aber es ergibt Sinn, denn der dorsolaterale präfrontale Kortex ist an der Regulierung der Aufmerksamkeit beteiligt und die fokussierende Meditation erfordert eine anhaltende Aufmerksamkeit. Die Inselrinde ist die Hirnregion, die für die Wahrnehmung von Körperempfindungen und die Interozeption zuständig ist.

Mantra-Meditation geht mit der Aktivierung mehrerer Hirnregionen einher, die an der Planung und Kontrolle von Bewegungen beteiligt sind, darunter der dorsolaterale präfrontale Kortex, der *Gyrus fusiformis*, der *Cuneus* und der *Precuneus*. Diese Regionen könnten auch beim lauten oder stillen Rezitieren eines Mantras beteiligt sein, so die Autoren.[39] Interessanterweise bleibt die Inselrinde während der Mantra-Meditation inaktiv, was darauf hindeutet, dass das Körperbewusstsein während der Mantra-Meditation verringert ist. Bei der Aufmerksamkeitsmeditation zeigen sich Hirnaktivierungen in der Inselrinde sowie in mehreren Regionen, die mit willentlicher Bewegung in Verbindung stehen: im *Gyrus inferioris frontalis*, im präsupplementär motorischen Areal, im supplementär motorischen Areal und im prämotorischen Kortex. Es stellte sich heraus, dass der Thalamus während dieser Art von Meditation deaktiviert ist. Der Thalamus ist eine wichtige Schaltzentrale für die Verarbeitung von Sinnesinformationen. Demnach könnte die Sinneswahrnehmung während der Aufmerksamkeitsmeditation gedämpft sein.

Schließlich erkennt man bei der Metta-Meditation eine Aktivierung in der Inselrinde und den somatosensorischen Bereichen des Gehirns. Die Inselrinde ist die Hirnregion, die bei Empathie erregt wird, und Empathie ist ein zentraler Bestandteil der Metta-Meditation. Der somatosensorische Kortex verarbeitet Informationen über die Sinne. Bei der Metta-Meditation werden positive Gedanken wie Freude und Mitgefühl gegenüber anderen und sich selbst kultiviert. So werden die Hirnregionen, die an diesen Prozessen beteiligt sind, auch durch die Metta-Meditation aktiviert.

Einige wenige Hirnregionen weisen eine durchgehende Aktivierung bei allen vier Meditationsstilen auf, wie in der Abbildung auf Seite 111 zu sehen ist. Die für Selbstwahrnehmung und Empathie zuständige Inselrinde ist bei allen Meditationsstilen involviert, am stärksten bei Aufmerksamkeits- und Metta-Meditation. Weniger Aktivität in der Inselrinde tritt bei der Mantra-Meditation auf, die wahrscheinlich weniger bewusste Körperwahrnehmung erfordert, da man sich auf das Mantra konzentriert.

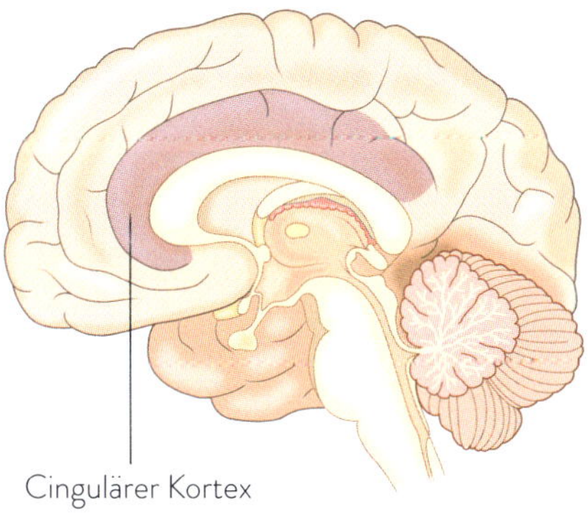

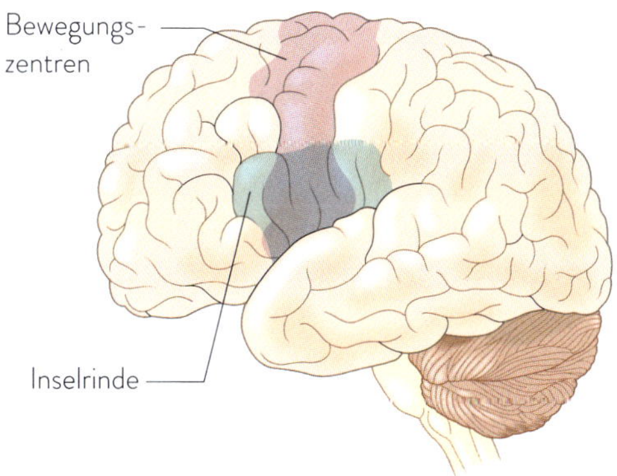

Zu sehen sind die Aktivierungen und Deaktivierungen bei allen vier Meditationsarten. Die drei während aller Meditationsarten aktiven Hirnregionen sind die Inselrinde, die Bewegungszentren und der cinguläre Kortex.

In den Studien fiel die Aktivität in einigen mit Bewegung befassten Hirnregionen bei allen Arten der Meditation auf. Dieses Ergebnis überraschte, denn die Probanden mussten ja im Neuroimaging-Gerät still liegen. Neuere Forschungen deuten darauf hin, dass einige Bewegungsbereiche des Gehirns auch eine Rolle beim Denken und bei der Aufmerksamkeit spielen könnten, auch wenn dies noch weiter erforscht werden muss.[40] Ebenfalls fiel auf, dass der cinguläre Kortex sowohl bei der fokussierenden Meditation als auch bei der Aufmerksamkeitsmeditation eine Rolle spielt. Der cinguläre Kortex sorgt sowohl für emotionale Reaktionen als auch für Aufmerksamkeit und beteiligt sich wahrscheinlich an Meditationen, die Regulierung und Überwachung erfordern.

Die wichtigsten Punkte

- **Fokussierende Meditation** geht mit einer Aktivierung des prämotorischen Kortex und des vorderen cingulären Kortex einher.
- **Mantra-Meditation** scheint Hirnregionen zu aktivieren, die an der Planung und Steuerung von Bewegungen beteiligt sind.
- **Aufmerksamkeitsmeditation** ergibt Aktivierungen in der Inselrinde sowie in mehreren Regionen, die mit willentlicher Bewegung in Verbindung stehen.
- **Metta-Meditation** ist mit mehr Aktivität in der Inselrinde und den somatosensorischen Bereichen des Gehirns assoziiert.
- Inselrinde und cingulärer Kortex spielen möglicherweise bei allen Formen des Meditierens eine Rolle.

An Meditation beteiligte neuronale Netze

Das Gehirn funktioniert vorwiegend über Netzwerke zwischen Hirnregionen, nicht über einzelne, unabhängig voneinander agierende Regionen. Zu den am häufigsten aktivierten Netzwerken gehören die in

Ruhephasen eingesetzten Netze, sogenannte **Ruhezustandsnetzwerke**. Diese werden aktiv, wenn das Gehirn nicht mit einer bestimmten Aktivität oder Aufgabe beschäftigt ist. Forscher der Universität Neapel untersuchten die Auswirkungen der Vipassana-Meditation, einer Art Achtsamkeits- oder Aufmerksamkeitsmeditation, auf die Ruhezustandsnetzwerke.[41] Sie wollten wissen, ob Meditation die Ruhefunktion des Gehirns verändern kann. 26 Studienteilnehmer hatten seit mindestens einem Jahr mindestens fünf Tage pro Woche Vipassana-Meditation praktiziert und 29 Kontrollpersonen hatten noch nie meditiert. Zum Einsatz kam eine Technik namens Magnetoenzephalografie (MEG), eine nichtinvasive Methode zur Messung der magnetischen Felder, die von den elektrischen Strömen der Neuronen erzeugt werden. Die MEG ähnelt der Elektroenzephalografie (EEG). Anstatt jedoch die magnetischen Felder der Ströme außerhalb der Zellen (extrazelluläre Ströme) zu messen, zeichnet die MEG die magnetischen Felder der Ströme innerhalb der Zellen (intrazelluläre Ströme) auf.[42]

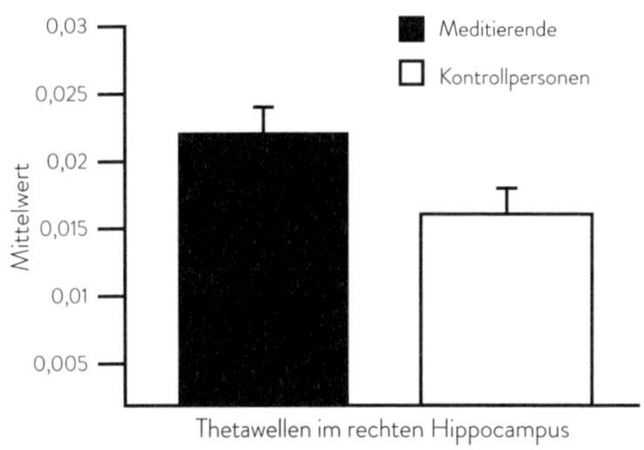

Bei Meditierenden sind im Vergleich zu Kontrollpersonen verstärkt Thetawellen im rechten Hippocampus zu beobachten.

Bei der Betrachtung der Hirnströme im gesamten Gehirn waren keine wirklichen Unterschiede zwischen den Meditierenden und der Kontrollgruppe feststellbar. Als man jedoch einzelne Hirnregionen verglich, fielen bei den Meditierenden stärkere Thetawellen im rechten Hippocampus auf (Grafik links unten).

Das höhere Maß an Thetawellen bedeutet, dass der Hippocampus möglicherweise stärker mit dem Rest des Ruhezustandsnetzwerks verbunden ist oder dass er bei Meditierenden stärker ausgeprägt ist als bei den Kontrollpersonen. Nach Meinung der Autoren deutet dieser Befund darauf hin, dass der Hippocampus eine wichtige Rolle bei der Vipassana-Meditation spielt, was andere Untersuchungen am Gehirn von Meditierenden bereits bestätigt haben.[43] Dass der Befund nur im rechten Hippocampus festgestellt wurde, erklären die Forscher damit, dass der rechte und der linke Hippocampus möglicherweise auf leicht unterschiedliche Weise funktionieren oder dass sie unterschiedliche Vernetzungsmuster aufweisen.[44]

Das Default-Mode-Netzwerk

Eines der Ruhezustandsnetzwerke wird als Default-Mode-Netzwerk (DMN) bezeichnet. Es umspannt Teile des präfrontalen Kortex, des cingulären Kortex, des Temporallappens und des Hippocampus. All diese Regionen sind aktiv, wenn das Gehirn nicht mit einer zielorientierten Aufgabe beschäftigt ist. Sie koordinieren ihre Aktivität und sind eher weniger aktiv, wenn Denkanstrengung und Konzentration gefragt sind. Das DMN beschäftigt sich mit der Selbstreflexion und dem Gedankenschweifen.[45]

Meditation kann das Default-Mode-Netzwerk verändern. Eine an der Yale University School of Medicine durchgeführte Studie hat bei drei Meditationsarten, darunter fokussierende, Metta- und Aufmerksamkeitsmeditation, eine verringerte Netzwerkaktivität im DMN nachgewiesen.[46]

Dieselbe Forschergruppe wiederholte die Studie später mit einer größeren Stichprobe aus 20 Vipassana-Erfahrenen und 26 Kontrollpersonen, um ihre früheren Ergebnisse zu bestätigen.[47] Die Meditierenden hatten nach eigenen Angaben durchschnittlich 10 000 Stunden Meditationserfahrung in den letzten zwei Jahren, während die Kontrollgruppe noch nie zuvor meditiert hatte. Bevor es ins MRT ging, bekamen die Meditierenden die Anweisung, eine dieser drei Meditationsarten auszuüben: fokussierende Meditation, Metta- oder Aufmerksamkeitsmeditation. Nachfolgend finden Sie die Anweisungen, die die Probanden erhielten.[48]

1. **Fokussierende Meditation:** »Bitte achten Sie auf die Empfindung des Atems dort, wo Sie ihn am stärksten im Körper spüren. Folgen Sie der natürlichen und spontanen Bewegung des Atems und versuchen Sie nicht, ihn in irgendeiner Weise zu verändern. Achten Sie einfach darauf. Wenn Sie feststellen, dass Ihre Aufmerksamkeit abschweift, lenken Sie sie sanft, aber bestimmt wieder auf die körperliche Empfindung des Atems.«
2. **Metta-Meditation:** »Überlegen Sie bitte, wann Sie einmal jemandem aufrichtig alles Gute gewünscht haben (Pause). Konzentrieren Sie sich auf dieses Gefühl und wünschen Sie allen Lebewesen im Stillen alles Gute, indem Sie ein paar kurze Sätze Ihrer Wahl immer wieder wiederholen. Zum Beispiel: Mögen alle Lebewesen glücklich sein, mögen alle Lebewesen gesund sein, mögen alle Lebewesen vor Schaden bewahrt werden.«
3. **Aufmerksamkeitsmeditation:** »Bitte achten Sie auf alles, was Ihnen in den Sinn kommt, sei es ein Gedanke, eine Emotion oder ein Körpergefühl. Beachten Sie es einfach, bis Ihnen etwas anderes bewusst wird, und versuchen Sie nicht, daran festzuhalten oder es in irgendeiner Weise zu beeinflussen. Wenn Ihnen irgendetwas anderes in den Sinn kommt, achten Sie einfach darauf, bis das nächste hochkommt.«

Die Meditierenden konnten den ihnen zugewiesenen Meditationsstil üben, bevor sie sich ins MRT begaben. Anschließend führten sie im MRT zwei Meditationseinheiten durch, während die Wissenschaftler maßen, welche Hirnregionen am meisten durchblutet wurden.

Generell gaben die Meditationserfahrenen weniger Gedankenabschweifung zu Protokoll als die Kontrollgruppe. Während der Meditation wurde in zwei Bereichen des präfrontalen Kortex (im *Gyrus rectalis* und im orbitofrontalen Kortex) im Vergleich zum Ausgangswert eine erhöhte Aktivität gemessen. Beim Meditieren war das DMN auch weniger erregt als bei Denkaufgaben oder Ruhepausen. Diese Ergebnisse stützen die Vermutung, dass Meditierende mehr Kontrolle über ihre DMN-Aktivität haben und diese leichter abschalten können, wenn sie sich auf die Meditation konzentrieren.[49]

Mantra-Meditation ist bisher weniger erforscht als andere Meditationsarten, aber einige Wissenschaftler meinen, dass auch diese Form der Meditation die Funktion des DMN verändern kann. An der Universität Linköping in Schweden hat man Probanden zwei Wochen lang Kundalini Yoga und Mantra-Meditation praktizieren lassen, um herauszufinden, wie sich dies auf das DMN auswirkt.[50] Jede Sitzung begann mit einer Yogapraxis und endete mit einer elfminütigen Mantra-Meditation. Die Teilnehmer absolvierten außerdem Fingerübungen, um eine die Aufmerksamkeit fordernde Aufgabe zum Vergleich zu haben.

Das Ergebnis war, dass das DMN während der Meditation stärker gedämpft wurde als bei der Fingerübung.[51] Somit hemmt die Mantra-Meditation das Abschweifen der Gedanken, indem sie die Aktivität des DMN verringert. Die Ergebnisse stimmen mit anderen Studien überein, in denen festgestellt wurde, dass fokussierende und Aufmerksamkeitsmeditation ebenfalls eine dämpfende Wirkung auf das DMN haben.

Die Ergebnisse legen nahe, dass Meditation Selbstreflexion und Gedankenabschweifen verringern kann, indem sie die Aktivität des Default-Mode-Netzwerks verringert. Ein übermäßig aktives DMN wird mit neuropsychologischen Erkrankungen wie Depressionen und Angstzuständen assoziiert.[52] Demnach könnte diese Dämpfung des DMN durch Meditation der Grund dafür sein, dass sich das Meditieren als heilsam für Menschen mit solchen Erkrankungen erwiesen hat.

Die wichtigsten Punkte

- **Ruhezustandsnetzwerke** sind Muster in den Hirnregionen, die aktiv sind, wenn das Gehirn nicht mit einer bestimmten Aufgabe oder Aktivität beschäftigt ist. Der Hippocampus von Meditierenden funktioniert im Ruhezustand möglicherweise etwas anders als bei Menschen, die nicht meditieren.
- Das **Default-Mode-Netzwerk** ist aktiv, wenn das Gehirn nicht mit einer zielgerichteten Aufgabe beschäftigt ist, und umfasst miteinander koordinierte Regionen wie den präfrontalen und den cingulären Kortex, den Temporallappen und den Hippocampus.
- Das Dämpfen der Aktivität des DMN durch fokussierende, Metta-, Aufmerksamkeits- und Mantra-Meditationen hat vermutlich neuroprotektive Wirkung.

Gehirnaktivität

Die **Elektroenzephalografie** (EEG) ist eine weitere gängige Methode zur Untersuchung des Gehirns. Anders als bei der Magnetresonanztomografie, bei der es sich um eine indirekte Messung des Blutflusses handelt, erfasst das EEG die elektrische Aktivität großer Neuronengruppen im Gehirn. Bei einem EEG werden Elektroden auf der Kopfhaut einer Versuchsperson angebracht, bevor diese eine Aufgabe ausführt. EEGs können ein nützliches Mittel zum Verständnis von Hirnerkrankungen wie Epilepsie sein und werden häufig in der Forschung eingesetzt.

Ein EEG-Gerät misst Hirnströme unterschiedlicher Frequenz, Amplitude und Form. Es gibt fünf Hauptarten von Hirnströmen: Gamma-, Beta-, Alpha-, Theta- und Deltawellen. Viele Meditationsforscher haben das Gehirn per EEG untersucht und festgestellt, dass mit dem Meditieren verstärkte Thetawellen einhergehen.[53] Thetawellen, deren Frequenz bei vier bis acht Hertz (Hz) liegt, werden mit Entspannung und innerer Einkehr in Verbindung gebracht. Darüber hinaus verzeichnen einige Studien einen Anstieg der Alphawellen, die mit verringerten Angstsymptomen und einem gesteigerten Ruhegefühl assoziiert sind. In anderen Studien hat sich ein Anstieg hochfrequenter Gammawellen gezeigt, die mit Aufmerksamkeit und Konzentration verbunden sind.[54]

Wissenschaftler der Universität Plymouth wollten wissen, wie die Hirnstromaktivität bestimmter Meditationsstile im Vergleich zu einer Kontrollgruppe aussieht.[55] Per EEG maßen sie die Hirnströme während der Vipassana-Meditation, beim Himalaya Yoga und bei einer Methode namens Isha Shoonya. Vipassana ist eine Achtsamkeitsmeditation im Sitzen, Himalaya Yoga ist ein Yogastil mit Bewegung und Meditation und Isha Shoonya ist eine Aufmerksamkeitsmeditation, der ein Bewegungsprogramm vorausgeht.[56]

Bei allen Meditierenden wurden während der Meditation höhere Gamma-Amplituden (60–110 Hz) gemessen als bei der Kontrollgruppe. Darüber hinaus war bei Meditationserfahrenen die Gamma-Ampli-

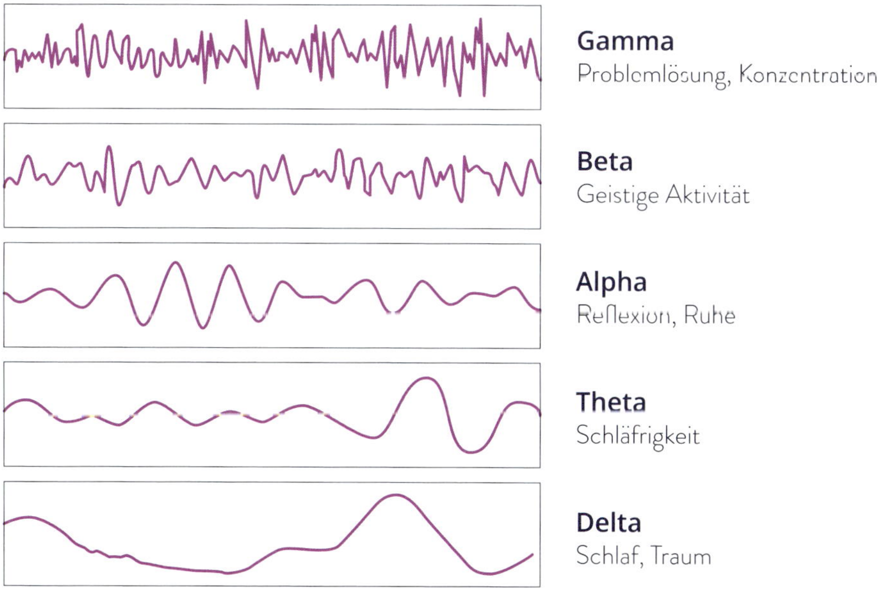

Eigenschaften der fünf Haupttypen von Gehirnwellen

tude noch höher als bei denen mit weniger Erfahrung. Diese Ergebnisse decken sich mit denen einer anderen Studie, der zufolge erfahrenere Vipassana-Praktizierende, besonders diejenigen mit mehr als zehn Jahren Erfahrung, stärkere Gammawellen aufweisen.[57] Das Team registrierte bei den Vipassana-Praktizierenden auch mehr Alphawellenaktivität während der Meditation als bei allen anderen Gruppen.[58] Diese Ergebnisse belegen, dass Meditation die Gehirnwellen verändern kann und einen Zustand der Ruhe und Entspannung schafft, besonders bei Menschen mit mehr Meditationserfahrung.

Die wichtigsten Punkte

- Die **Elektroenzephalografie** (EEG) misst die elektrische Aktivität großer Neuronengruppen im Gehirn.
- Es gibt fünf Arten von Hirnströmen: Gamma-, Beta-, Alpha-, Theta- und Deltawellen.
- Während der Meditation erhöhen sich die Theta-, Alpha- und Gammawellen. Thetawellen gehen mit Entspannung und innerer Einkehr einher, während Alphawellen mit einem Gefühl der Ruhe und Gammawellen mit Aufmerksamkeit und Konzentration verbunden sind.
- Meditationserfahrene haben während der Meditation eine höhere Aktivität im Alpha- und Gammabereich, was darauf hindeutet, dass sie beim Meditieren ruhiger und fokussierter werden können als weniger Erfahrene.

KAPITEL 8

STRESS, TRAUMA UND RESILIENZ

Viele Menschen beginnen mit Yoga oder Meditation, um Stress zu bewältigen oder zu reduzieren. In diesem Kapitel untersuchen wir, wie Stress auf Gehirn und Körper wirkt, damit wir ihn mit effektiven kontemplativen Techniken besser bekämpfen können. Wir beleuchten auch, was passiert, wenn Stress zu einem Trauma wird und wie wir mit Yoga oder Meditation Resilienz kultivieren können.

STRESS

Stress ist ein Zustand geistiger, emotionaler oder körperlicher Anspannung, der durch widrige oder schwierige Umstände entsteht. Obwohl das Wort »Stress« oft eine negative Konnotation hat, kann akuter Stress in niedriger Dosis, sogenannter Eustress, von Vorteil sein. Wenn Sie beispielsweise als Yogalehrer eine neue Sequenz für Ihren Unterricht entwickeln wollen, können Sie sich mit ein wenig Stress besser konzentrieren und fleißiger arbeiten, sodass Sie mit den Vorbereitungen fertig werden.

Während ein gewisses Maß an Stress normal ist, kann anhaltender Stress lähmend wirken. Wissenschaftlich gesehen ist das Gehirn darauf ausgelegt, über die Zukunft nachzudenken und Entscheidungen zu treffen, die das Überleben sichern. Sind diese Sorgen jedoch zu anhaltend oder zu intensiv, können psychische Erkrankungen wie Angststörungen und Depressionen entstehen. Chronischer Stress entzieht dem Körper seine Ressourcen, ohne sie wieder aufzufüllen.

WIE DAS NERVENSYSTEM AUF STRESS REAGIERT

Stress kann durch eine reale Bedrohung ausgelöst werden, etwa durch einen nahenden Grizzlybären, aber auch durch eine vermeintliche Bedrohung, etwa durch den Gedanken, ein Grizzlybär könnte in der Nähe lauern. Der Körper verarbeitet reale und vermeintliche Bedrohungen auf ähnliche Weise, indem er eine Kaskade von Stresshormonen freisetzt, die die Stressreaktion auslösen.

Gesteuert wird die Stressreaktion vom autonomen Nervensystem, sowohl Sympathikus als auch Parasympathikus sind daran beteiligt. Diese beiden Systeme stellen durch ihr Zusammenwirken einen ausgewogenen Zustand im Körper her, der Homöostase genannt wird.

Nimmt das Gehirn eine reale oder vermeintliche Gefahr wahr, wird der Sympathikus als Teil der Kampf-Flucht-Erstarrungs-Reaktion aktiv. Der Körper bereitet sich darauf vor, entweder vor der Gefahr zu flüchten, sie zu bekämpfen oder vor ihr zu erstarren, um übersehen oder für tot gehalten zu werden. Wenn der Sympathikus aktiviert ist, erhöht sich die Herzfrequenz, die Muskeln spannen sich an, die Atmung beschleunigt sich, Schweiß tritt aus, und Blut und Nährstoffe werden von Ruheprozessen wie der Verdauung zu den Skelettmuskeln und anderen Systemen umgeleitet, die für eine Rettungsaktion bereit sein müssen. Währenddessen schaltet der Parasympathikus größtenteils auf Stand-by, bis die Gefahr vorbei ist. Ist die Gefahr überstanden, lässt die Aktivität im Sympathikus nach, und der Parasympathikus fährt hoch, um den Körper wieder ins Gleichgewicht zu bringen.

Diese unwillkürliche Reaktion ist charakteristisch für akuten Stress. Bei langfristigem oder chronischem Stress bleibt der Sympathikus ständig aktiv und belastet den Körper dauerhaft. Zu den Symptomen von chronischem Stress zählen Muskelschmerzen, Erschöpfung, Schlaflosigkeit, Kopfschmerzen, Schwindel, Verdauungsprobleme und ein geschwächtes Immunsystem. Auch psychische Probleme wie Angststörungen und Depressionen sowie neurodegenerative Erkrankungen wie Alzheimer und Parkinson gelten als Folgen von chronischem Stress.[1]

Das Stresssystem des Gehirns

Die Hirnforschung geht davon aus, dass Stress beginnend in der Amygdala die Spiegel von Neurotransmittern, Hormonen und anderen Substanzen im Gehirn verändert. Stress kann die Amygdala erregen, die den Sympathikus und einen wichtigen Stressmechanismus, die **Hypothalamus-Hypophysen-Nebennieren-Achse (HHN-Achse)**, aktiviert.[2] Über die HHN-Achse interagieren der Hypothalamus, die Hypophyse (eine Drüse, die sich unter dem Hypothalamus befindet) und die Nebennieren (die oben auf beiden Nieren sitzen), um die Stressreaktion des Körpers durch die Ausschüttung verschiedener Hormone zu regulieren.

Wenn das Gehirn Stress registriert, setzt der Hypothalamus ein Hormon namens CRH (Corticotropin-Releasing-Hormon) oder Corticoliberin frei. Die Hypophyse nimmt dies als Signal, dass das Stresssystem aktiviert werden muss, und schüttet das Hormon ACTH (adrenocorticotropes Hormon) oder Adrenocorticotropin in den Blutkreislauf aus.

Das ACTH wandert zu den Nebennieren und sagt ihnen, dass sie loslegen sollen. Die Nebennieren geben dann Stresshormone wie Epinephrin, Noradrenalin und Cortisol ins Blut (Abbildung Seite 119). Diese Hormone verteilen sich schnell im Körper. Da die meisten Zellen Rezeptoren für die Stresshormone besitzen, können die Herzfrequenz, der Blutdruck und andere an der Stressreaktion beteiligte Körperfunktionen schnell umgestellt werden.

Chronischer Stress erhöht ebenfalls die Blutwerte der Stresshormone, aber dauer-

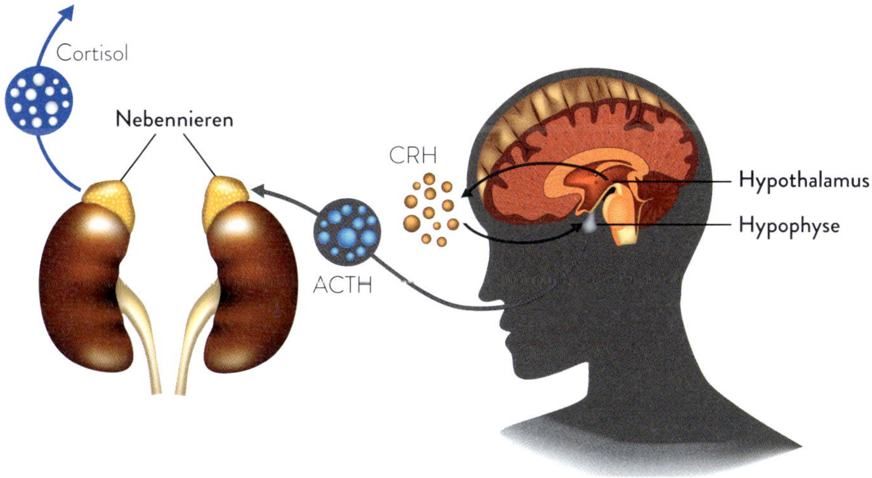

Hypothalamus-Hypophysen-Nebennieren-Achse (HHN)

haft. Ein hoher Cortisolspiegel kann Zellen in Hirnregionen wie dem Hippocampus schädigen. Zu viel Cortisol im Hippocampus kann zu strukturellen Veränderungen und sogar zum Absterben von Hirnzellen führen. Solche Veränderungen können dauerhafte Auswirkungen haben und das Gedächtnis, das Denkvermögen und sogar zukünftige Stressreaktionen verändern.[3]

Der Sympathikus in Aktion

Ein überaktiver Sympathikus ist ungut, aber für körperliche Anstrengungen ist ein normal funktionierender Sympathikus notwendig. Bei intensiver körperlicher Betätigung muss das Herz schneller schlagen, und die Blutgefäße müssen sich weiten und zusammenziehen, um den Muskeln Nährstoffe und Sauerstoff zu liefern.[4] Diese Reaktion wäre ohne eine gewisse Aktivierung des Sympathikus nicht möglich.

Der Parasympathikus

Bei langsamerer, sorgfältiger ausgeführter Körperarbeit und Meditation wird der Parasympathikus erregt, sodass der Körper Anspannung abbauen und Erholungs- und Versorgungsprozesse anstoßen kann.

Der Parasympathikus kümmert sich um *rest and digest*, Erholung und Verdauung. Bei Aktivierung dieses Nervensystems beginnen die Muskeln im Verdauungstrakt mit der Verarbeitung von Nahrung und die Herzfrequenz sinkt. Über den Vagusnerv erreicht der Parasympathikus zahlreiche Organe im ganzen Körper. Das lateinische Wort *vagus* bedeutet »wandernd« und bezieht sich darauf, dass der Nerv so viele verschiedene Strukturen ansteuert.

Meditation wird oft verwendet, um den Parasympathikus zu aktivieren und Stress abzubauen. Eine umfangreiche Übersichtsstudie, die an der Johns Hopkins University durchgeführt wurde und 47 Forschungsarbeiten mit insgesamt 3515 Teilnehmern erfasste, hat ergeben, dass

Meditation eine Fülle von Stress reduzierenden gesundheitlichen Vorteilen haben kann.[5] Erwiesenermaßen lindern Meditationsprogramme Ängste, Depressionen, Schmerzen und Stress. Meditation verbessert den Studien zufolge auch die allgemeine seelische Gesundheit. Unklar bleibt jedoch, ob Meditation wirksamer ist als andere Gegenmittel wie Bewegung, Medikation oder Verhaltenstherapie. Wahrscheinlich haben alle vier Behandlungsansätze einen gewissen Nutzen beim Stressabbau.

Die wichtigsten Punkte

- **Stress** ist ein Zustand geistiger, emotionaler oder körperlicher Belastung, der durch widrige oder anspruchsvolle Umstände entsteht.
- Während akuter Stress von Vorteil sein kann, entzieht chronischer Stress dem Körper mit der Zeit seine Ressourcen und kann zu psychischen Erkrankungen wie Angststörungen oder Depressionen führen.
- Wenn das Gehirn eine reale oder vermeintliche Bedrohung wahrnimmt, wird der Sympathikus aktiv.
- Die **Hypothalamus-Hypophysen-Nebennieren-Achse (HHN-Achse)** ist ein Stressmechanismus, der bei erregtem Sympathikus aktiviert wird. Die HHN-Achse produziert Stresshormone, unter anderem Cortisol, die bei dauerhafter Freisetzung das Gehirn schädigen können.
- Meditation kann eine Fülle von gesundheitlichen Vorteilen haben, darunter die Linderung von Ängsten, Depressionen, Schmerzen und Stress.

CHRONISCHER STRESS UND ENTZÜNDUNG

Bei chronischem Stress werden Sympathikus und HHN-Achse fortwährend angeregt, mehr und mehr Stresshormone auszuschütten. Diese Hormone stören die Homöostase im Körper und können mit der Zeit Schäden verursachen. Es ist wie bei einem undichten Wasserhahn, aus dem immer wieder Wasser ins Waschbecken tropft. Der Cortisolspiegel kann drastisch ansteigen und zu lange erhöht bleiben. Dadurch entstehen Probleme wie Bluthochdruck, erhöhter Blutzucker, Immunsuppression, Depression und Neuronensterben, besonders im Hippocampus.[6] Anhaltend hohe Adrenalin- und Noradrenalinspiegel können zu erhöhten Cholesterin- und Blutfettwerten führen und das Immunsystem unterdrücken.

Anhaltender Stress kann auch chronische Entzündungen verursachen. Normalerweise sind Entzündungen eine Immunreaktion, die Krankheitserreger wie

Bakterien und Viren bekämpfen und den Heilungsprozess einleiten soll. Bei einer chronischen Entzündung setzt der Körper jedoch Entzündungszellen frei, obwohl er nicht angegriffen oder aktiv geschädigt wird. Chronische Entzündung ist eine Hauptkomponente von chronischen und stressbedingten Erkrankungen.[7]

Trotz dieser starken Korrelation bleibt noch zu klären, welche Wirkmechanismen Stress und Entzündung miteinander verbinden. Erwiesen ist, dass Stress die Entzündungsreaktion sowohl im Gehirn als auch im Körper aktivieren kann.[8] Ein wichtiger Neurotransmitter in diesem Zusammenhang ist das Noradrenalin, das eine Schlüsselrolle im Sympathikus spielt. Einigen Forschungen zufolge kann Noradrenalin die Freisetzung von entzündungsfördernden Stoffen erhöhen.[9]

Biomarker für Stress und Entzündung

Ein **Biomarker** ist eine messbare Substanz, deren Vorhandensein einen biologischen Zustand wie Stress oder Entzündung anzeigt. Anhand von Biomarkern kann man vieles feststellen, seien es Immunreaktionen, Depressionen oder Alzheimer. Ein häufig genutzter Biomarker für Diabetes ist zum Beispiel Hämoglobin A1c. Hier einige der gängigen Biomarker für Stress und Entzündungen, die in der Yogaforschung eine Rolle spielen:

- Tumor-Nekrose-Faktor Alpha (TNF-α): ein Protein, das bei Entzündungen produziert wird und gegen Infektionen und Krebs hilft. Es kann auch Signale erzeugen, die zum Zelltod führen.[10]
- Interleukin-6 (IL-6): ein Protein, das als Reaktion auf Infektionen und Gewebeschäden produziert wird. Es ist auch an der Entzündungs- und Immunreaktion beteiligt.[11]
- Interleukin-1β (IL-1β): ein Protein, das wichtig ist für die Entzündungsreaktion und die Abwehr von Krankheitserregern.[12]
- C-reaktives Protein (CRP): ein Protein, das an der Entzündungs- und Immunreaktion beteiligt ist. Es wird mit vielen Entzündungserkrankungen in Verbindung gebracht, darunter Alzheimer und Herz-Kreislauf-Erkrankungen.[13]

Yoga kann sowohl Stress als auch Entzündungen reduzieren. Am Ohio State University College of Medicine hat man die Wirkung von Yoga auf Hormon- und Entzündungsreaktionen bei Anfängern und fortgeschrittenen Hatha-Yoga-Praktizierenden untersucht, um mehr über diesen Zusammenhang zu erfahren.[14] Dabei zeigte sich, dass die Yogastunden generell ein positives Gefühl herbeiführten. Im Vergleich zu den Fortgeschrittenen wiesen die Anfänger um 41 Prozent höhere Werte des Stress-Biomarkers IL-6 auf. Als Grund für die Unterschiede bei den Stresshormonspiegeln nennen die Autoren die jahrelange Erfahrung (Grafik Seite 122). Erfahrene

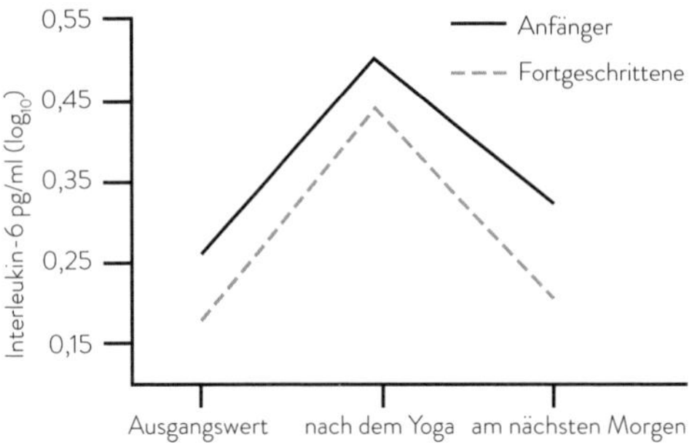

Erfahrene Yogis haben niedrigere Werte des Stress-/Entzündungs-Biomarkers IL-6 beim Ausgangswert, nach der Intervention (Yoga) und am nächsten Morgen als Anfänger.

Yogis können ihre Stressreaktion möglicherweise besser regulieren als Anfänger und reduzieren dadurch ihre Entzündungsreaktionen.

Dieselbe Forschergruppe hat einige Jahre später eine randomisierte kontrollierte Studie mit 200 Brustkrebsüberlebenden durchgeführt.[15] Dabei ging es um die Wirkung von Hatha Yoga auf die Entzündungsmarker IL-6, TNF-α und IL-1β sowie auf das wahrgenommene Ausmaß an Müdigkeit, Vitalität und Depression.

Die Teilnehmerinnen wurden entweder der Yogagruppe (drei Monate lang zweimal wöchentlich 90 Minuten Hatha Yoga) oder einer Kontrollgruppe zugewiesen. Nach drei Monaten Yoga hatten die Praktizierenden geringere Entzündungswerte (IL-6 und IL-1β, nicht aber TNF-α) und gaben weniger Müdigkeit zu Protokoll als die Kontrollgruppe. Die Ergebnisse lassen vermuten, dass regelmäßiges Praktizieren von Yoga die Gesundheit fördern kann, indem es mehrere Entzündungswerte senkt. Unklar bleibt, warum einige Werte reduziert wurden, andere dagegen nicht.

In einer anderen Studie haben Wissenschaftler des University of Nebraska Medical Center die Forschungsliteratur über die Auswirkungen verschiedener Yogastile auf Entzündungsmarker ausgewertet.[16] Die meisten der 15 einbezogenen Studien belegen, dass eine Yogapraxis IL-6, CRP und TNF-α verringerte. Darüber hinaus ergab die Analyse, dass in Studien mit einer höheren »Dosis« Yoga (> 1000 Minuten) ein stärkerer Entzündungsrückgang nach der Yogapraxis verzeichnet wurde. Insgesamt deuten die Ergebnisse darauf hin, dass Yoga ein wirksames Mittel gegen Entzündungen sein kann.

Auch Meditation ist ein wirksames Mittel zum Stressabbau, das Entzündungen auf der Zellebene reduziert. An der Harvard University und am Massachusetts General Hospital hat man erforscht, wie sich Meditation auf den Stoffwechsel und die Entzündungsmechanismen im Körper auswirkt.[17] Es stellte sich heraus, dass schon einmaliges Meditieren die Wirkung von Genen, die an Entzündungs- und Stressreaktionen beteiligt sind, verringern kann und die Aktivierung von Genen fördert, die mit dem Stoffwechsel und der Langlebigkeit der DNA zu tun haben.

Das Erzeugen von Mitgefühl für andere, wie es bei einer Metta-Meditation geschieht, kann Stress- und Entzündungsmarker wie Cortisol reduzieren.[18] An der Emory University und der University of Arizona hat man untersucht, wie Mitgefühlsschulung mit dem Entzündungsmarker CRP zusammenhängt.[19] In der Studie wurden 71 Jugendliche aus einem Pflegeheim in Georgia nach dem Zufallsprinzip entweder sechs

Wochen lang in Mitgefühl geschult oder einer Kontrollgruppe zugeteilt. Vor und nach der Schulung wurde der CRP-Wert der Teilnehmer per Speichelprobe gemessen. Zwar gab es zwischen den Gruppen keine Unterschiede in den CRP-Werten, aber in der Mitgefühlsgruppe korrelierte die Anzahl der Schulungsstunden mit geringeren Werten. Mehr Mitgefühlsschulung führte also zu weniger Entzündlichkeit.[20]

Achtsamkeitsbasierte Stressreduktion kann die Stimmung und das seelische Wohlbefinden verbessern. Da beide Faktoren mit einer funktionierenden Immunabwehr zusammenhängen, untersuchten Wissenschaftler des Fox Chase Cancer Center in Pennsylvania, ob achtsamkeitsbasierte Stressreduktion die Funktion des Immunsystems positiv beeinflusst.[21] 24 Teilnehmer nahmen an einem zweimonatigen Kurs zur achtsamkeitsbasierten Stressreduzierung teil. Jede Lerneinheit dauerte 2,5 Stunden, und die Teilnehmer wurden gebeten, zu Hause an den meisten Tagen der Woche 20 bis 30 Minuten zu meditieren. Zu Beginn und innerhalb von zwei Wochen nach Abschluss des Kurses wurden die Teilnehmer getestet. Generell berichteten die Teilnehmer von signifikanten Verbesserungen ihrer Angstzustände, was mit einer Verringerung des CRP einherging. Bei denjenigen, die eine Verbesserung ihres allgemeinen psychischen Zustands bemerkt hatten, stellte man eine erhöhte zytolytische Aktivität der natürlichen Killerzellen fest, also erhöhte Immunaktivität.

Die wichtigsten Punkte

- Chronischer Stress kann zu gesundheitlichen Problemen wie Bluthochdruck und Neuronensterben im Gehirn führen.
- Bei **chronischen Entzündungen** setzt der Körper über einen längeren Zeitraum Entzündungszellen frei.
- Ein **Biomarker** ist eine messbare Substanz, die auf einen biologischen Zustand hinweist, zum Beispiel auf Stress oder Entzündung.
- Yoga und Meditation können die Entzündungswerte im Körper reduzieren.

STRESS UND DAS IMMUNSYSTEM

Stress und Immunsystem sind eng miteinander verstrickt. Leichter, kurzzeitiger Stress kann das Immunsystem stärken, während intensiver oder anhaltender Stress es eher unterdrückt. Die bei Stress produzierten Hormone lösen Entzündungsreaktionen aus, was das Immunsystem unterdrückt. Aber wenn wir über Stress sprechen, ist es nicht nur körperlicher Stress, der das Immunsystem beeinträchtigt, sondern auch seelischer Stress. Psychischer Stress ist tatsächlich eine der

Hauptursachen für viele Entzündungserkrankungen.[22]

Indem Yoga und Meditation seelischen Stress reduzieren, verringern sie die Entzündungsreaktion und verbessern dadurch die Funktion des Immunsystems. Eine kürzlich durchgeführte Überprüfung von 15 randomisierten kontrollierten Studien über die Auswirkungen von Yoga auf das Immunsystem hat ergeben, dass Yoga Entzündungsmarker wie IL-1β herunterregulieren kann.[23] Yoga könnte also ein wirksames Mittel zur Linderung von Entzündungen und zur Verbesserung der Immunabwehr sein. Dies ist besonders interessant für Menschen, die an Krankheiten mit immunologischer oder entzündlicher Komponente leiden, etwa an Gelenkrheumatismus oder Morbus Crohn.

Achtsamkeitsmeditation ist möglicherweise anderen Formen der Stressreduktion überlegen. Wissenschaftler des Waisman Laboratory for Brain Imaging & Behavior und des Center for Investigating Healthy Minds an der University of Wisconsin-Madison verglichen die stress- und entzündungslindernde Wirkung eines achtsamkeitsbasierten Stressabbauprogramms mit der eines fast identischen Gesundheitsprogramms, das eigens als Vergleichsintervention ohne Achtsamkeitskomponente entwickelt wurde.[24]

Die Teilnehmer wurden entweder dem einen oder dem anderen Programm zugewiesen und absolvierten den entsprechenden zweimonatigen Kurs. Vorher und nachher wurden sie durch den Trier Social Stress Test (TSST), bei dem man vor Publikum eine Rede halten und Kopfrechnen üben muss, unter psychologischen Druck gesetzt[25] und durch das Auftragen von Capsaicin-Salbe auf den Unterarm wurde eine Entzündung ausgelöst. Capsaicin wird aus scharfen Chilischoten gewonnen und verursacht ein Brennen auf der Haut.

Die Forscher maßen die Stress- und Entzündungswerte vor und nach den Programmen. Beide Gruppen hatten im Stresstest erhöhte Cortisolwerte, aber nach den Interventionen geringere psychische und physische Stressgefühle. Zwar maß man in beiden Gruppen ähnliche Stresshormonwerte, aber die Achtsamkeitsgruppe hatte nach dem Stresstest eine geringere Entzündungsreaktion als die Kontrollgruppe. Die Autoren schließen aus den Ergebnissen, dass Meditation für Menschen mit entzündlichen Erkrankungen von Vorteil sein könnte und dass Meditation die Entzündungsreaktion möglicherweise noch wirksamer reduziert als andere gesundheitsfördernde Maßnahmen.[26]

Eine weitere in der Forschung genutzte Begleiterscheinung von Gesundheit und Immunfunktion ist das Enzym Telomerase, das als Anzeichen für Zellgesundheit gilt.[27] Telomerase sorgt dafür, dass sich die Endstücke der Chromosomen, die Telomere, nicht auflösen, sondern lang bleiben. Eine höhere Telomeraseaktivität steht mit Markern für eine bessere Immunfunktion in Verbindung und längere Telomere stehen in direktem Zusammenhang mit Gesundheit und Langlebigkeit.[28]

An der australischen University of New England hat man eine Durchsicht von Studien zu Achtsamkeitsmeditation und Telomerase erstellt.[29] Diese ergab, dass vier randomisierte kontrollierte Studien mit insgesamt 190 Teilnehmern einen Zusammenhang zwischen Achtsamkeitsmeditation und erhöhter Telomeraseaktivität belegen. Die zusammengefassten Ergebnisse deuten darauf hin, dass Marker der Zellgesundheit und der Immunfunktion durch Meditation positiv beeinflusst werden können.[30]

Die wichtigsten Punkte

- Milder, kurzzeitiger Stress kann das Immunsystem stärken, während intensiver oder anhaltender Stress es tendenziell schwächt.
- Sowohl physischer als auch psychischer Stress kann zu Entzündungen und Immunsuppression beitragen.
- Yoga und Meditation können Entzündungsmarker reduzieren und die Funktion des Immunsystems verbessern.
- Meditation ist möglicherweise effektiver als andere gesundheitsfördernde Programme und kann die Reaktion des Körpers auf Stress verändern.
- Meditation fördert möglicherweise die zelluläre Gesundheit durch Erhöhung der Aktivität des Enzyms Telomerase.

DAS TRAUMATISIERTE GEHIRN

Auch wenn gelegentliche Stressphasen gesund sind, kann intensiver Stress schädliche Auswirkungen auf das Gehirn haben. In der Forschungsliteratur ist manchmal unklar, wo der Unterschied zwischen Stress und Trauma liegt. Wissenschaftler haben kürzlich als Unterscheidung vorgeschlagen, dass Stresserfahrungen zu Resilienz führen können, während traumatische Erfahrungen häufig Psychopathologien wie Angststörungen oder Depressionen herbeiführen.[31] Traumatische Erfahrungen können unter anderem durch Erniedrigung, Vernachlässigung und Gewalt entstehen und das Gehirn physisch beeinträchtigen. Bestimmte Hirnregionen können schrumpfen, während andere Regionen wachsen, und als Reaktion auf traumatische Ereignisse werden Schaltkreise neu verdrahtet.

Ein Trauma kann auch die Art und Weise verändern, wie das Gehirn auf Stress reagiert. Bei zu viel Stress kann die Amygdala überaktiv werden und dem Körper unablässig suggerieren, dass er sich in Gefahr befindet. Ist die Amygdala einmal hyperaktiv geworden, lässt sie sich durch ein geringeres Maß an Stress erregen. So entstehen selbst bei leichten Stressfaktoren Überreaktionen.

Bei starkem Stress kann sich auch das Entscheidungszentrum, der präfrontale Kortex, abschalten, was die Entscheidungsfindung, die Konzentration und das Lernen erschwert. Intensiver Stress kann zu Veränderungen im vorderen cingulären Kortex führen, der zur Regulierung von Emotionen beiträgt. Nach und nach wird es dann im Vergleich zu der Zeit vor der intensiven Stresserfahrung immer schwieriger, in Stresssituationen die Gefühle im Griff zu behalten. Nach einer Angsterfahrung kann beispielsweise das Angstgefühl noch lange nach Beseitigung des Auslösers erhalten bleiben.

Diese dauerhaften Folgen eines Traumas können für Kinder besonders hinderlich sein. Kinder, die früh im Leben ein Trauma erlebt haben, sind anfälliger für Angststörungen, posttraumatische Belastungsstörungen, Depressionen und andere psychische Schäden.

WAS DICH NICHT UMBRINGT, MACHT DICH STARK: RESILIENZ KULTIVIEREN

Resilienz ist die Fähigkeit, sich nach einer Stresserfahrung zu erholen – sich »aufzurappeln«. So wie man andere Fertigkeiten erlernt, kann man auch Resilienz kultivieren und durch Übung verbessern. Kontemplative Praktiken wie Yoga oder Meditation können die Art und Weise, wie man Stress erlebt, verändern und die Resilienz erhöhen.

Die Coronapandemie zum Beispiel hat die Welt im Jahr 2020 zum Stillstand gebracht. Die Straßen der Städte waren still, die Autobahnen leer und die Industrienationen gingen in den Lockdown. Die durch lange Quarantäne und Abstandsregeln herbeigeführte Isolation stellte gepaart mit der Angst vor COVID-19 die Psyche der Menschen auf die Probe.

Frauen trugen oft die Hauptlast, denn sie mussten von zu Hause aus arbeiten und gleichzeitig Kinder betreuen und erziehen, da viele Kindertagesstätten und Schulen geschlossen waren. In der Folge war bei Frauen das Risiko, Stress-, Angst- und Depressionssymptome zu entwickeln, höher als bei Männern.[32]

Viele Menschen suchten nach ganzheitlichen Methoden, die sie zu Hause praktizieren konnten, um geistig und körperlich gesund zu bleiben. In Italien untersuchten Forscher, wie sich ein zweimonatiges Programm mit Achtsamkeitsmeditation während der Coronapandemie auf die Psyche von 66 Lehrerinnen auswirkte.[33] Ihre Absicht war gar nicht, die Auswirkungen von Achtsamkeit während einer Pandemie zu untersuchen, aber dank des Studienzeitpunkts ergaben sich einige wichtige Schlussfolgerungen über die Vorteile der Meditation bei starker seelischer Belastung. Auf der Grundlage ihrer Persönlichkeitsprofile wurden die Lehrerinnen in Gruppen mit hoher und niedriger Resilienz eingeteilt. Einen Monat vor und einen Monat nach dem Ausbruch des Coronavirus gaben sie Selbsteinschätzungen ab. In beiden Gruppen waren nach dem achtsamkeitsorientierten Meditationstraining Verbesserungen bei Angstgefühlen, Depression, Empathie, emotionaler Erschöpfung, Wohlbefinden und Achtsamkeit feststellbar. Die Verbesserungen bei den Depressionssymptomen und beim Wohlbefinden waren in der Gruppe mit geringer Resilienz höher als in der Gruppe mit hoher Resilienz. Die Ergebnisse deuten darauf hin, dass Achtsamkeitsmeditation viele Aspekte der psychischen Gesundheit signifikant verbessern kann, sogar bei vulnerablen Menschen, etwa solchen mit geringer Resilienz.[34]

Achtsamkeitsmeditation für mehr Resilienz

Nimm eine bequeme Haltung ein und lege die Hände so ab, dass es sich gut anfühlt. Nimm deinen Körper und sein Gewicht wahr. Werde neugierig auf deinen Körper. Achte auf Körperteile, die angespannt sind. Atme in die Anspannung hinein und lasse sie davonschweben.

Lenke nun deine Aufmerksamkeit auf den Atem. Wo spürst du den Atem im Körper? Spüre, wie die Luft durch die Nase einströmt und ihren Weg hinab in die Lunge findet.

Nimm wahr, wie die Luft wieder nach oben kommt und aus der Nase hinausströmt. Folge diesem natürlichen Fluss des Atems.

Achte auf die Atemempfindungen. Finde den Punkt, an dem ein Atemzug endet und der nächste Atemzug beginnt. Wenn die Gedanken abschweifen, nimm sie zur Kenntnis und kehre zum Atem zurück. Wenn sie wieder abschweifen, ist das in Ordnung.

Sei nett zu dir selbst. Das ist ganz normal.

Achte wieder auf den Atem und lasse dich von ihm in einen Zustand tieferer Ruhe führen. Verweile einen Moment lang. Nimm den Moment ganz in dich auf. Sei präsent.

Kehre langsam und behutsam zum Atem zurück. Lasse den Atem wellengleich ein- und wieder ausströmen. Reite auf den Wellen und kehre in die Außenwelt zurück. Wackle mit den Fingern und Zehen und spüre die Berührungen.

Öffne die Augen, falls sie geschlossen waren, und bade in diesem neuen, entspannten Selbst.

Die wichtigsten Punkte

- Traumatische Erfahrungen können Erkrankungen wie Angststörungen und Depression herbeiführen.
- Die Amygdala und der präfrontale Kortex können durch Traumata beeinträchtigt werden, sodass sich Gehirnstruktur und -funktion verändern.
- **Resilienz** ist die Fähigkeit, sich von Stresserfahrungen zu erholen – sich »aufzurappeln«.
- Meditation kann viele Aspekte der psychischen Gesundheit signifikant verbessern, sogar bei vulnerablen Menschen, etwa solchen mit geringer Resilienz.

ANGSTSTÖRUNGEN

Angststörungen gehören zu den häufigsten seelischen Erkrankungen in den USA. Nach Angaben der Anxiety and Depression Association of America (ADAA) ist fast jeder fünfte Erwachsene betroffen, wobei Frauen doppelt so häufig wie Männer erkranken. Zu den Symptomen von Angststörungen gehören anhaltende und übermäßige Sorgen, irrationale Ängste und Panikattacken. Angststörungen können erfolgreich mit Medikamenten, kognitiver Verhaltenstherapie und anderen Mitteln behandelt werden, aber nur 43 Prozent der Betroffenen erhalten irgendeine Art von Behandlung.[35]

Was verursacht Angststörungen?

Obwohl Angststörungen so weit verbreitet sind, versteht die Wissenschaft immer noch nicht, welche Mechanismen hinter dieser Erkrankung stecken. Bei Angststörungen liegen viele verschiedene Störungen der neuroendokrinen Systeme, der Neurotransmitter und der Neuroanatomie vor.[36] Vermutet wird, dass sie auf eine Dysbalance in den Gefühlszentren des Gehirns zurückzuführen sind und dabei wahrscheinlich die Amygdala eine Rolle spielt.

Die Gefühlszentren des Gehirns werden auch als limbisches System bezeichnet. Zwei davon, die Inselrinde und der cinguläre Kortex, verarbeiten Sinnesdaten und Stimmungsinformationen sowie Schmerzempfindung und Interozeption, also die Wahrnehmung des Körperinneren. Als Gedächtniszentrum kann der Hippocampus die Aktivität der Hypothalamus-Hypophysen-Nebennieren-Achse (HHN-Achse) dämpfen und die Amygdala ist für die Furchtreaktion und das Abrufen von Angsterinnerungen zuständig. Bildgebende Verfahren haben sichtbar gemacht, dass Menschen mit Ängsten tendenziell eine größere Amygdala haben als Menschen ohne Ängste.[37] Die genannten Hirnregionen bilden zusammen das limbische System, das emotionale Reaktionen steuert. Wird dieses

System gestört, kann die Stimmung destabilisiert werden. Neurotransmitter sind das Kommunikationsmedium innerhalb der und zwischen den Hirnregionen. Die Hirnforschung geht davon aus, dass übermäßige Kommunikation oder erhöhte Neurotransmitteraktivität zu einer Angststörung führen kann. Die erhöhte Aktivität könnte auf eine zu starke Erregung durch den Neurotransmitter Glutamat oder auf eine zu geringe Hemmung durch Gamma-Aminobuttersäure (GABA) zurückzuführen sein.

Die Neurotransmitter Serotonin, Noradrenalin und Dopamin stehen ebenfalls mit Stimmungsstörungen in Verbindung. Man nimmt an, dass Serotonin bei Stimmungsstörungen eine Rolle spielt, weil Serotonin-Wiederaufnahmehemmer (SSRIs), die den Serotoninspiegel an der Synapse erhöhen (wo die Kommunikation zwischen Neuronen stattfindet), bei vielen Menschen Angst- und Depressionssymptome verringern.

Erbanlagen und Umweltfaktoren wie Ernährung und Bewegung können ebenfalls die Anfälligkeit für Angststörungen beeinflussen. Dieselben Gene können an unterschiedlichen Stimmungsstörungen beteiligt sein, besonders an solchen, bei denen der Stressmechanismus der HHN-Achse beeinträchtigt ist. Umweltfaktoren wirken direkt auf die Genexpression ein, indem sie Gene an- oder ausschalten und dadurch eine Kettenreaktion auslösen, die sowohl körperliche als auch seelische Erkrankungen zur Folge hat.

Yoga bei Angststörungen

Yoga scheint bei Kindern, Jugendlichen und jungen Erwachsenen Angstsymptome zu lindern, ist aber bei älteren Erwachsenen möglicherweise weniger wirksam. Eine Metaanalyse von 16 Studien zu Yogainterventionen mit Jugendlichen und Kindern hat in fast allen Arbeiten Belege für eine Verringerung der Angstzustände nach der Yogapraxis gefunden.[38] In einer Experimentalstudie konnte ein sechswöchiges Yoga- und Meditationsprogramm Stress und Ängste bei Collegestudenten reduzieren.[39] Allerdings umfasste die Studie nur 17 Probanden und es gab keine Kontrollgruppe.

Obwohl es plausibel erscheint, dass Yoga Angstsymptome lindert, gibt es dazu viele widersprüchliche Forschungsergebnisse, besonders bei Erwachsenen. Eine Durchsicht von acht randomisierten kontrollierten Studien mit insgesamt 319 Teilnehmern hat ergeben, dass Yoga bei Patienten nicht zu helfen schien, deren Angststörung nach dem psychiatrischen Diagnoseverzeichnis DSM *(Diagnostic and Statistical Manual)* festgestellt wurde. Bei Menschen ohne offizielle Diagnose und bei solchen, die nach anderen Kriterien diagnostiziert wurden, hatte Yoga dagegen einen Nutzen.[40] Somit könnte Yoga eine wirksame Intervention für Menschen mit starken subjektiven Angstzuständen sein, während bei formell diagnostizierten Angststörungen die Wirknachweise weniger vielversprechend sind.

Eine weitere systematische Überprüfung von 18 Studien ist der Frage nachgegangen, ob Hatha Yoga den Schweregrad von akuten, chronischen und/oder behandlungsresistenten Stimmungs- und Angststörungen verringern könnte.[41] 14 der Studien betrafen Patienten mit akuten Störungen, während vier Studien chronische

Störungen untersuchten. Im Ergebnis hatte Hatha Yoga im Vergleich zu den Kontrollgruppen keinen signifikant lindernden Effekt auf Angst- oder Depressionssymptome. Die Autoren räumen ein, dass die meisten der einbezogenen Studien von geringer Qualität waren. Weitere Studien sind also erforderlich, um die Ergebnisse zu bestätigen oder zu widerlegen.

Meditation bei Angststörungen

Zur Linderung von Angstsymptomen empfehlen Therapeuten häufig Achtsamkeitsmeditation. Und anders als beim Yoga belegen die Forschungsergebnisse im Großen und Ganzen, dass Meditation die Behandlung unterstützen kann. Im Jahr 2013 führte man am Massachusetts General Hospital die erste randomisierte kontrollierte Studie durch, die ein auf Achtsamkeit basierendes Stressabbauprogramm bei generalisierter Angststörung mit einer Kontrollintervention verglich.[42] 93 Teilnehmer mit Angststörung wurden entweder einem achtwöchigen Meditationskurs oder einer Stressbewältigungsschulung zugeteilt. Beide Interventionen senkten das Ausmaß der Angstzustände deutlich, allerdings war in der Meditationsgruppe ein stärkerer Rückgang der Angst- und Stressgefühle und ein stärkerer Anstieg positiver Selbstaussagen zu verzeichnen als in der Kontrollgruppe. Dies war die erste strenge Forschungsarbeit, die nachgewiesen hat, dass sich Meditation positiv auf Menschen mit Angststörung auswirken kann.

Eine im Jahr 2018 an der Universität Heidelberg durchgeführte Literaturdurchsicht hat ergeben, dass auf Achtsamkeit basierende Interventionen einen geringen bis mäßigen Linderungseffekt auf Angst- und Depressionssymptome haben, auch ohne Einbindung in ein umfassendes Therapiekonzept.[43] Die Übersichtsstudie bezog 18 Arbeiten mit insgesamt 1150 Teilnehmern ein und war die erste Metaanalyse, die nachwies, dass Achtsamkeitsinterventionen bei Angststörungen und Depressionen helfen können, selbst wenn sie nicht Teil des Behandlungsplans sind.

Kürzlich haben Forscher der Georgetown University und der Harvard Medical School eine klinische Studie durchgeführt, in der die Teilnehmer eines achtwöchigen Achtsamkeitsmeditationskurses mit Probanden verglichen wurden, die das Angstmedikament Escitalopram bekamen.[44] An der Studie nahmen 276 Personen mit diagnostizierter, aber unbehandelter Angststörung teil. Die Hälfte wurde dem Meditationskurs zugeteilt, während die andere Hälfte mit der Einnahme des angstlösenden Mittels begann.

Im Ergebnis sanken in beiden Gruppen die Angstsymptome um 20 Prozent. Mit anderen Worten: Meditation wirkte genauso gut wie die Einnahme eines Medikaments gegen Angstzustände. Die Autoren folgern daraus, dass Meditation als Behandlung für diejenigen nützlich sein könnte, die keine Medikamente einnehmen möchten, oder die Behandlung derjenigen begleiten könnte, die bereits Medikamente einnehmen.[45] Meditation könnte auch als Erstbehandlung vor der Verschreibung von Arzneimitteln eingesetzt werden. Für Menschen, die unter Angstzuständen leiden, ist Meditation also eine wirksame Behandlungsoption.

Die wichtigsten Punkte

- **Angststörungen** zeichnen sich durch anhaltende und übermäßige Sorgen, irrationale Ängste und Panikattacken aus.
- Yoga scheint bei der Linderung von Angstsymptomen bei Kindern, Jugendlichen und jungen Erwachsenen wirksam zu sein, bei älteren Erwachsenen jedoch möglicherweise weniger wirksam.
- Dass Meditation Angstzustände lindert, hat sich in mehreren Studien erwiesen.

POSTTRAUMATISCHE BELASTUNGSSTÖRUNG

Die **posttraumatische Belastungsstörung (PTBS)** ist eine durch Trauma oder Stress verursachte Störung, von der etwa 3,5 Prozent der US-Bevölkerung betroffen sind. Es handelt sich um einen Zustand anhaltender mentaler und emotionaler Belastung, der mit Schlafstörungen und lebhaften Erinnerungen an ein belastendes Erlebnis einhergehen kann. PTBS kann die sozialen Interaktionen, die Arbeitsfähigkeit und das Funktionieren im Alltag beeinträchtigen.

Was verursacht PTBS?

Der neurologische Hintergrund von PTBS wird noch erforscht, aber man weiß, dass beim Angstlernaspekt von PTBS die Amygdala eine Schlüsselrolle spielt.[46] Bei PTBS ist die Amygdala oft überreaktiv und überempfindlich. Sie lässt sich also leichter erregen als bei jemandem ohne PTBS. Auch der vordere cinguläre Kortex könnte eine Rolle bei PTBS spielen, da Personen mit aktiverem cingulären Kortex oft schlechter auf kognitive Verhaltenstherapie und ähnliche Behandlungen ansprechen.[47]

Bei PTBS sind möglicherweise auch die kognitiven Strukturen im Gehirn nicht in der Lage, störende Gedanken und negative emotionale Erinnerungen zu unterdrücken. So sind bei PTBS-Betroffenen die mit exekutiven Funktionen betrauten Gehirnbereiche weniger reaktionsfähig, etwa der präfrontale Kortex, während Regionen wie die Amygdala, die mit Angst zu tun haben, hyperaktiv sind.[48] Das Ausmaß der Reaktivität hängt auch mit der Schwere der Symptome zusammen. Eine aktivere Amygdala und ein weniger aktiver präfrontaler Kortex gehen also mit schwereren PTBS-Symptomen einher.[49] Mitunter funktioniert auch der Hippocampus anders, was zu Gedächtnisproblemen führen kann, aber dies muss noch durch weitere Untersuchungen bestätigt werden.

Auch die Neurotransmitter können bei einer PTBS aus dem Gleichgewicht geraten. Glutamat, der im Gehirn am häufigsten vorkommende erregende Neurotransmitter, ist an Lernvorgängen im Hippocampus sowie an der Verarbeitung von Stressgefühlen in der Amygdala beteiligt. Zu viel Glutamat oder unregelmäßige Signalübertragungen können zu erhöhter Aktivität in diesen Hirnregionen führen.[50] Noradrenalin, ein Neurotransmitter und Stresshormon, kann bei PTBS ebenfalls aus dem Ruder laufen. Normalerweise wird Noradrenalin bei akutem Stress ausgeschüttet, um die Herzfrequenz und den Blutdruck zu erhöhen, aber bei PTBS scheint der Noradrenalinspiegel nach dem auslösenden Ereignis erhöht zu bleiben.[51]

Möglicherweise funktioniert auch der Stressmechanismus der HHN-Achse bei PTBS anders, die Ergebnisse sind jedoch in der Gesamtschau der verschiedenen Studien inkonsistent.[52] Einige Studien belegen bei PTBS-Betroffenen im Vergleich zu Kontrollpersonen eine Senkung des von der HHN-Achse bei Stress produzierten Cortisolspiegels, während andere Studien keinen signifikanten Unterschied zwischen den Gruppen erkennen.[53]

PTBS-Betroffene weisen auch veränderte Werte bei den Stresshormonen CRH und/oder ACTH auf, die beide bei Aktivierung der HHN-Achse freigesetzt werden.[54, 55]

Wahrscheinlich gibt es auch genetische Faktoren bei PTBS. Insbesondere Gene, die mit Belastungen in den frühen Lebensjahren interagieren, könnten eine große Rolle spielen. Die Expression des FKBP5-Gens wird durch akute Traumata induziert und hängt mit der Entwicklung einer PTBS zusammen.[56, 57] Wahrscheinlich spielen noch viel mehr Gene eine Rolle, und die Forschung wird die Mechanismen, die der PTBS zugrunde liegen, noch genauer herausarbeiten.

Yoga und Meditation bei PTBS

Die Wirkung von Yoga und Meditation auf die Symptome einer posttraumatischen Belastungsstörung ist in mehreren Studien untersucht worden. Eine Auswertung von zehn Studien mit insgesamt 643 Teilnehmern hat ergeben, dass Interventionen mit Meditation, achtsamkeitsbasiertem Stressabbau oder Yoga bei der Linderung von PTBS- und Depressionssymptomen wirksam zu sein scheinen.[58] Eine andere Auswertung von sieben randomisierten kontrollierten Studien zu Yogainterventionen bei PTBS-Betroffenen ist jedoch auf große Unterschiede in der Wirksamkeit gestoßen.[59]

Während die Resultate bei der Allgemeinbevölkerung unterschiedlich sind, haben Meditationsprogramme, die auf Militärveteranen mit PTBS zugeschnitten sind, durchweg positive Ergebnisse gezeigt. An der chinesischen Naval Medical University hat man die Wirksamkeit von Achtsamkeitsmeditation bei militärisch bedingter PTBS ergründet,[60] indem man 19 Studien mit 1326 Teilnehmern auswertete. In den Ergebnissen zeigt Achtsamkeitsmeditation im Vergleich zu Kontrollinterventionen gute Wirkung gegen militärbedingte PTBS-Symptome.

Um besser zu verstehen, wie sich kontemplative Praktiken auf Veteranen auswirken, haben Wissenschaftler der University of Hawai'i gemeinsam mit der gemeinnützigen Organisation Warriors at Ease Veteranen darüber befragt, welche Vorteile, Hürden und Motive sie bei traumagerechtem Yoga sehen.[61] Warriors at Ease bietet traumagerechte, die Militärkultur berücksichtigende Meditation und Körperarbeit für Veteranen an. Die Wissenschaftler ergründeten dies in Interviews mit neun Veteranen.

Aus den Interviews gingen viele Aspekte hervor: Die Veteranen fanden durch die Yogaintervention zu innerer Stille, Körperbewusstsein und sozialen Bindungen. Bemerkenswert ist, dass auch einige Hürden für die Ausübung von Yoga angesprochen wurden, etwa die Auffassung, Yoga sei für Männer gesellschaftlich inakzeptabel und körperlich nicht fordernd.[62] Yoga könnte durch Kurse mit männlichen Lehrern, die selbst Militärangehörige oder Veteranen sind, für Veteranen attraktiver gemacht werden. Durch diese kleine Änderung könnte sich die Auffassung ändern, dass starke Männer in einem Yogakurs nichts zu suchen haben.[63] Hilfreich wäre auch, wenn Yoga nicht nur nach einem Trauma empfohlen, sondern als proaktive Maßnahme in Fitnessprogrammen oder im aktiven Dienst eingesetzt werden würde.

Anhand einer von einem Veteranen geleiteten Yogaintervention stellten Wissenschaftler fest, dass ein auf das Militär zugeschnittenes Yogaprogramm drei Aspekte der PTBS deutlich reduzierte, nämlich Übererregtheit, Flashbacks und Vermeidungsverhalten.[64] Bei den teilnehmenden Veteranen verbesserte sich auch die Achtsamkeit, während Schlaflosigkeit und Angstsymptome abnahmen. Traumagerechte Yogaprogramme können also eine wirksame Ergänzung zur PTBS-Behandlung sein.

Die wichtigsten Punkte

- **Posttraumatische Belastungsstörung (PTBS)** ist eine durch Trauma oder Stress bedingte Störung, die mit anhaltender mentaler und emotionaler Belastung, Schlafstörungen und lebhaften Erinnerungen an ein belastendes Erlebnis einhergeht.
- Yoga und Meditation können die Symptome einer PTBS lindern.
- Achtsamkeitsmeditation kann PTBS-Symptome bei Militärveteranen deutlich reduzieren. Nach Meditationsinterventionen berichten Veteranen von mehr innerer Ruhe, mehr Körperbewusstsein und besseren sozialen Bindungen.
- Militärgerechte Yogaprogramme können Übererregtheit, Flashbacks und Vermeidungsverhalten bei Veteranen mit PTBS verringern.

DEPRESSION

Depression ist eine psychische Erkrankung, die durch Niedergeschlagenheit und Verzweiflung gekennzeichnet ist. Sie beeinflusst die Gefühle, die Gedanken und das Verhalten der Betroffenen und kann unter anderem anhaltende Traurigkeit und Desinteresse an zuvor gerne ausgeübten Aktivitäten verursachen. Depressionen können aus verschiedenen Gründen auftreten, es gibt genetische, umweltbedingte, situative und psychologische Faktoren.

Laut der Anxiety and Depression Association of America (ADAA) ist Depression in den USA die häufigste Ursache für Arbeitsunfähigkeit bei Menschen im Alter von 15 bis 44 Jahren und betrifft etwa zehn Prozent der Erwachsenen. Schätzungen zufolge leiden weltweit über 350 Millionen Menschen an irgendeiner Form von Depression.[65, 66, 67]

Menschen werden nicht mit Depressionen geboren. Vielmehr gibt es einen Auslöser oder ein belastendes Ereignis, das eine Kettenreaktion molekularer Vorgänge auslöst, die zum Ausbruch einer Depression führen. Die Hirnforschung durchschaut die Wirkweise der Depression im Gehirn noch nicht vollständig, denn so einfach, dass der eine Spiegel niedrig und der andere zu hoch wäre, ist es nicht.[68] Vielmehr finden in jedem Augenblick Millionen (oder vielleicht sogar Milliarden) von chemischen Reaktionen statt, die die Stimmung und die Weltwahrnehmung verändern. Es gibt also nicht die eine Ursache für eine Depression. Zwei Menschen können ähnliche Symptome haben, aber sehr unterschiedliche chemische Reaktionen im Gehirn.

Auch bei Depressionen spielen bestimmte Hirnregionen eine Rolle, vor allem stimmungsregulierende Bereiche wie der Hippocampus, die Amygdala und der Thalamus. Bildgebende Verfahren haben gezeigt, dass der Hippocampus, das Zentrum des Langzeitgedächtnisses, bei Menschen mit Depressionen kleiner ist. Eine Studie an 24 Frauen mit wiederkehrender schwerer Depression hat ergeben, dass der Hippocampus der Depressiven im Durchschnitt 9 bis 13 Prozent kleiner war als der Hippocampus gesunder Kontrollpersonen.[69] Außerdem war der Hippocampus umso kleiner, je mehr Depressionsschübe eine Frau hatte. Bei der Verkleinerung des Hippocampus könnte chronischer Stress eine Rolle spielen, da bei Stress mehr Cortisol ausgeschüttet wird, das auf Dauer erwiesenermaßen Neuronen abtötet.

Wenn sie sich an eine emotional aufgeladene Erinnerung erinnert, wird die Amygdala aktiv, die an Gefühlen wie Wut, Furcht, Erregung und Vergnügen beteiligt ist. Depressive haben eine größere Amygdala als Menschen ohne Depression, was darauf hindeutet, dass dort mehr neuronale Aktivität herrscht.[70] Zu guter Letzt soll bei Depressionen auch die Schaltzentrale des Gehirns, der Thalamus, verändert sein. Womöglich sind Depressionen zum Teil auf Probleme bei der Weiterleitung von Sinnesinformationen zurückzuführen, die mit angenehmen und unangenehmen Empfindungen verbunden sind. So kann es sein, dass man bei Depression öfter unangenehme Gefühle empfindet, auch wenn der Reiz an sich gar nicht unangenehm ist.

Ähnlich wie bei Angststörungen und PTBS machen auch bestimmte Gene manche Menschen anfälliger für Depressionen als andere. Zwillings- und Familienstudien haben für Depressionen eine Erblichkeitsrate von 37 Prozent festgestellt.[71] Das am häufigsten untersuchte Gen heißt SLC6A4 und reguliert den Neurotransmitter Serotonin.[72] Studien zufolge wird dieses Gen bei Depressionen herabgeregelt, sodass an der Synapse, der Verbindung zwischen zwei Neuronen, weniger Serotonin verfügbar ist. Die üblicherweise gegen Depressionen verschriebenen Medikamente, die Serotonin-Wiederaufnahmehemmer (SSRIs), erhöhen darum die Menge an Serotonin an der Synapse. SSRIs wirken, aber nicht sofort – es dauert in der Regel einige Wochen bis Monate, bis sich die Symptome bessern. Man weiß immer noch nicht ganz, warum die Erhöhung der Serotoninmenge bei vielen Menschen die Depressionssymptome verringert.

Obwohl wirksame Medikamente zur Verfügung stehen, entscheiden sich viele Menschen wegen der Nebenwirkungen, wegen mangelnden Zugangs oder aus persönlichen Gründen gegen die Einnahme.[73] Auch das soziale Stigma, das Antidepressiva und psychische Erkrankungen generell umgibt, hält viele Menschen davon ab, sich behandeln zu lassen. Es besteht ein eindeutiger Bedarf an der Erforschung und Bewertung alternativer Behandlungsmethoden.

Yoga bei Depressionen

Interventionen wie Yoga und Meditation werden inzwischen als Behandlungsoption bei Depressionen getestet. Während Yoga die Symptome von Angststörungen nicht signifikant reduziert, hat es sich als hilfreiches Mittel gegen Depressionen erwiesen. Wissenschaftler der Jackson State University haben 23 Studien ausgewertet, in denen Yoga als alternative oder begleitende Behandlung von Depressionen untersucht wurde. Sie kamen zu dem Ergebnis, dass Yoga sowohl bei depressiven Menschen als auch bei betreuenden Angehörigen Symptome lindert.[74] Die untersuchten Studien hatten kleine bis mittlere Teilnehmerzahlen zwischen 14 und 136, was die statistische Aussagekraft einschränkt. Leider wurde in den meisten Studien nicht angegeben, welche Art von Yoga verwendet wurde, sodass unklar bleibt, ob sich bestimmte Yogastile für die Behandlung von Depressionen besser eignen als andere.

Wie viel Yoga ist nötig, um Depressionen zu lindern?

Kurz: Zwei bis drei Yogastunden pro Woche können reichen, um Besserung zu erzielen. An der Boston University hat man den Zusammenhang zwischen Dosierung und Effekt untersucht, indem man Probanden mit schwerer depressiver Störung in zwei Yogagruppen miteinander verglich.[75] Zwölf Wochen lang übte die Gruppe mit der hohen Dosis dreimal pro Woche Iyengar-Yoga und langsames, tiefes Atmen (fünf Atemzüge/Minute), während die Gruppe mit der niedrigen Dosis nur zweimal pro Woche praktizierte.

In beiden Gruppen zeigte sich ein signifikanter Rückgang der depressiven Symptome. Wahrscheinlich reicht es also, zweimal in der Woche Yoga und Atemübungen zu praktizieren, um eine spürbare Besserung zu erzielen.

KÖRPER UND GEIST VERBINDENDE VARIANTE DES GEERDETEN SONNENGRUSSES

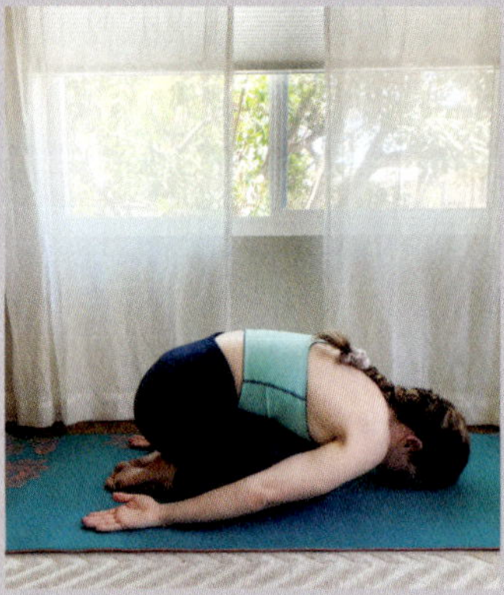

1 Kindhaltung

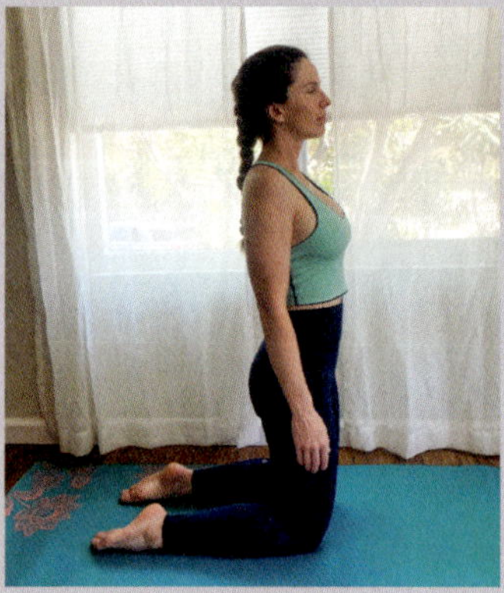

2 Kniestand

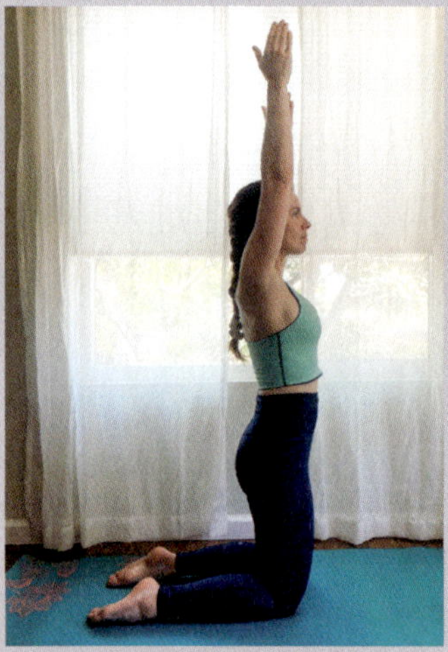

3 Kniestand mit nach oben gestreckten Armen

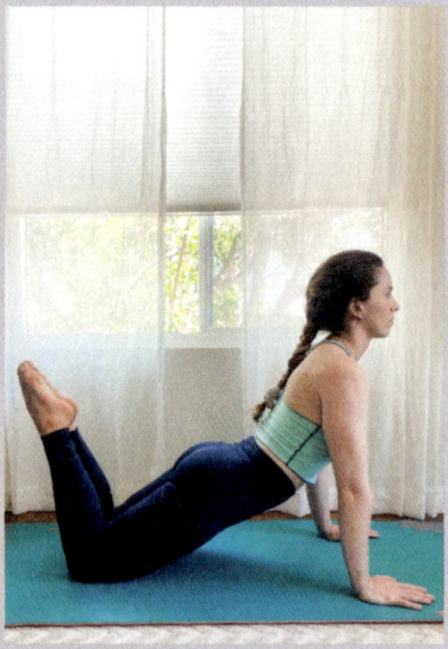

4 Variante des heraufschauenden Hundes

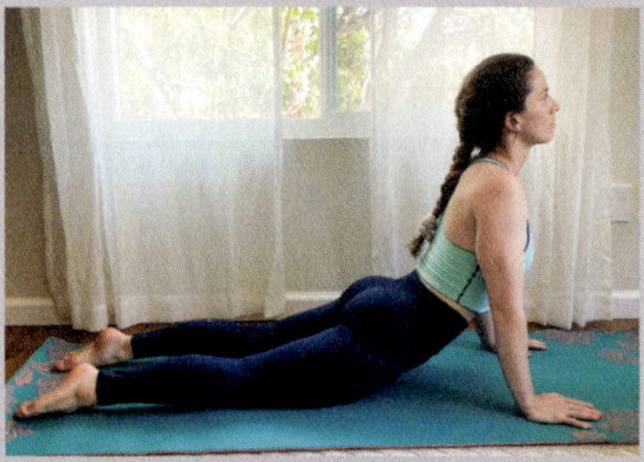

5 Heraufschauender Hund

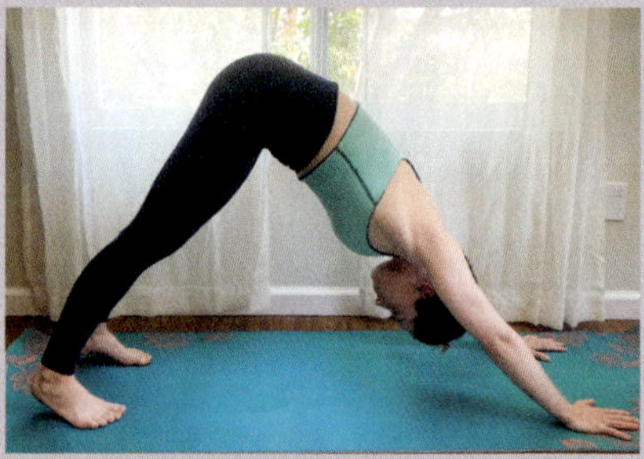

6 Herabschauender Hund

Meditation bei Depressionen

Es gibt mehrere Studien zum Einsatz von Meditation in der Behandlung von Depressionen. Am VA (Veterans Affairs) Puget Sound Health Care System in Seattle hat man die Forschungsliteratur zu der Frage ausgewertet, ob Achtsamkeitsmeditation bei der Behandlung verschiedener psychiatrischer Erkrankungen, einschließlich Depression, helfen kann.[76] Die Analyse umfasste 12 005 Teilnehmer aus 142 verschiedenen Stichproben. In allen Studien fanden sich starke Belege dafür, dass Achtsamkeit die Symptome von Depressionen verringert. Achtsamkeitsinterventionen wirkten besser als gar keine Behandlung oder andere aktive Behandlungen und waren in der Wirksamkeit vergleichbar mit evidenzbasierten Therapien. Diese Ergebnisse bestätigten sich auch in den Nachuntersuchungen. Zusammengenommen sprechen diese Ergebnisse eindeutig dafür, dass achtsamkeitsbasierte Interventionen eine wirksame Alternative oder Ergänzung zur Behandlung von Depressionen sein können.

Achtsamkeitsmeditationen haben sich auch als wirksame Behandlungsoption bei älteren Erwachsenen (≥ 65 Jahre) mit Depressionen erwiesen. Forscher der Saint Louis University haben eine systematische Auswertung und Metaanalyse von 19 Studien mit über 1000 Teilnehmern durchgeführt.[77] Generell linderten die Achtsamkeitsmeditationen die Depressionssymptome. Geführte Meditationen waren im Vergleich zu Interventionen ohne Anleitung am wirksamsten bei der Verringerung der Depressionssymptome. Demnach empfehlen sich geführte Meditationen für Therapiemaßnahmen mit älteren Menschen.

Wirkt Yoga oder Meditation besser gegen Depressionen?

Zur Beantwortung dieser Frage wurde eigens eine Studie konzipiert.[78] In einer randomisierten kontrollierten Studie mit 90 Collegestudenten, bei denen eine Depression und/oder Angstzustände diagnostiziert worden waren, wurden eine Yogagruppe, eine Achtsamkeitsmeditationsgruppe und eine Kontrollgruppe verglichen. Die Teilnehmer der Yoga- und Meditationsgruppen nahmen an einem zweimonatigen Kurs teil und ihre Symptome wurden zu Beginn sowie nach einem Monat, nach zwei und nach drei Monaten gemessen.

Das Ergebnis war, dass die Depressionssymptome in den Yoga- und Meditationsgruppen vom Start bis zur Nachuntersuchung signifikant abnahmen. Die Ergebnisse unterschieden sich jedoch nicht signifikant zwischen der Yoga- und der Meditationsgruppe. Der einzige Unterschied war, dass in der Meditationsgruppe eine Verbesserung des Selbstmitgefühls beobachtet wurde, in der Yogagruppe aber nicht. Somit scheinen sowohl Meditation als auch Yoga einen gewissen Nutzen für Menschen mit Depressionen zu haben.

Die wichtigsten Punkte

- **Depression** ist eine Gemütskrankheit, die durch Niedergeschlagenheit und Verzweiflung gekennzeichnet ist.
- Yoga kann die Symptome von Depressionen lindern, sowohl bei Menschen mit Depressionen als auch bei ihren Bezugspersonen. Zwei bis drei Yogastunden pro Woche können für eine Verbesserung der Symptomatik ausreichen.
- Es gibt deutliche Hinweise darauf, dass Achtsamkeitsmeditation die Symptome von Depressionen verringern kann.
- Geführte Meditation ist möglicherweise die wirksamste Form der Meditation zur Verringerung der Depressionssymptome bei Menschen ab 65 Jahren.

KAPITEL 9

WIE YOGA UND MEDITATION AUF DAS GEHIRN WIRKEN

Neurologische Erkrankungen, chronische Schmerzen und Sucht

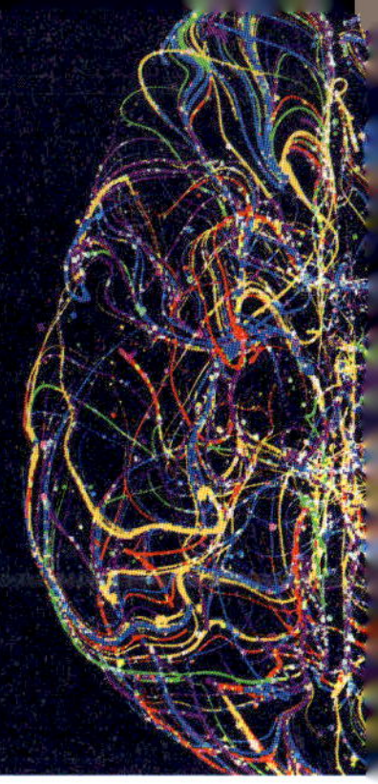

Das Gehirn ist das Kontrollzentrum des Körpers und kann durch Verletzungen und Erkrankungen beeinträchtigt werden. Neurologische Erkrankungen entstehen, wenn das Gehirn, das Rückenmark oder die Nerven in einer Weise verletzt oder gestört werden, die ihre Funktion beeinträchtigt und verschiedene Symptome verursacht. In diesem Kapitel behandeln wir einige der häufigsten neurologischen Erkrankungen, darunter Schädel-Hirn-Trauma, Schlaganfall, Multiple Sklerose und Alzheimer. Viele dieser Erkrankungen haben als Symptom chronische Schmerzen, und wir untersuchen, was man mit Yoga oder Meditation dagegen tun kann. Auch andere Erkrankungen, die mit chronischen Schmerzen zusammenhängen, wie Arthritis und Sucht, werden besprochen, denn es spricht einiges dafür, dass kontemplative Praktiken eine positive Wirkung haben können.

SCHÄDEL-HIRN-TRAUMA

Ein Schädel-Hirn-Trauma (SHT) ist eine Kopfverletzung, bei der das Gehirn Schaden nimmt. Ursache kann ein Sturz, ein Schlag auf den Kopf oder sogar ein Gegenstand sein, der den Schädel durchdringt (erinnern Sie sich an Mr Gage aus Kapitel 3). Ein SHT beeinträchtigt die Hirnfunktion und es kann nur einen Bereich des Gehirns schädigen oder diffuser sein und mehrere Hirnregionen betreffen. Nach Angaben der American Association of Neurological Surgeons[1] haben etwa 13,5 Millionen US-Amerikaner eine Behinderung aufgrund eines Schädel-Hirn-Traumas.

Die häufigste Art von Schädel-Hirn-Trauma ist eine »gedeckte« Hirnverletzung. Sie tritt auf, wenn eine schnelle Bewegungsänderung des Kopfes eine Quetschung oder einen Riss von Hirngewebe und Blutgefäßen verursacht. Ein gedecktes SHT kann die Folge eines Autounfalls, eines Missgeschicks beim Sport oder eines Sturzes sein. Eine häufige Form von gedecktem SHT ist die Gehirnerschütterung.

Stößt der Schädel gegen einen Gegenstand, rammt das Gehirn an der Aufprallstelle gegen den Schädel, was zu einer ersten Verletzung führt, der Coup-Verletzung. Eine sekundäre Verletzung kann auftreten, wenn das Gehirn zurückprallt und auf die gegenüberliegende Innenwand des Schädels trifft. Dies wird als Contre-coup-Verletzung bezeichnet. Auch wenn der Kopf an der Stirnseite mit einem Gegenstand kollidiert, kann man also auch im hinteren Teil des Gehirns ein SHT erleiden. Wird bei ei-

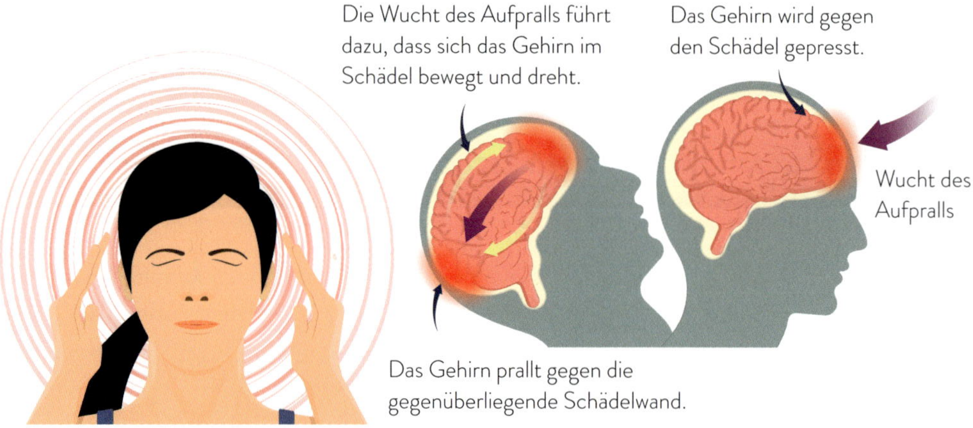

Schädel-Hirn-Trauma mit Coup- und Contre-coup-Verletzung

ner Contre-coup-Verletzung der Okzipitallappen geschädigt, können die Neuronen wahllos feuern, sodass man für eine gewisse Zeit nach der Verletzung »Sterne sieht«.

Bei einer Contre-coup-Verletzung kann es auch zu einem diffusen Axonschaden oder DAI *(diffuse axonal injury)* kommen. Bei dieser Art Hirnverletzung werden die Axone der Neuronen durch die starken Scherkräfte des sich im Schädel bewegenden Gehirns zerrissen. Ein diffuser Axonschaden führt oft zu einem Koma und zur Schädigung verschiedener Hirnstrukturen.

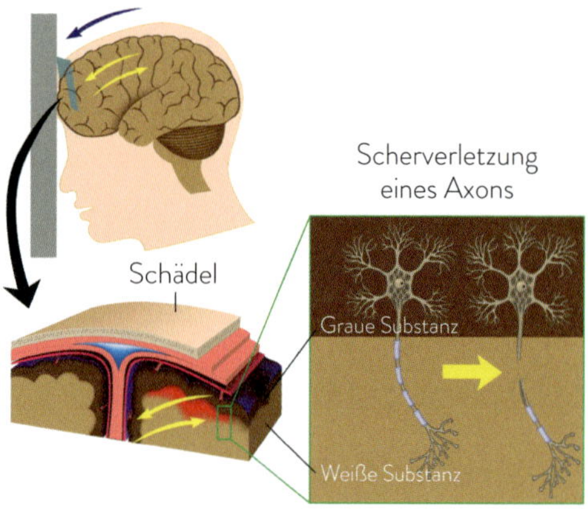

Bei einem diffusen Axonschaden werden Axone zerrissen.

Ein SHT tritt oft unmittelbar nach einem Unfall auf, als sogenannte primäre Verletzung. Eine sekundäre Hirnverletzung kann Stunden oder sogar Tage nach dem Vorfall auftreten. Sekundäre Hirnverletzungen spielen sich in der Regel auf der mikroskopischen Ebene ab und ergeben sich aus Veränderungen an den Zellen oder Blutgefäßen, die zu weiteren Schäden führen. Eines der bekanntesten Beispiele für sekundäre Hirnverletzungen ereignete sich im Jahr 2009, als die Schauspielerin Natasha Richardson beim Skifahren in Kanada stürzte. Sie trug damals keinen Helm. Zunächst fühlte sie sich Berichten zufolge gut, bekam aber ein oder zwei Stunden nach dem Sturz starke Kopfschmerzen und wurde ins Krankenhaus gebracht. Unglücklicherweise verstarb sie zwei Tage später an einem epiduralen Hämatom, einer Art von Hirnblutung, bei der sich Blut zwischen der Schädeldecke und der dicken Außenhaut des Gehirns ansammelt. Der Fall rückte Hirntraumata und ihre Behandlung beziehungsweise Vermeidung ins öffentliche Bewusstsein.[2]

Bei Hirntraumata gibt es ein breites Spektrum von Schweregraden, das von einer leichten Prellung bis hin zu einem lebensbedrohlichen Hirnschaden reicht. Je nach Schweregrad und Art des SHT können Betroffene eine Reihe von Symptomen erleiden, darunter kognitive Störungen, Bewegungsprobleme, veränderte Sinneswahrnehmung, Sprachstörungen, Beeinträchtigungen der sozialen Fähigkeiten und Veränderungen der Persönlichkeit.[3] Da ein SHT für Außenstehende oft unsichtbar ist, fühlen sich Betroffene manchmal isoliert und unverstanden und finden nur schwer verständnisvolle Hilfe.

Die Wissenschaft geht davon aus, dass geschädigte oder zerstörte Gehirnzellen nur schwer geheilt oder regeneriert werden können. Das menschliche Gehirn ist jedoch formbar. In einigen Fällen können die Leitbahnen zwischen den Neuronen in unverletzte Bereiche des Gehirns umgeleitet werden, um Hirnfunktionen wiederherzustellen.[4] Damit Menschen mit schweren Verletzungen genesen, sind oft lebenslange Rehamaßnahmen erforderlich. Die Suche nach wirksamen Behandlungen ist daher geboten. Kontemplative Praktiken sind ein wirksames Mittel zur Verringerung der Symptome und zur Verbesserung der Lebensqualität vieler SHT-Überlebenden.

Yoga und Meditation bei SHT

Dass Yoga und Meditation die Symptome einer leichten SHT lindern, haben viele Studien nachgewiesen. An der Universität von Connecticut hat man 20 Studien mit insgesamt 539 Teilnehmern ausgewertet und festgestellt, dass Meditation, Yoga und achtsamkeitsbasierte Interventionen die geistige und körperliche Gesundheit, die Lebensqualität und die Denkleistung von Menschen mit leichten Hirnverletzungen deutlich verbessern können und gleichzeitig die Symptome Müdigkeit und Depression verringern.[5]

Die in Vermont ansässige LoveYourBrain Foundation ist eine der führenden Organisationen, die Yoga, Meditation, Vernetzung und Schulung für Menschen mit SHT anbietet. Sie wurde vom Snowboarder Kevin Pearce gegründet, der beim Training für die Olympischen Winterspiele 2010 ein schweres SHT erlitt. Zusammen mit seinem Bruder Adam Pearce rief Kevin Pearce ein wissenschaftlich fundiertes und gemeinschaftsbildendes sechswöchiges Yoga- und Meditationsprogramm ins Leben, um anderen SHT-Betroffenen zu helfen.

Über die Wirkungen des LoveYourBrain-Yogaprogramms auf SHT-Überlebende und ihre Angehörigen gibt es einige Forschungsarbeiten. Eine große Studie mit 1563 Teilnehmern hat ergeben, dass die Teilnahme am LoveYourBrain-Programm zu einer signifikanten Verbesserung der wahrgenommenen Lebensqualität, des Wohlbefindens und des Denkvermögens führte.[6] Darüber hinaus waren die SHT-Überlebenden nach dem Yogaprogramm in der Lage, Angst- und Wutgefühle, Stress und Impulsivität besser zu regulieren. Auch bei den pflegenden Angehörigen, die häufig unter hohem Stress leiden, wurden nach dem Programm Verbesserungen der körperlichen und psychischen Gesundheit festgestellt.

In einer separaten qualitativen Studie wurden die Teilnehmer des LoveYourBrain-Yogaprogramms befragt. SHT-Überlebende und ihre Betreuungspersonen gaben ein besseres Zugehörigkeitsgefühl, eine stärkere Integration in die Gemeinschaft, eine bessere körperliche Gesundheit, eine größere Fähigkeit zur Selbstregulierung und eine höhere Resilienz zu Protokoll.[7]

Tipps für das Unterrichten von SHT-Betroffenen

- Verwenden Sie einfache, langsame und sich wiederholende Bewegungen, da Menschen mit SHT Informationen und Anweisungen manchmal in einem anderen Tempo verarbeiten.
- Wiederholen Sie die Anleitungen häufig.
- Schaffen Sie im Studio einen geschützten Raum, der allen offensteht. Denken Sie daran, dass sich Menschen mit SHT oft von der Gemeinschaft abgesondert fühlen. Bemühen Sie sich darum besonders um Inklusion. Indem Sie das Licht dimmen und die Geräuschkulisse auf ein Minimum reduzieren, tragen Sie dazu bei, dass sich die Betroffenen wohler fühlen.
- Achten Sie beim Anleiten von Bewegungen auf eine schonende Kopfhaltung, damit der Hals nicht überlastet wird. Bedenken Sie, dass manche Menschen spezielle ärztliche Anweisungen zur Kopfhaltung erhalten haben.
- Demonstrieren Sie Bewegungen und Abläufe, wenn möglich. Das Nachmachen kann für Betroffene einfacher sein, besonders wenn die Position für sie neu ist.
- Verwenden Sie Hilfsmittel und machen Sie vor, wie man sie richtig einsetzt. Hilfsmittel können sehr wertvoll für die richtige Positionierung und Stützung des Körpers sein.[8]

Die wichtigsten Punkte

- Ein **Schädel-Hirn-Trauma (SHT)** ist eine Kopfverletzung, bei der das Gehirn zu Schaden kommt.
- Die häufigste Art von SHT ist eine gedeckte Hirnverletzung, bei der eine schnelle Bewegungsänderung des Kopfes zu einer Quetschung oder einem Riss von Hirngewebe und Blutgefäßen führt.
- Yoga und Meditation können Lebensqualität, Denkvermögen, Müdigkeit und Depression verbessern und auch die Belastbarkeit und Fähigkeit zur Selbstregulierung erhöhen.

SCHLAGANFALL

Schlaganfälle sind eine der Hauptursachen für dauerhafte Arbeitsunfähigkeit in den USA. Nach Angaben der Centers for Disease Control and Prevention[9] erleiden jedes Jahr etwa 800 000 Amerikaner einen Schlaganfall. Ein **Schlaganfall** tritt auf, wenn ein Teil des Gehirns nicht mehr durchblutet wird. Es gibt zwei Hauptarten von Schlaganfällen: 1) den hämorrhagischen Schlaganfall, bei dem ein Blutgefäß platzt, und 2) den ischämischen Schlaganfall, bei dem ein Blutgefäß verstopft ist. Die Unterversorgung des Hirngewebes mit Sauerstoff kann zu Schäden oder Zelltod führen. Ungefähr 87 Prozent der Schlaganfälle sind ischämische Schlaganfälle.

Da Schlaganfälle in jedem Teil des Gehirns auftreten können, variieren die Symptome eines Schlaganfalls je nach Stelle des Schadens drastisch. Der eine kann zum Beispiel Schwierigkeiten beim Sprechen haben, während der andere Gedächtnisprobleme bekommt. Schlaganfälle können auch die Motorik beeinträchtigen und zu Gleichgewichtsstörungen führen.

Die Hirnforschung beschäftigt sich schon seit Langem mit den Veränderungen des Gehirns nach einem Schlaganfall. Bevor es bildgebende Verfahren gab, untersuchte man die Gehirne von Schlaganfallpatienten, um herauszufinden, wie sich die durch fehlende Blutzufuhr angerichteten Zerstörungen in bestimmten Hirnregionen auf das Verhalten auswirken.

Yoga bei Schlaganfall

Es gibt nur sehr wenige Studien darüber, wie Yoga die Motorik und Lebensqualität von Schlaganfallüberlebenden verbessern kann. An der Glasgow Caledonian University hat man in zwei randomisierten kontrollierten Studien mit 72 Teilnehmern herausgefunden, dass Yoga das Gedächtnis

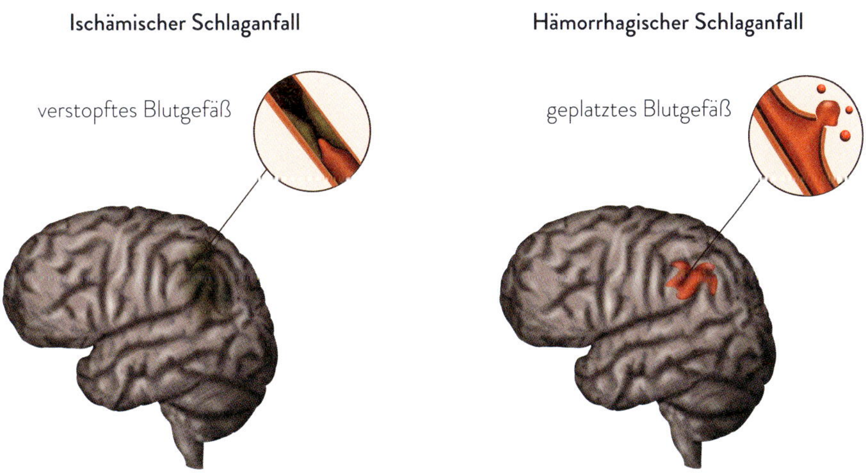

Die beiden Hauptarten von Schlaganfällen

stärkt, aber bei keinem der körperlichen, emotionalen, sozialen oder kommunikativen Aspekte der Genesung hilft.[10] Leider ließ sich mit den Daten aus diesen beiden Studien die Wirksamkeit von Yoga als Schlaganfalltherapie weder bestätigen noch widerlegen. Außerdem waren beide Studien von geringer Qualität und möglicherweise mit Verzerrungen behaftet. Die Autoren betonen jedoch, dass Yoga als potenziell nützliche Schlaganfall-Rehamaßnahme weiterhin untersucht werden sollte. Eine weitere an der australischen Monash University durchgeführte Auswertung von fünf randomisierten kontrollierten Studien hat ergeben, dass Yoga die Ausgeglichenheit und die Lebensqualität verbessert, jedoch nicht in signifikantem Maße.[11] Allerdings senkte Yoga signifikant Angst- und Depressionssymptome im Vergleich zur Kontrollgruppe, was auf Vorteile für die Psyche schließen lässt.

Forscher der University of South Australia haben mehr auf die psychologischen Vorteile von Yoga geschaut und neun Schlaganfallüberlebende befragt, nachdem sie eine zehnwöchige Yoga- und Meditationsintervention abgeschlossen hatten.[12] Insgesamt fühlten sich die Teilnehmer nach dem Yoga- und Meditationsprogramm ruhiger und mehr im Kontakt mit ihrem Körper. Sie berichteten auch von mehr Kraft und Beweglichkeit. Die Studie sieht Yoga als hilfreiches Instrument zur Verbesserung der psychischen und physischen Gesundheit, auch wenn seine Eignung als Behandlungsmethode bei Schlaganfall noch nicht ausreichend belegt ist.

Eine beliebte Variante des adaptiven Yoga ist der Stuhlyoga, bei dem die Haltungen entweder im Sitzen oder mithilfe eines Stuhls oder Rollstuhls ausgeführt werden. Stuhlyoga ist einfacher und leichter an bestimmte Bedürfnisse anpassbar als Yoga auf der Matte. Vor allem beseitigt Stuhlyoga die körperlichen Herausforderungen, die manche Menschen bei anderen Formen von Yoga erleben.

Verbessert ein Kopfstand die Durchblutung des Gehirns?

In Yogakursen wird oft behauptet, dass ein Kopfstand die Durchblutung des Gehirns verbessert, aber das ist nicht der Fall. Die Durchblutung des Gehirns ist stark reguliert, und ein Kopfstand kann die Durchblutung nicht signifikant erhöhen oder verringern, wie eine aktuelle Studie ergeben hat.[13] In der Studie wurde bei 20 Personen, die einen Kopfstand machten, der Blutfluss in der inneren Halsschlagader per Ultraschall gemessen. Es zeigte sich, dass der Blutfluss zum Gehirn zu Beginn des Kopfstandes tatsächlich abnimmt und dann wieder auf den Ausgangswert zurückkehrt. Dieses Ergebnis ist wahrscheinlich auf einen Mechanismus namens Autoregulation zurückzuführen, der die Durchblutung des Gehirns unabhängig von der Körperposition konstant hält. Zwar verstärkt die anfängliche Veränderung der Körperposition den Blutfluss, aber der Körper passt sich schnell an, um den Blutfluss konstant zu halten.

YOGAÜBUNGEN AUF DEM STUHL FÜR SCHLAGANFALLPATIENTEN

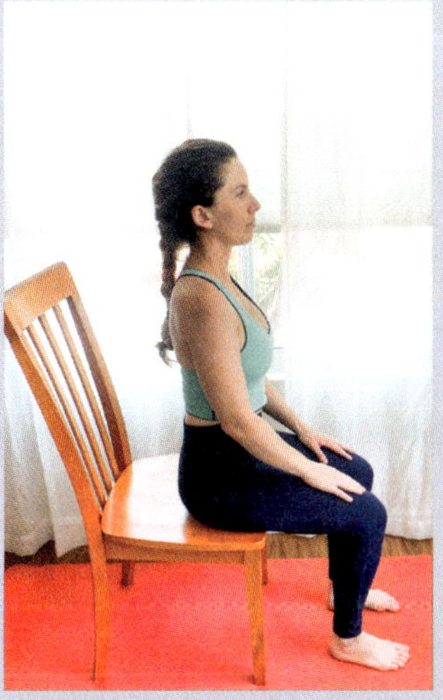

1 Sitzhaltung auf dem Stuhl

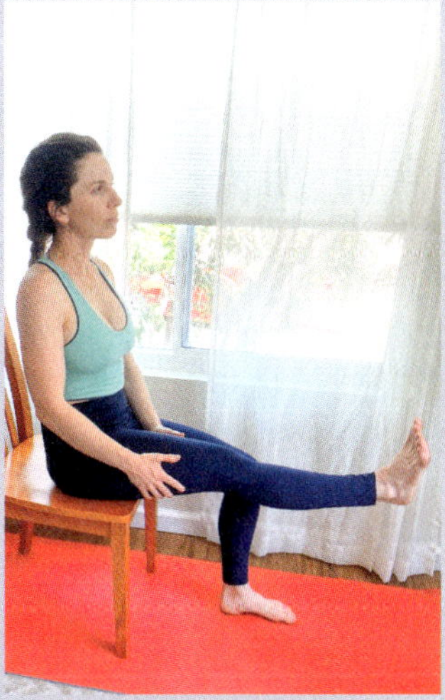

2 Beinheben

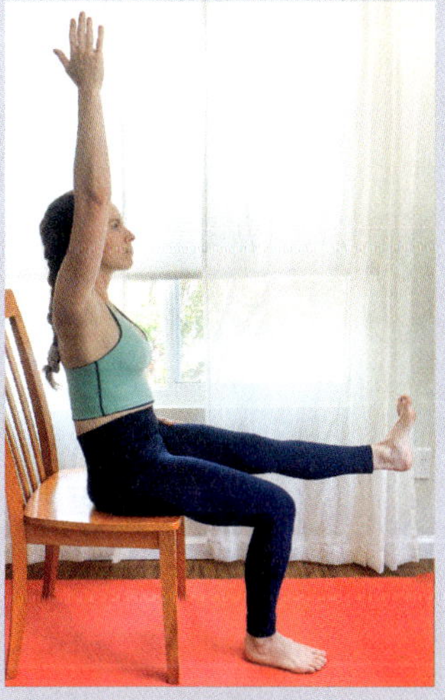

3 Variante des Beinhebens mit gleichzeitig angehobenem Arm auf der anderen Seite

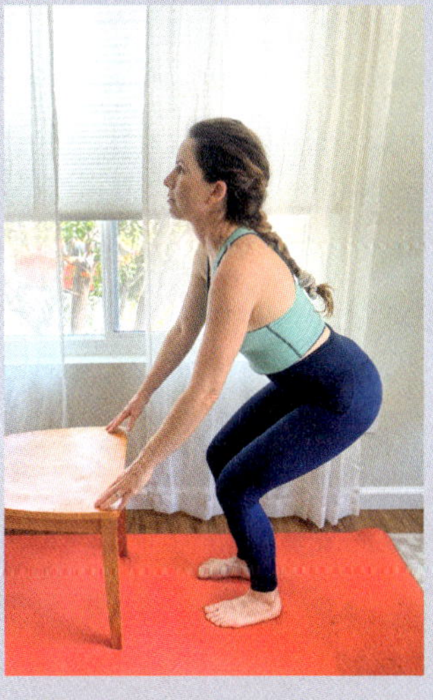

4 Stuhlhaltung mit Armstütze als Balancehilfe

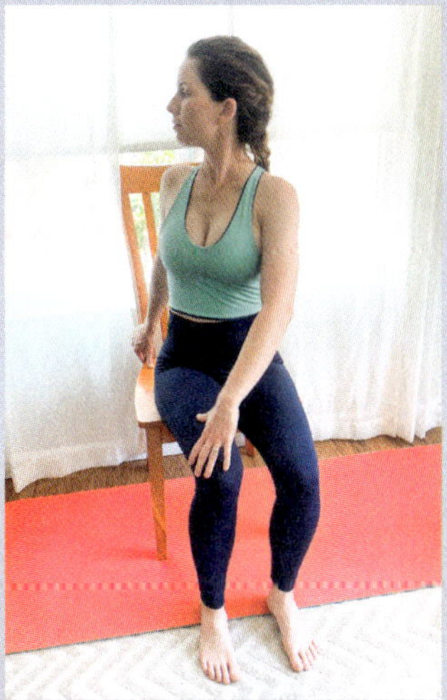

5 Drehsitz auf dem Stuhl

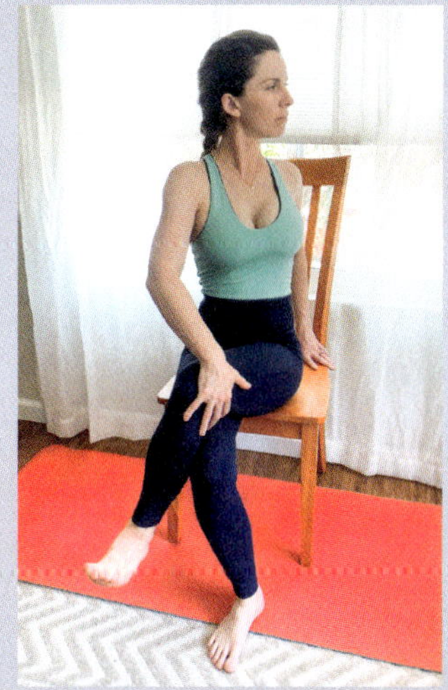

6 Variante des Drehsitzes auf dem Stuhl

Meditation bei Schlaganfall

Meditation kann dadurch, dass sie Blutdruck und Stress senkt, das Schlaganfallrisiko verringern,[14] aber nur wenige Studien haben untersucht, ob Meditation die Symptome nach einem Schlaganfall verbessert.

Eine Pilotstudie widmet sich der Frage, wie sich ein zweiwöchiges Meditationsprogramm bei Schlaganfallüberlebenden auf Lebensqualität und Spastik auswirken könnte.[15] Spastik ist eine abnorme Muskelkontraktion, die die Motorik beeinträchtigen kann. In der Studie hörten sich zehn Teilnehmer Aufnahmen mit kurzen Achtsamkeitsmeditationen an, füllten Fragebogen aus und führten ein Tagebuch. Die Teilnehmer registrierten Besserungen in den Bereichen Spastik, Energie und Produktivität, was darauf hindeutet, dass selbst eine kurze Meditationsintervention bei der Erholung von einem Schlaganfall helfen kann.

Die wichtigsten Punkte

- Ein **Schlaganfall** tritt auf, wenn ein Teil des Gehirns nicht mehr durchblutet wird.
- Die beiden Hauptarten von Schlaganfällen sind der hämorrhagische Schlaganfall (wenn ein Blutgefäß platzt) und der ischämische Schlaganfall (wenn ein Blutgefäß verstopft ist).
- Kopfstand verbessert die Blutzufuhr zum Gehirn nicht.
- Yoga kann Gedächtnis, Kraft, Motorik, Gleichgewicht und Lebensqualität verbessern und Symptome von Angst und Depression verringern.
- Meditation ist eine wirksame Methode zur Verringerung des Schlaganfallrisikos und könnte dazu beitragen, die Spastik zu bewältigen, die nach einem Schlaganfall auftreten kann.

MULTIPLE SKLEROSE

Multiple Sklerose (MS) ist die Nervenerkrankung, die junge Erwachsene im Alter zwischen 20 und 40 Jahren am häufigsten befällt, wobei Frauen häufiger betroffen sind als Männer. MS ist eine Autoimmunerkrankung des zentralen Nervensystems (Gehirn und Rückenmark), bei der das Immunsystem versehentlich die Myelinscheide angreift, die die Nervenfasern im zentralen Nervensystem schützend umgibt.

Wenn das Myelin beschädigt ist, können die elektrischen Signale nicht schnell genug übertragen werden und es kommt zu Übertragungsfehlern. Dies kann zu Kommunikationsproblemen zwischen dem Gehirn und dem Rest des Körpers führen, die sich in Schwäche, Taubheit, Kribbeln, chronischen Schmerzen, Zittern, Sehstörungen, Müdigkeit und anderen Symptomen äußern. Die MS-Symptome unterscheiden

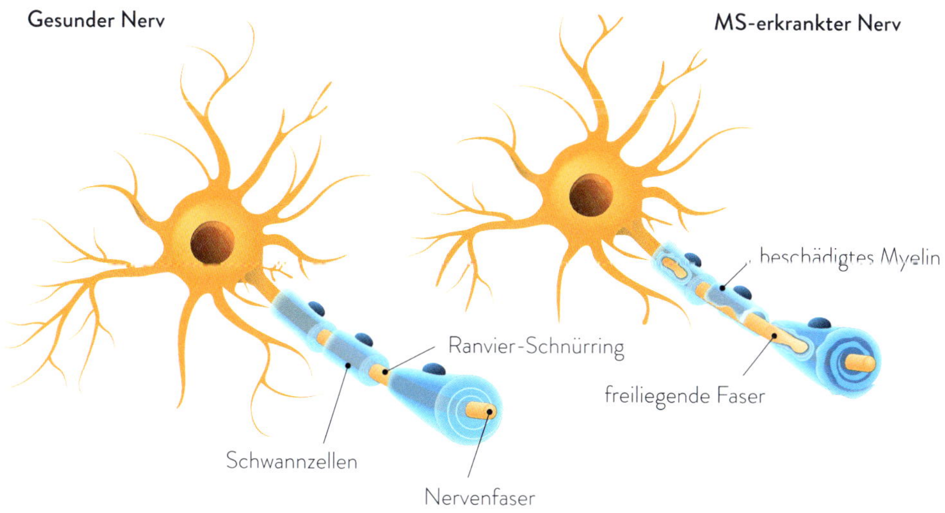

Multiple Sklerose schädigt die Myelinhülle der Nerven.

sich stark von Fall zu Fall, je nach Ausmaß der Nervenschädigung und je nach Lage und Art der betroffenen Nerven. Manche Menschen haben nur sehr wenige oder geringe Symptome, während sich andere kaum oder nur mit Hilfe bewegen können.

Es gibt vier Verlaufsformen der Multiplen Sklerose, wobei die häufigste Form als »schubförmig remittierend« bezeichnet wird. Die Symptome treten in Phasen auf, die Tage oder Wochen andauern (Schübe). Darauf folgen längere Zeiträume, in denen sich die Symptome bessern oder sogar verschwinden (Remissionen). Dieses Auf und Ab kann körperlich anstrengend und seelisch belastend sein. Während sich die Form der MS im Laufe des Lebens ändern kann, wird bei etwa 85 Prozent der MS-Erkrankten anfangs die schubförmig remittierende Form diagnostiziert.[16]

Yoga bei Multipler Sklerose

Yoga ist vielversprechend für die Behandlung von MS, denn es kann gegen Müdigkeit und Stimmungsstörungen helfen und die Flexibilität und den Bewegungsumfang verbessern. Da manchmal auch Gleichgewichts- und Koordinationsprobleme zu den Symptomen gehören, kann adaptiver Yoga eine gute Option sein. Beim adaptiven Yoga werden die Übungen und die Übungsweise individuell angepasst, um besonderen Bedürfnissen und Fähigkeiten gerecht zu werden. Das Ziel einer Yogastunde für MS-Betroffene ist es, den Bewegungsumfang und die Beweglichkeit zu erhöhen oder zu erhalten und Verletzungen zu vermeiden.

STUHLYOGA-SEQUENZ FÜR MENSCHEN MIT MULTIPLER SKLEROSE

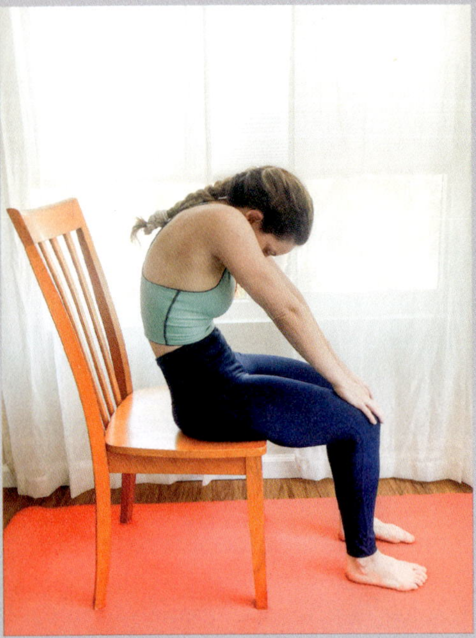

1 Katze im Sitzen

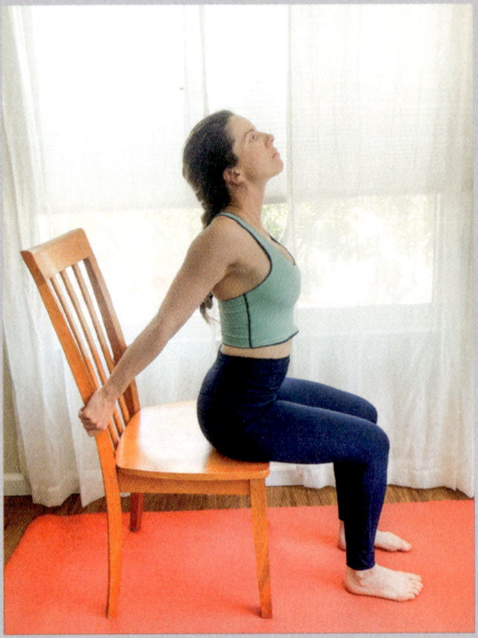

2 Kuh im Sitzen

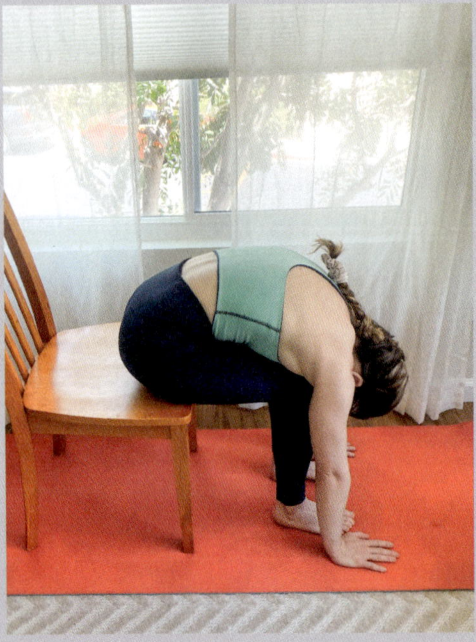

3 Vorwärtsbeuge im Sitzen

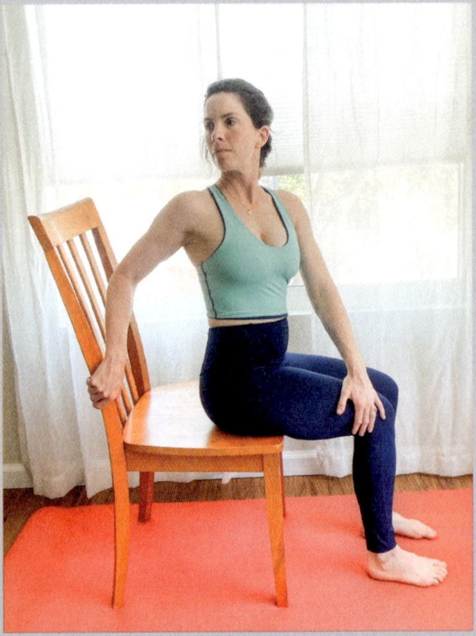

4 Drehsitz auf dem Stuhl

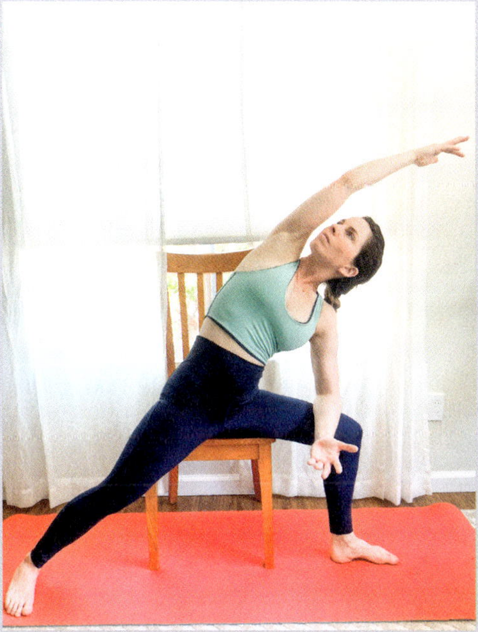

5 Gestreckte seitliche Winkelhaltung auf dem Stuhl

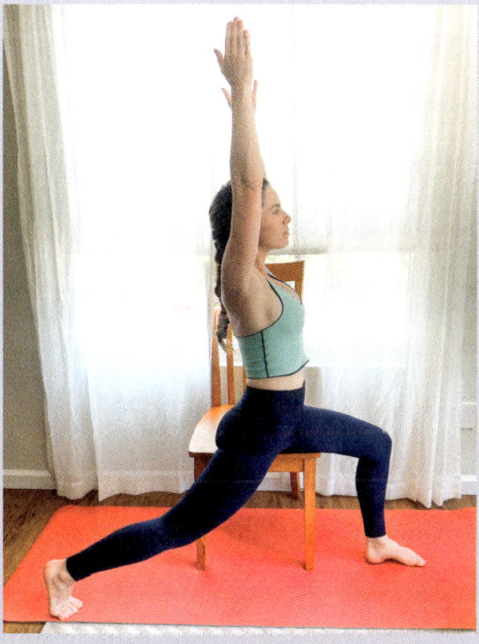

6 Halbmond-Ausfallschritt

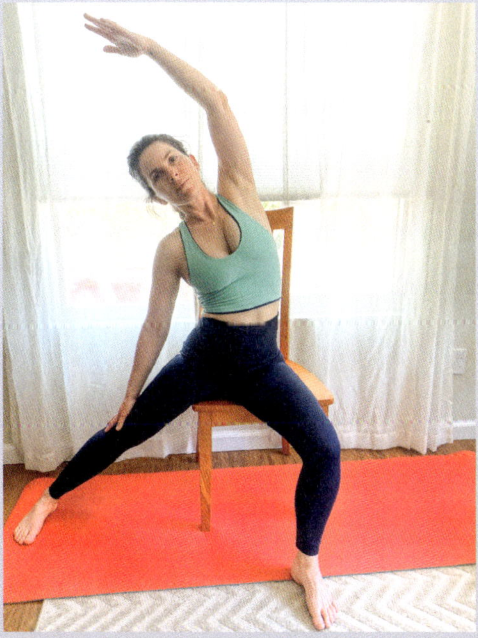

7 Krieger II, Variante mit Seitendehnung

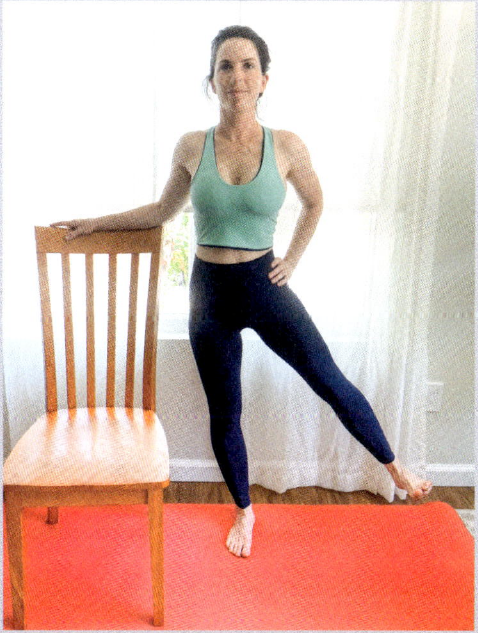

8 Beinheben mit Balancehilfe

Tipps für das Unterrichten von MS-Betroffenen

- Da die körperlichen Fähigkeiten von Menschen mit MS von Tag zu Tag variieren können, sollten Sie zu Beginn jeder Stunde die aktuellen Bedürfnisse und Fähigkeiten erfragen.
- Bei Anstrengung kann sich die Kerntemperatur des Körpers erhöhen und dadurch können sich MS-Symptome verschlimmern. Wählen Sie statt komplizierter Bewegungsabläufe besser langsame, beruhigende und erholsame Bewegungen.
- Bieten Sie Übungsvarianten an, um verschiedenen Leistungsniveaus gerecht zu werden.
- Schaffen Sie einen Rahmen, in dem sich die Teilnehmer trauen, auf ihren Körper zu hören.
- Kombinieren Sie die Yogahaltungen mit Atemübungen, um das Bewusstsein für den Atem zu schärfen und die Entspannung zu fördern.
- Der Sonnengruß und ähnliche Sequenzen mit viel Auf und Ab können für Menschen mit MS schwierig sein. Bleiben Sie auf einer Höhe oder wechseln Sie langsam zwischen Stand-, Sitz- und Liegehaltungen.

Meditation bei Multipler Sklerose

Die Unberechenbarkeit der Krankheit und die laufenden Behandlungen von MS stellen besondere Herausforderungen dar. Patienten müssen oft über Stunden in einem lärmenden MRT-Gerät still liegen, was Stress bedeutet. Da Stress die MS-Symptome verschlimmern kann, sind solche Termine oft sehr belastend.

An der University of Melbourne, Australien, hat man zwölf Studien ausgewertet, die sich mit Meditation als Maßnahme für MS-Erkrankte befassen, und festgestellt, dass Meditation zur Verbesserung der Lebensqualität und der Symptombewältigung beitragen kann.[17] Eine weitere Studie, die von Wissenschaftlern der Università Cattolica del Sacro Cuore und der Harvard University mit 139 Teilnehmern durchgeführt wurde, hat ergeben, dass Achtsamkeitsmeditation (online durchgeführt) die Lebensqualität verbesserte und Depressivität, Angstzustände und Schlafprobleme bei den Teilnehmern stärker linderte als bei der Kontrollgruppe, die eine aufklärende Schulung (Psychoedukation) erhielt.[18] Die zweimonatige Achtsamkeitsintervention basierte auf der von Jon Kabat-Zinn etablierten MBSR-Methode und wurde speziell an MS angepasst. So wurde zu Musik meditiert und das Akzeptieren von MS-Symptomen besprochen. Obwohl die Intervention nach acht Wochen unmittelbar Wirkung zeigte, unterschieden sich die Gruppen bei der Nachuntersuchung nach sechs Monaten nicht wesentlich. Dies lässt vermuten, dass Achtsamkeitsmeditation dauerhaft praktiziert werden muss, um positive Wirkungen zu erzielen.

Die wichtigsten Punkte

- **Multiple Sklerose** (MS) ist eine Autoimmunerkrankung des zentralen Nervensystems, bei der das Immunsystem versehentlich die Myelinscheide angreift, die die Nervenfasern schützend umgibt.
- Yoga kann Müdigkeit, Stimmung, Flexibilität und Bewegungsfreiheit verbessern. Stuhlyoga ist eine leicht zugängliche Form des Yoga, die individuell angepasst werden kann.
- Meditation kann zur Lebensqualität und Symptombewältigung von MS-Patienten beitragen. Sie kann auch beim Stressabbau helfen, allerdings lässt die Wirkung möglicherweise nach, wenn man das Meditieren aufgibt.

Entspannungsmeditation mit Atemarbeit

Begib dich in eine bequeme Position. Du kannst dich hinlegen oder auch auf einen Stuhl setzen. Was auch immer sich gerade am besten anfühlt.

Lenke deine Aufmerksamkeit auf den Atem. Beobachte den natürlichen Atem und gib dich dem natürlichen Rhythmus des Atems hin.

Nimm wahr, wie der Atem ein- und ausströmt. Sanft. Mühelos.

Entspanne Arme und Beine, löse jegliche Anspannung in den Gliedmaßen. Lenke nun deine Aufmerksamkeit auf die Stellen, wo der Körper mit dem Boden oder dem Stuhl Kontakt hat.

Nimm wahr, wie der Körper mit der Umgebung interagiert und von ihr gehalten wird.

Lenke deine Aufmerksamkeit wieder auf den Atem und spüre, wie er durch die Nasenlöcher eindringt und wieder austritt.

Folge dem Strömen der Einatmung und dem Strömen der Ausatmung.

ALZHEIMER

Die Alzheimerkrankheit ist eine Demenzerkrankung, die letztendlich tödlich verläuft und für die es keine wirksamen Behandlungsmöglichkeiten gibt. Auch wenn Alzheimer häufig vorkommt, ist die Krankheit kein normaler Teil des Alterungsprozesses. Alzheimer geht mit dem Ausfall oder Tod von Neuronen in diversen Hirnregionen einher und führt zu Gedächtnisverlust und zur Unfähigkeit, ein Gespräch zu führen oder die Umgebung wahrzunehmen. Trotz jahrzehntelanger Forschung lässt sich in über 95 Prozent der Alzheimerfälle keine Ursache ausmachen. Bei frühzeitiger Erkennung und Intervention lässt sich die Neurodegeneration jedoch verlangsamen.

Der größte Risikofaktor für Alzheimer ist das Alter, und es gibt starke Hinweise darauf, dass die Genetik eine Rolle spielt.[19] Auch Faktoren wie Ernährung, Bildung und Bewegung haben einen Einfluss auf die Entstehung von Alzheimer. Vor allem zwei Biomarker sind mit der Krankheit assoziiert. Beim ersten handelt es sich um Beta-Amyloid-Ablagerungen (Plaques) aus Stücken des Amyloid-Precursor-Proteins, eines Membranproteins, das in vielen Geweben und in Neuronensynapsen vorkommt. Beta-Amyloid kann sich im Gehirn ansammeln und in den Räumen um die Neuronen herum zu Plaques werden. Auch wenn der Wirkmechanismus noch nicht ganz klar ist, verursachen die Beta-Amyloid-Plaques offenbar Zelltod, Veränderungen im Stoffwechsel und eine Zunahme von Entzündungen im Gehirn. Diese Faktoren können zu einer abnormalen Hirnfunktion führen. Allerdings entwickeln manche Menschen Beta-Amyloid-Plaques, aber keine Alzheimerkrankheit.

Der andere wichtige Biomarker heißt Tau und ist ein Strukturprotein in Neuronen. Bei Alzheimer bildet das Tau-Protein abnormale Klumpen (Fibrillen oder Tangles), von denen man annimmt, dass sie die Struktur der Neuronen schädigen. Dieser Prozess beeinträchtigt wahrscheinlich die Funktion der Neuronen und lässt sie absterben.

Anhand dieser Biomarker kann man das Krankheitsstadium bestimmen, um über eine optimale Behandlung der Alzheimererkrankung zu entscheiden. Derzeit werden mögliche Therapien in zahlreichen klinischen Studien getestet. In den letzten 15 Jahren wurde am Salk Institute ein Medikament namens CMS121 entwickelt und erforscht. CMS121, das aus Erdbeeren gewonnen wird, macht Alterserscheinungen im Gehirn rückgängig und verhindert zumindest bei Mäusen den mit Alzheimer verbundenen Gedächtnisverlust.[20] Derzeit wird das Medikament in klinischen Tests auf seine Wirksamkeit am Menschen geprüft.

Es gibt auch die Theorie, dass bei Alzheimer eines der wichtigsten Abwehrsysteme des Gehirns eine Rolle spielen könnte: die **Blut-Hirn-Schranke**. Die Blut-Hirn-Schranke ist ein Filter zwischen den Blutgefäßen des Gehirns und dem eigentlichen Hirngewebe. Sie schützt das Gehirn einerseits vor Bakterien, Viren und Giftstoffen, die das Gehirn infizieren oder schädigen könnten, und lässt andererseits wichtige Nährstoffe eindringen.

Eine Forschergruppe hat herausgefunden, dass Stress die Blut-Hirn-Schranke »undicht« machen kann.[21] Mit zunehmendem Alter wird die Blut-Hirn-Schranke ohnehin durchlässiger, sodass Proteine wie Albumin ins Gehirn gelangen können.[22] Diese Veränderungen führen vermehrt zu Entzündungen, abnormaler neuronaler Aktivität und kognitivem Verfall – alles Alzheimersymptome. Dieselben Forscher haben festgestellt, dass Medikamente, die die Barriere schützen, bei Mäusen das Eindringen von Albumin ins Gehirn verhindern, Entzündungen mindern und das Denkvermögen verbessern. Sie vermuten, dass solche Filterprobleme alle möglichen neurologischen Erkrankungen verursachen könnten, einschließlich Alzheimer.

Warum gibt es so wenige Mittel gegen Alzheimer?

Die Blut-Hirn-Schranke wurde zuerst vom deutschen Arzt Paul Ehrlich entdeckt, als er einer Maus Farbstoff in den Blutkreislauf injizierte. Zu seiner Überraschung verteilte sich der Farbstoff im Körper des Tieres, gelangte jedoch nicht ins Gehirn und ins Rückenmark. Ehrlich vermutete, dass eine unsichtbare Barriere im Körper das Zentralnervensystem schützt. Später, in den 1960er Jahren, konnte man dann mit hilfe leistungsstarker Mikroskope die Blut-Hirn-Schranke im Detail untersuchen. Es zeigte sich, dass die Blutgefäße mit eng verbundenen Endothelzellen ausgekleidet sind. Die Blut-Hirn-Schranke hält unerwünschte Krankheitserreger sehr effektiv vom Gehirn fern. Leider hindert diese Barriere auch Alzheimermedikamente am Eindringen.

Wissenschaftler suchen derzeit nach Möglichkeiten, Medikamente durch die Blut-Hirn-Schranke zu schleusen. Bei einer Methode, die dem sogenannten »Trojanisches-Pferd-Ansatz« folgt, wird ein Medikament an ein Molekül gebunden, das die Blut-Hirn-Schranke sicher passieren kann. Ein anderer Weg besteht darin, die Blut-Hirn-Schranke per Ultraschall vorübergehend zu öffnen und Medikamente einzuschleusen. Beide Methoden werden derzeit geprüft und führen hoffentlich zu neuen Behandlungsmöglichkeiten.

Yoga bei Alzheimer

Es gibt einige Forschungsarbeiten darüber, wie sich Yoga auf Menschen mit leichter kognitiver Beeinträchtigung, Demenz und kognitivem Verfall auswirkt.[23, 24] An der Wake Forest School of Medicine hat man zwölf Studien ausgewertet, in denen die Auswirkungen von Yoga auf Menschen mit leichter kognitiver Beeinträchtigung und Demenz untersucht wurden.[25] Alle Studien belegen, dass das Praktizieren von Yoga die kognitiven Funktionen, den Schlaf, die Stimmung und möglicherweise auch die neuronale Vernetzung verbessert.

Zu den verbesserten kognitiven Funktionen gehörten Erinnerungsvermögen und Aufmerksamkeit, die beide bei leichter kognitiver Beeinträchtigung und Demenz stark beeinträchtigt sein können. Schlafstörungen sind ebenfalls weit verbreitet und können die kognitiven Funktionen vermindern, da die Gedächtniskonsolidierung größtenteils im Schlaf stattfindet. Yoga verbessert nachweislich sowohl die Qualität als auch die Dauer des Schlafes. Somit kann Yoga durch die Verbesserung des Schlafes mittelbar die kognitiven Funktionen stärken.[26]

Stimmungsstörungen wie Ängste und Depressionen sind bei leichten kognitiven Beeinträchtigungen und Demenz häufig. Fünf der ausgewerteten Studien belegen eine Besserung der Angst- und Depressionssymptome nach der Yogaintervention. Ein Rückgang der psychiatrischen Symptome könnte auch dem Burn-out von pflegenden Angehörigen entgegenwirken, so die Autoren.[27] Zwar kommen in den Studien verschiedene Yogastile in unterschiedlicher Anwendungsart und -dauer zum Einsatz, aber generell scheint Yoga ein sicheres und vorteilhaftes Mittel zur Gesundheitsförderung von Menschen mit leichter kognitiver Beeinträchtigung und Demenz zu sein.

Eine weitere aktuelle Studie, die an der School of Aging Studies an der University of South Florida durchgeführt wurde, analysiert elf randomisierte kontrollierte Studien über die Wirkung von Therapien, die Yoga einbeziehen, auf die kognitive Funktion im Alterungsprozess.[28] Über 900 Teilnehmer wurden in den Studien untersucht. Keine der Studien berichtet von unerwünschten Wirkungen, und die Ergebnisse zeigen, dass Therapien mit Yogabezug das Erinnerungsvermögen, die exekutiven Funktionen, die Aufmerksamkeit und die Verarbeitungsgeschwindigkeit bei älteren Erwachsenen mit und ohne kognitive Beeinträchtigung verbessern.

Diese Übersichtsarbeiten liefern erste Hinweise darauf, dass Yoga ein wirksames Mittel zur Verbesserung der Gesundheit von Menschen mit leichter kognitiver Beeinträchtigung, Demenz und kognitivem Abbau sein könnte. Künftige Studien müssen zeigen, ob diese Wirkungen auch bei Menschen mit Alzheimer bestehen.

Auch Meditation kann vorteilhaft sein, da sie Stress und Entzündungen lindert. Hohe Werte beim Stresshormon Cortisol können das Gedächtniszentrum des Gehirns schädigen, den Hippocampus. Durch Stressabbau kann man möglicherweise das Ausmaß der kumulativen Schädigung des Hippocampus verringern und den Gedächtnisverlust, ein Kennzeichen der Alzheimerkrankheit, verlangsamen oder aufhalten. In einer kleinen Studie mit 14 Teilnehmern zeigte sich in der Gruppe mit achtsamkeitsbasierter Stressreduktion ein tendenziell geringeres Zellsterben im Hippocampus als in der Kontrollgruppe.[29] Zwar gibt es nur wenige Studien zu den Auswirkungen von Yoga und Meditation auf leichte kognitive Beeinträchtigungen und Demenz, aber sie scheinen auf einen gewissen Nutzen hinzudeuten. Yoga und Meditation sind für ältere Menschen sowohl ungefährlich als auch praktikabel. Um die Auswirkungen besser zu verstehen, sind noch größere, strengere Studien nötig.

Die wichtigsten Punkte

- **Alzheimer** ist eine tödlich verlaufende Demenzerkrankung, für die es keine wirksamen Behandlungsmöglichkeiten gibt.
- Die **Blut-Hirn-Schranke** ist ein Filter zwischen den Blutgefäßen des Gehirns und dem Hirngewebe.
- Die beiden wichtigsten Biomarker für Alzheimer sind Beta-Amyloid-Plaques und Tau-Proteine.
- Genetik, Ernährung, Bewegung, Bildung und die Verletzung der Blut-Hirn-Schranke können ebenfalls die Entwicklung von Alzheimer beeinflussen.
- Yoga kann Erinnerungsvermögen, Aufmerksamkeit, Schlaf und Stimmung verbessern und Ängste und Depressionen lindern.
- Meditation senkt das Stressniveau und den Spiegel des Stresshormons Cortisol und verringert dadurch möglicherweise Schäden im Hippocampus.

SCHMERZ UND DAS GEHIRN

Schmerzen können akut sein, also eine unmittelbare Ursache haben, aber auch chronisch und sich über Wochen, Jahre oder sogar ein ganzes Leben erstrecken. Schmerz ist komplex und entspringt nicht nur einer einzigen Hirnregion. Vielmehr wirken mehrere Bereiche gemeinsam an der Verarbeitung von Schmerzsignalen mit. Schmerz hat eine körperliche und eine emotionale Komponente. Körperlicher Schmerz kann die Ursache von psychologischem und emotionalem Stress sein, aber auch die Folge davon.

Bei körperlichen Schmerzen sind spezialisierte schmerzempfindliche Neuronen aktiv, die sogenannten Nozizeptoren. Nozizeptoren erkennen gewebeschädigende Reize in der Haut oder in inneren Organen, zum Beispiel in der Blase oder im Verdauungstrakt.[30] Eine normale Berührung regt die Nozizeptoren nicht an, aber ein Stolpern oder ein Sturz schon. Unterschiedliche Nozizeptoren erkennen unterschiedliche Arten von Schmerz: thermischen Schmerz (Hitze/Kälte), mechanischen Schmerz (Wunde) oder chemischen Schmerz (Gift). Je nach Schmerzart senden die Nozizeptoren Informationen über den Schmerz auf unterschiedlichen Wegen ans Gehirn.

Die Nozizeptoren nutzen zur Informationsübermittlung die sogenannten A-Delta- und C-Nerven. A-Delta-Fasern sind myelinisiert (genau wie Neuronen), sodass die Schmerzsignale schnell zum Gehirn gelangen. Über die nichtmyelinisierten C-Fasern werden die Botschaften dagegen langsamer übertragen. A-Delta-Fasern eignen sich, um scharfen und plötzlichen Schmerz zu übermitteln, während C-Fasern Informationen über dumpfe, quälende Schmerzen weiterleiten.

Die Schmerzsignale gehen zunächst ans Rückenmark, das die Informationen wiederum an den Thalamus im Gehirn weitergibt. Der Thalamus als Schaltzentrale sendet die Botschaft an die Großhirnrinde, wo die Erfahrung und das Bewusstsein des Schmerzes erzeugt werden. Obwohl das Gehirn ein hoch entwickeltes Organ ist, kann es den Ursprung des Schmerzes im Körper nicht immer genau lokalisieren. Wer einen Herzinfarkt erleidet, spürt möglicherweise einen »übertragenen Schmerz« im linken Arm. Die Wissenschaft ist sich nicht sicher, warum dies geschieht, aber es könnte daran liegen, dass sich einige Schmerznerven im Rückenmark kreuzen, sodass sich eine seitenverkehrte Verdrahtung ergibt.

Das Gehirn wird bei der Verarbeitung von Schmerzerfahrungen unter anderem von der Aufmerksamkeit, der Stimmung und dem emotionalen Zustand beeinflusst.[31] Lenkt man zum Beispiel die Aufmerksamkeit auf eine Wunde, kann sich der Schmerz verschlimmern. Wird man dagegen abgelenkt, kann sich das Schmerzgefühl verringern. Dass eine Ablenkung der Aufmerksamkeit die Schmerzwahrnehmung herabsetzt, kann durch Achtsamkeitsmeditation ausgenutzt werden.

Emotionaler Schmerz ist genauso real wie körperlicher Schmerz. Tatsächlich lindern gängige Schmerzmittel wie Paracetamol auch emotionalen Schmerz.[32] Die Regulierung des Schmerzes nach emotionalen Aspekten geschieht vermutlich in einem Bereich des Hirnstamms, nämlich im periaquäduktalen Grau. Diese Hirnregion verstärkt oder vermindert das Schmerzempfinden je nach emotionalem Zustand. Wenn wir zum Beispiel mit dem Schmerz eines Freundes mitfühlen, kann dies unsere eigenen Schmerzgefühle verstärken.[33] Es ist ebenfalls erwiesen, dass emotionaler Schmerz viele Hirnregionen aktiviert, die auch bei körperlichem Schmerz erregt sind.[34]

Die wichtigsten Punkte

- Schmerz kann sowohl eine körperliche als auch eine emotionale Erfahrung sein.
- **Nozizeptoren** registrieren thermische, mechanische und chemische Schmerzreize.
- Über myelinisierte A-Delta-Fasern werden Signale über scharfen Schmerz schnell weitergeleitet, während nichtmyelinisierte C-Fasern dumpfe, anhaltende Schmerzen langsam übermitteln.
- Aufmerksamkeit, Stimmung und emotionaler Zustand beeinflussen das Schmerzempfinden.
- Achtsamkeitsmeditation kann das Schmerzempfinden durch Ablenkung der Aufmerksamkeit verringern.

Nicht alle Schmerzsignale gelangen bis ins Gehirn. Berührt man versehentlich eine heiße Pfanne, zieht man die Hand zurück. Dieser Reflex ist so schnell, dass er ohne Mithilfe des Gehirns verarbeitet wird. Stattdessen schicken die Sinnesneuronen in der Hand Signale ans Rückenmark, das die Informationen direkt an ein Motoneuron übergibt, um der Hand den Befehl zum Rückzug zu erteilen.

CHRONISCHER SCHMERZ

Schätzungsweise 20 Prozent aller Erwachsenen in den USA leiden unter chronischen Schmerzen.[35] **Chronische Schmerzen** sind Schmerzen, die länger als drei Monate andauern und Beziehungen, Lebensqualität und Arbeitsfähigkeit beeinträchtigen können.[36]

Zwar sind die Ursachen chronischer Schmerzen noch nicht vollständig geklärt, aber Wissenschaftler haben Veränderungen in Hirnregionen beobachtet, die für Emotionen, Aufmerksamkeit und Schmerzregulation zuständig sind.[37] Diese Veränderungen im Gehirn führen womöglich dazu, dass die Schmerzwahrnehmung verstärkt wird, was dann das Nervensystem übermäßig erregt.

Chronischer Schmerz kann auch dann noch bestehen bleiben, wenn eine Verletzung bereits abgeheilt ist. Eine Form von chronischem Schmerz ist beispielsweise das komplexe regionale Schmerzsyndrom (CRPS), das nach einer Verletzung eintritt und meist einen Arm oder ein Bein betrifft. Das CRPS, zu dem es erst wenig Erkenntnisse und nur begrenzte Behandlungsmöglichkeiten gibt, entwickelt sich typischerweise nach einer Verletzung, etwa nach einem Knochenbruch. Die chronischen Schmerzen können so lähmend sein, dass fast die Hälfte aller Betroffenen Selbstmordgedanken hegen.[38] Man geht davon aus, dass die starken Schmerzen auf eine während des Unfalls erfolgte Nervenschädigung zurückzuführen sind. Das Gehirn denkt irrigerweise, dass die Verletzung immer noch besteht, obwohl sie bereits verheilt ist. Dies kann auch an einer Überaktivität des sympathischen Nervensystems liegen, aber dazu müssen noch weitere Forschungen durchgeführt werden.

Erfolgreiche nichtmedikamentöse Therapien für chronischen Schmerz zielen oft auf die emotionale Komponente des Schmerzes, für die das limbische System des Gehirns zuständig ist. Kontemplative Praktiken wie Meditation können Schmerzen reduzieren, indem sie die mit Emotionen und Aufmerksamkeit verbundenen Schmerzmechanismen verändern.[39] An der Ben Gurion University of the Negev in Israel hat man 16 Studien zur Wirkung von Achtsamkeit auf chronische Schmerzen ausgewertet, die Hälfte davon kontrollierte Studien.[40] Laut sechs von acht kontrollierten Studien können achtsamkeitsbasierte Interventionen die Schmerzintensität erfolgreich absenken.

In einer umfangreicheren Auswertung von 38 Studien wurde der Einsatz von

Achtsamkeitsmeditation bei chronischem Schmerz analysiert und neben einem leichten Rückgang der Schmerzen und der Depressionssymptome eine Verbesserung der allgemeinen Lebensqualität festgestellt.[41] Obwohl die Qualität der Studien insgesamt gering ist, liegt die Schlussfolgerung nahe, dass Meditation zur Schmerzlinderung beiträgt.

Die wichtigsten Punkte

- **Chronische Schmerzen** sind Schmerzen, die länger als drei Monate andauern und Beziehungen, Lebensqualität und Arbeitsfähigkeit beeinträchtigen können.
- Chronischer Schmerz führt zu Veränderungen in den für Emotionen, Aufmerksamkeit und Schmerzregulation zuständigen Hirnregionen.
- Meditation kann Schmerzen lindern, indem sie die mit Emotionen und Aufmerksamkeit verbundenen Schmerzmechanismen verändert.

Schmerzen im unteren Rücken

Eine der häufigsten und quälendsten Arten von chronischem Schmerz sind Schmerzen im unteren Rückenbereich. Aktuell empfiehlt das American College of Physicians Yoga und achtsamkeitsbasierte Stressreduktion als nichtmedikamentöse Behandlungsoption.[42] Immer mehr Forschungsergebnisse belegen, dass kontemplative Praktiken die Rückengesundheit effektiv fördern, indem sie die Aufmerksamkeit ablenken und motorische Fähigkeiten verbessern. An der University of Maryland hat man zwölf Studien mit 1080 Teilnehmern ausgewertet und festgestellt, dass das regelmäßige Praktizieren von Yoga (meist Iyengar, Hatha oder Vini Yoga) nach drei beziehungsweise sechs Monaten zu leichten bis mäßigen Verbesserungen der Rückengesundheit führte.[43] In einer anderen Studie führten Forscher der University of York ein großes, randomisiertes Experiment zu Yoga bei chronischen Rückenschmerzen durch.[44] Über ein Jahr hinweg untersuchten sie die Auswirkungen eines dreimonatigen Yogaprogramms auf die Funktionsfähigkeit und das Schmerzaufkommen im unteren Rückenbereich und verglichen sie mit einer Kontrollgruppe. Im Ergebnis hatte die Yogagruppe nach drei und nach sechs Monaten eine bessere Rückenfunktion und weniger Schmerzen als die Gruppe, die die übliche Behandlung erhielt.

Von chronischen Rückenschmerzen sind auch viele Veteranen betroffen. An der University of California hat man die Wirkung von Yoga bei 150 Militärveteranen[45] untersucht. Die Yogastunden fanden drei Monate lang zweimal pro Woche statt und bestanden aus Yogahaltungen, Bewegungsübungen und Atemarbeit. Die Forscher stellten fest, dass sich die Schmerzintensität nach drei und nach sechs Monaten verbesserte, allerdings nur geringfügig.

Eine weitere wirksame Behandlungsoption für Menschen mit Schmerzen im unte-

Achtsamkeitsmeditation zur Schmerzlinderung

Begib dich in eine bequeme Position und beginne, die Geräusche um dich herum wahrzunehmen. Werde dir der Geräusche in deinem Inneren und der Geräusche um dich herum bewusst.

Lasse Naturgerausche, falls vorhanden, in dein Bewusstsein dringen. Höre den Zusammenklang, den alle Geräusche zusammen ergeben.

Mache dir bewusst, dass die Luft diese Klänge zu deinen Ohren bringt. Spüre die Luft um deinen Körper herum.

Nimm die Luft wahr, die beim Atmen ein- und ausströmt. Achte auf diese Luft. Ein und aus.

Spürst du, wie der Atem ein- und ausströmt? Wie wirkt der Atem auf deinen ganzen Körper?

Spüre, wie sich der Brustkorb weitet, wenn die Luft einströmt.

Spüre, wie sich die Bauchmuskeln anspannen, wenn die Luft ausgestoßen wird.

Achte darauf, wie der ganze Körper beim Atmen zusammenwirkt.

Richte deine Aufmerksamkeit auf eine Körperregion, die nicht schmerzt. Achte auf die Empfindungen in dieser Region.

Lenke nun deine Aufmerksamkeit auf eine schmerzende Körperregion. Wende dich dem Schmerz und der Intensität der Empfindung zu. Betrachte dieses Gefühl ein paar Sekunden lang mit ein wenig Offenheit.

Denke jetzt an den Moment zurück. Wie hat er sich angefühlt?

Wie ist es in diesem neuen Moment, nachdem du dem Schmerz erlaubt hast, im Körper zu sein?

Diese Offenheit war zwar kurz, aber sie ist der Beginn einer neuen Beziehung zu deiner Schmerzempfindung.

ren Rücken ist Meditation. An der University of Washington hat man in einer strengen, randomisierten klinischen Studie die Unterschiede zwischen der üblichen Behandlung, kognitiver Verhaltenstherapie (KVT) und achtsamkeitsbasierter Stressreduktion bei Erwachsenen mit chronischen Rückenschmerzen untersucht.[46] Bei der KVT geht es darum, Denk- und Verhaltensweisen in Bezug auf den Schmerz zu verändern. Bei der achtsamkeitsbasierten Stressreduktion handelt es sich um ein intensives Achtsamkeitstraining, bei dem die Teilnehmer lernen, ihre Schmerzwahrnehmung zu verändern, indem sie mit Neugier und Offenheit über ihre Schmerzen nachdenken.

An dieser gut konzipierten Studie nahmen 342 Erwachsene im Alter zwischen 20 und 70 Jahren teil. Die Teilnehmer wurden nach dem Zufallsprinzip einer Gruppe zugewiesen und im Nachgang ohne Kenntnis ihrer Gruppenzugehörigkeit befragt. Nach sechs Monaten war in den Gruppen mit KVT und Meditation eine stärkere Besserung der Rückenschmerzen feststellbar als in der Kontrollgruppe, die weiterhin alle außerhalb der Studie verordneten Behandlungen erhielt. Die registrierten Besserungen blieben auch nach einem Jahr bestehen, wobei es keine wesentlichen Unterschiede zwischen der KVT- und der Meditationsgruppe gab. Die Ergebnisse dieser Studie deuten darauf hin, dass sowohl KVT als auch Meditation einen Wirkungsvorteil gegenüber der herkömmlichen Versorgung bei chronischen Rückenschmerzen bieten kann. Insgesamt sollte Achtsamkeitsmeditation als eine Behandlungsoption für Menschen mit Schmerzen im unteren Rücken in Betracht gezogen werden.

Die wichtigsten Punkte

- Yoga und Meditation sind für die Behandlung von Schmerzen im unteren Rücken empfehlenswert.
- Yoga kann die Rückenfunktion verbessern und die Schmerzintensität verringern.
- Meditation lindert Rückenschmerzen besser als die übliche Behandlung.

BEISPIEL FÜR EINE YOGASEQUENZ FÜR EINE NEUTRALE WIRBELSÄULE

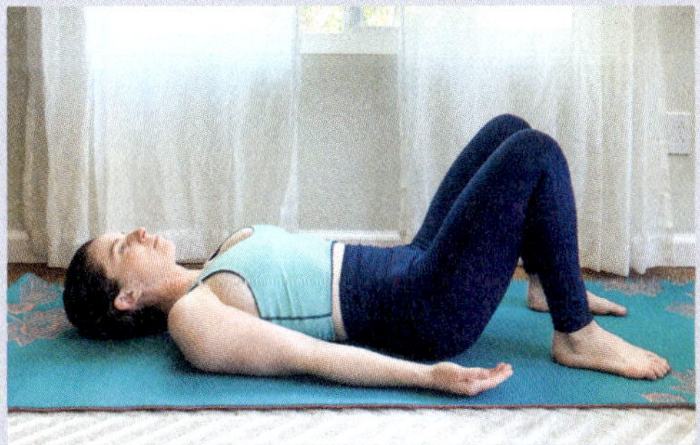

1 Variante der Totenstellung mit aufgestellten Beinen zur Entlastung des unteren Rückens

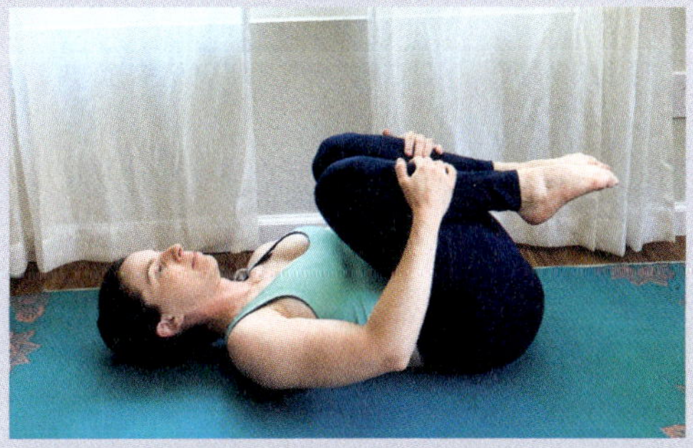

2 Beine zur Brust umarmen

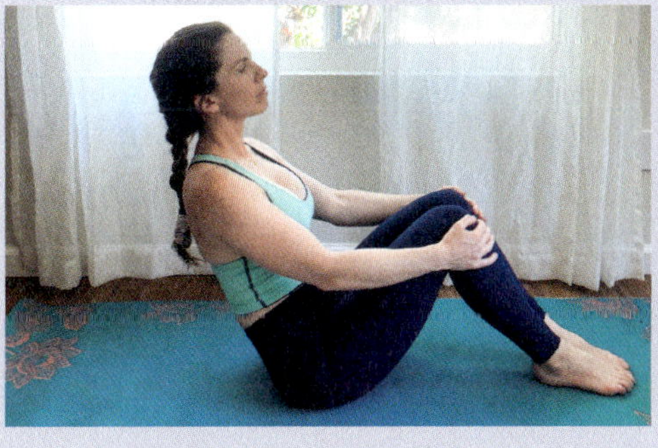

3 Unterstützte Boothaltung

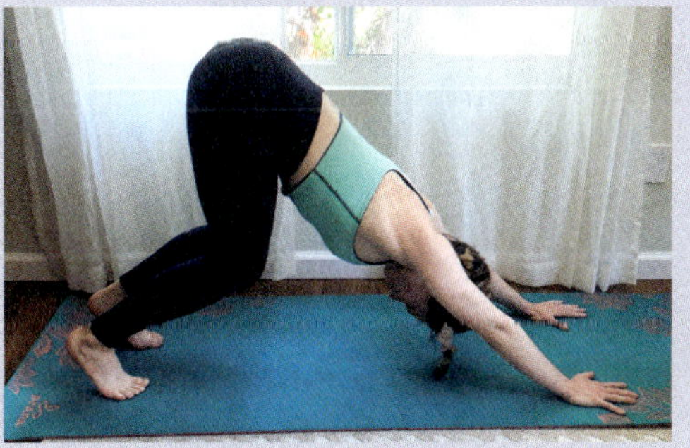

4 Herabschauender Hund mit gebeugten Knien

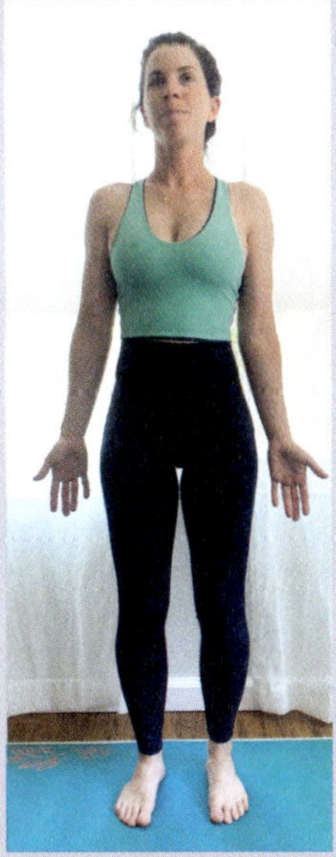

5 Berg mit leicht gebeugten Knien

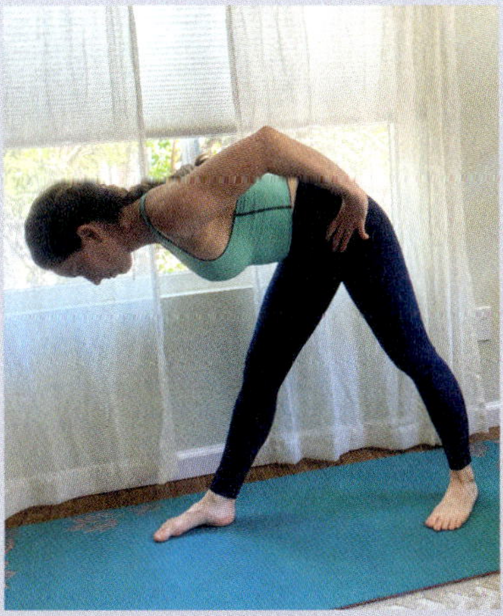

6 Variante des Dreiecks

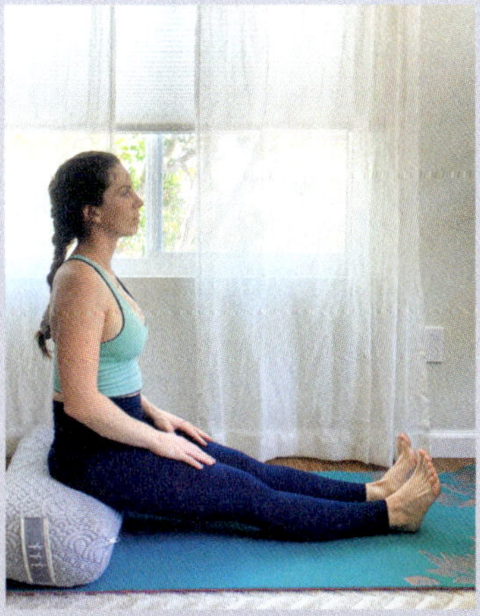

7 Langsitz, zur Aufrichtung der Wirbelsäule mit Bolster gestützt

ARTHRITIS

Jahr für Jahr leiden Millionen von Menschen in den USA unter Arthritis. Laut den Centers for Disease Control and Prevention[47] klagt etwa einer von vier Erwachsenen mit Arthritis über starke Gelenkschmerzen. Darüber hinaus hat fast die Hälfte der Erwachsenen mit Arthritis anhaltende Schmerzen. Die beiden Hauptformen der Arthritis sind rheumatische Arthritis und Arthrose und beide Formen der Krankheit können zu chronischen Schmerzen führen.

Rheumatische Arthritis ist eine chronische Entzündungserkrankung der Gelenke. Sie entsteht, wenn das Immunsystem körpereigenes Gewebe angreift. Die daraus resultierende Entzündung kann auch andere Teile des Körpers schädigen und die Lebensqualität beeinträchtigen.[48]

Die Lebensqualität und die Gesundheit von Menschen mit rheumatoider Arthritis lassen sich durch Yoga verbessern. An der University of California wurden in einer Studie die Gesundheitsdaten von Menschen mit rheumatischer Arthritis vor und nach einer Iyengar-Yoga-Intervention mit zwei Einheiten pro Woche untersucht.[49] An dem sechswöchigen Programm nahmen neben den elf Probanden 15 Kontrollpersonen teil, die die übliche Versorgung bei rheumatoider Arthritis in Anspruch nahmen. Bei denen, die das Yogatraining absolvierten, ergab sich im Vergleich zur Kontrollgruppe eine signifikant stärkere Besserung der Lebensqualität, der Schmerzen, der Stimmung, der Müdigkeit und der allgemeinen Gesundheit. Bemerkenswert ist, dass fast die Hälfte der Yogagruppe eine klinisch relevante Besserung ihrer Arthritissymptome zu Protokoll gab. Diese Wirkungen waren auch bei der nach zwei Monaten erfolgten Nachuntersuchung noch erkennbar. Yoga scheint also eine effektive Komplementärbehandlung bei rheumatischer Arthritis zu sein.

Auch Meditation kann laut einer an der Harvard Medical School durchgeführten Übersichtsstudie die Symptome der rheumatischen Arthritis in vielen Fällen wirksam lindern.[50] Neun randomisierte kontrollierte Studien und vier weitere Forschungsarbeiten belegen, dass Schmerzen, Entzündungen und Müdigkeit sowie eine Reihe anderer Messgrößen durch Meditation verringert werden.

Osteoarthritis oder **Arthrose** tritt auf, wenn sich der Knorpel zwischen den Knochen abnutzt und die Gelenke dadurch Schaden nehmen. Irgendwann ist der Knorpel so weit abgetragen, dass Knochen auf Knochen reibt, was zu noch mehr Schäden führt. Das American College of Rheumatology und die Arthritis Foundation empfehlen aktuell Yoga zur Behandlung oder Bewältigung von Arthrosen der Hand, der Hüfte und des Knies.[51] Yoga kann die Beweglichkeit der Gelenke verbessern, sodass sie sich weniger steif anfühlen.

An der University of Technology in Sydney hat man neun randomisierte kontrollierte Studien zur Wirkung von Yoga auf Arthrose ausgewertet.[52] An den Studien nahmen 640 Personen teil, die größtenteils an einer Arthrose der unteren Gliedmaßen (hauptsächlich des Knies) litten. Die Durchsicht hat ergeben, dass Yoga bei Arthrose Knieschmerzen lindern und die Funktion und Beweglichkeit des Gelenks verbessern kann. Allerdings merken die Autoren an, dass viele der Studien von geringer Qualität sind.[53]

Zum Nutzen von Meditation für Menschen mit Arthrose liegen nicht viele Studien vor. An der West Virginia University hat man in einer randomisierten klinischen Studie erforscht, wie Mantra-Meditation verglichen mit Musikhören auf den Knieschmerz bei älteren Erwachsenen mit Arthrose wirkt.[54] 22 Erwachsene wurden entweder der Meditationsgruppe oder der Musikgruppe zugeteilt und gebeten, acht Wochen lang zweimal täglich 15 bis 20 Minuten zu meditieren beziehungsweise Musik zu hören. In beiden Gruppen besserten sich die Knieschmerzen, die Gelenkfunktion, die Stimmung, das Stressniveau und die allgemeine Gesundheit. Im Vergleich zwischen den Gruppen verzeichneten die Meditierenden größere Besserungen bei Stimmung, Schlaf und Psyche als die Musikhörer. Mantra-Meditation und möglicherweise auch das Hören von Musik eignen sich also eventuell als Komplementärbehandlung bei Arthrose.

Die wichtigsten Punkte

- Rheumatische Arthritis ist eine chronische Entzündungserkrankung der Gelenke. Yoga kann dabei Lebensqualität und Stimmung verbessern und gegen Schmerzen und Müdigkeit helfen.
- Arthrose tritt auf, wenn sich der Knorpel zwischen den Knochen abnutzt und die Gelenke dadurch Schaden nehmen. Yoga kann bei Kniearthrose Gelenkbeweglichkeit und -funktion verbessern und Schmerzen und Steifheit lindern. Auch Mantra-Meditation ist womöglich bei Arthrose von Vorteil, aber die Studienlage ist nicht schlüssig.

YOGA FÜR MENSCHEN MIT ARTHRITIS

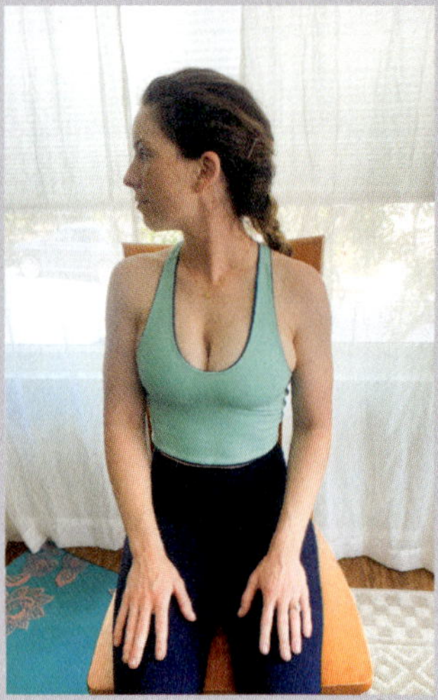

1 Kopf nach links und rechts drehen, um den Hals zu dehnen.

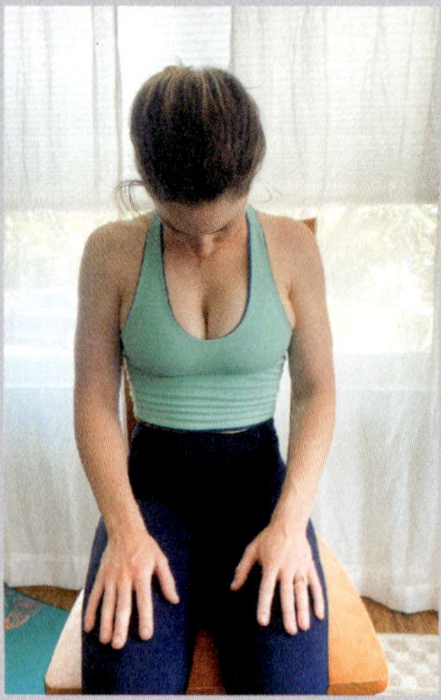

2 Nach oben und unten schauen. Dabei nicht zu weit in die eine oder andere Richtung dehnen.

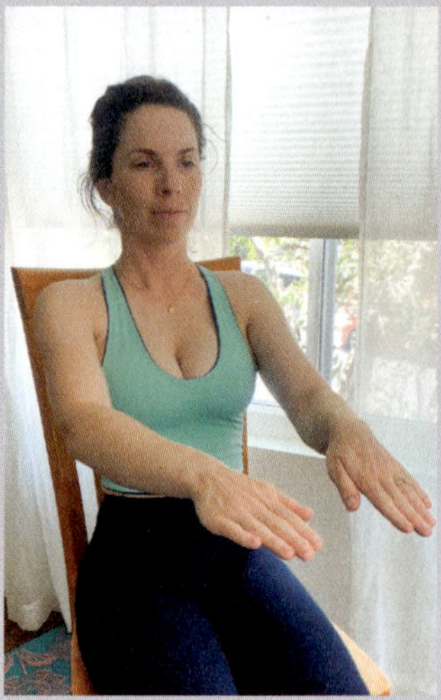

3 Arme nach vorn anheben und die Finger schließen.

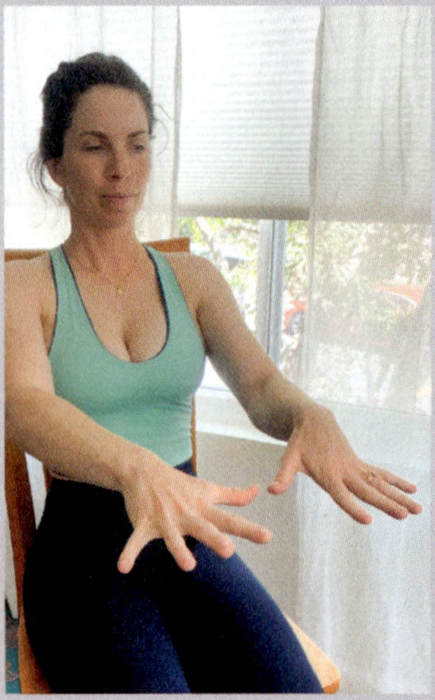

4 Die Finger spreizen.

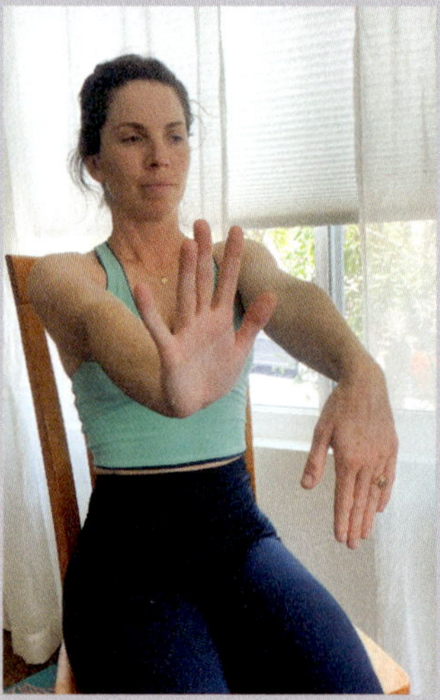

5 Hände nach oben und unten beugen, um die Handgelenke zu dehnen.

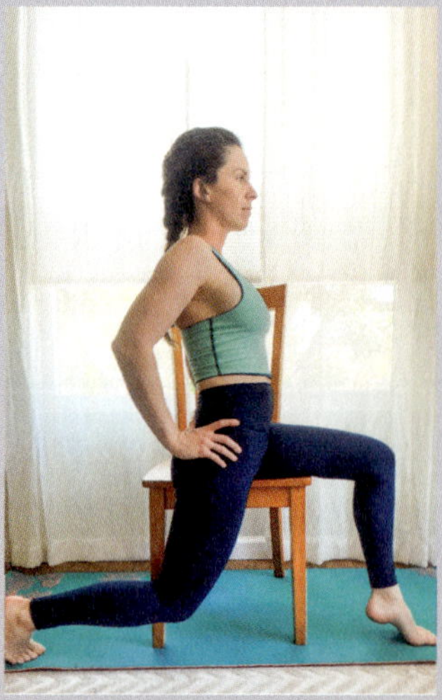

6 Ausfallschritt mit Stuhl

SUCHT

Medikamentenabhängigkeit

Patienten mit chronischen Schmerzen bekommen oft Opioide oder andere stark suchterzeugende Medikamente verschrieben, die die Belohnungszentren im Gehirn erregen. Schmerzbedingte Angststörungen scheinen auch mit der Nikotinabhängigkeit von Menschen mit chronischen Schmerzen in Zusammenhang zu stehen.[55]

Laut der American Society of Addiction Medicine[56] ist **Sucht** eine behandelbare, chronische Krankheit, bei der komplexe Wechselwirkungen zwischen Gehirnschaltkreisen, Genetik, Umweltfaktoren und individuellen Lebensumständen eine Rolle spielen. Suchterkrankte nehmen auch dann Suchtmittel zu sich, wenn sie wissen, dass ihr Konsum Gesundheitsschäden oder andere Probleme verursacht.

Sucht geht mit Stimmungsschwankungen, Persönlichkeits- und Verhaltensänderungen sowie mit strukturellen und funktionellen Veränderungen des Gehirns einher.[57] Hirnregionen, die besonders häufig mit Abhängigkeit assoziiert werden, sind der präfrontale Kortex, die Amygdala und die Basalganglien, allesamt wichtige Bereiche des Belohnungsnetzwerks im Gehirn. Wie bereits erwähnt ist der präfrontale Kortex das Kontrollzentrum des Gehirns. Diese große Region im vorderen Teil des Gehirns ist wichtig für das Treffen von Entscheidungen, das Lösen von Problemen und die Selbstbeherrschung. Die Amygdala ist das Angstzentrum des Gehirns und hat mit der Angst und dem Unbehagen zu tun, die beim Abklingen eines Suchtmittels auftreten. Diese Region kann bei fortgesetztem Suchtmittelkonsum immer empfindlicher werden. Die Basalganglien schließlich gehören zum Motivationszentrum des Gehirns und wirken bei der Verarbeitung von Lustgefühlen mit. Diese Neuronengruppe ist auch an der Bildung von Gewohnheiten beteiligt, und zwar von guten wie auch schlechten.

Manche Suchtmittel beeinflussen nicht nur die Belohnungsnetze des Gehirns. Betäubungsmittel wie Opioide wirken auch auf den Hirnstamm, der für Grundfunktionen wie die Atmung zuständig ist. Opioide binden sich erwiesenermaßen an die Rezeptoren einer Neuronengruppe im Hirnstamm, die für die Aufrechterhaltung der regelmäßigen Atmung zuständig ist. Unter dem Einfluss solcher Betäubungsmittel lassen die Neuronen den Atem stocken, bis hin zum Atemstillstand. So kommt es bei Überdosierung zu Todesfällen.[58]

Viele Drogen beeinträchtigen die Art und Weise, wie Neuronen Informationen senden und empfangen. Das im Tabak enthaltene Nikotin zum Beispiel überwindet die Blut-Hirn-Schranke, bindet sich an Rezeptoren im Gehirn und bringt das Gehirn dazu, aktiver zu werden und mehr Neurotransmitter wie Dopamin und Acetylcholin freizusetzen. Das zusätzliche Dopamin sorgt für ein Genusserlebnis, während der Anstieg beim Acetylcholin möglicherweise der Grund dafür ist, dass nach dem Rauchen von Zigaretten eine gesteigerte Aufmerksamkeit und Denkfähigkeit zu beobachten ist. Nach wiederholtem

Konsum gewöhnt sich das Gehirn an ein bestimmtes Maß an Stimulation. Dieser Effekt wird als Toleranz bezeichnet. Die Person muss dann immer mehr Nikotin inhalieren, um die gleichen positiven Wirkungen zu erleben. Eine Toleranz ist etwas anderes als eine Abhängigkeit oder Sucht, bei der ein körperliches Bedürfnis oder auch das Gefühl besteht, ohne die Einnahme einer Substanz nicht richtig funktionieren zu können.

Yoga hat sich als hilfreich bei der Behandlung verschiedener Süchte erwiesen, darunter Alkohol-, Drogen- und Nikotinabhängigkeit.[59] In einer Auswertung von acht randomisierten kontrollierten Studien stellten Forscher der Liverpool John Moores University und der University of Exeter fest, dass Yoga Stress und Suchtverhalten mindern und dabei Selbstwertgefühl und Selbstbeherrschung verbessern kann.[60] Zwar sind viele der untersuchten Studien von geringer Qualität, aber die Ergebnisse lassen hoffen, dass Yoga ein nützliches Mittel zur Behandlung von Süchten sein könnte.

Nikotinsucht

Die Verwendung kontemplativer Praktiken zur Behandlung von Nikotinabhängigkeit wurde intensiv erforscht, und die Ergebnisse zeigen, dass Meditation und möglicherweise auch Yoga den Zigarettenkonsum reduzieren können. Nikotin ist der suchterzeugende Bestandteil des Tabaks, und es gibt schätzungsweise 1,3 Milliarden Tabakkonsumenten weltweit.[61] Obwohl Zigarettenrauchen in den Vereinigten Staaten die häufigste Ursache für vermeidbare Krankheiten, Arbeitsunfähigkeit und Todesfälle ist und weltweit die Hauptursache für vermeidbare Todesfälle, ist es weiterhin beliebt und verbreitet.[62] Studien zufolge wollen viele Raucher mit dem Rauchen aufhören, fühlen sich aber nicht in der Lage dazu.

Stress ist ein wichtiger Anlass für das Rauchen von Zigaretten. Wenn das Gehirn Stress erfährt, funktioniert der präfrontale Kortex nicht mehr richtig. Achtsamkeitsmeditation kann dem Raucher sein eigenes Erleben bewusst machen. Dies trägt dazu bei, dass das Stressniveau sinkt und das Gefühl, rauchen zu müssen, abnimmt. Wer Achtsamkeit im Umgang mit dem eigenen Erleben lernt, kann auch Gefühle bewusster wahrnehmen und versteht so besser seine Gründe, überhaupt zur Zigarette zu greifen. Meditation stärkt auch die Selbstbeherrschung, was ein entscheidender Aspekt bei der Überwindung jeder Sucht ist.

Der Neurowissenschaftler und Suchtpsychiater Judson Brewer, Autor des Buches *The Craving Mind*, ist führend bei der Erforschung der Frage, wie sich Achtsamkeitsmeditation auf Abhängigkeit, besonders auf Nikotinsucht, auswirken kann. Brewer teilt die Nikotinsucht (oder jede andere schädliche Angewohnheit) in drei Hauptschritte auf: 1) Auslöser, 2) Verhalten und 3) Belohnung. Wenn man beispielsweise traurig ist (Auslöser), holt man sich ein Eis aus dem Tiefkühlfach (Verhalten) und fühlt sich dann besser (Belohnung). Mit Nikotin verhält es sich genauso: Man fühlt sich vielleicht gestresst (Auslöser), greift zur Zigarette (Verhalten) und fühlt sich dann erleichtert (Belohnung). Jedes Mal, wenn sich dieser Ablauf vollzieht, wird das Gehirn trainiert, werden neue Schaltkreise angelegt, was schließlich zur Bildung einer Gewohnheit führt.

Brewers Forschungsgruppe hat in mehreren Studien untersucht, ob Achtsamkeit dabei helfen kann, mit dem Rauchen aufzuhören. In den Versuchen werden die Teilnehmer aufgefordert, Neugierde zu kultivieren. Sie dürfen weiter rauchen, solange sie darauf achten, wie es sich tatsächlich für sie anfühlt, eine Zigarette zu rauchen. Brewer zufolge wird dadurch, dass die Aufmerksamkeit auf den Geruch und den Geschmack des Tabakrauchs gelenkt wird, das Rauchen viel weniger begehrenswert.[63]

In einer bahnbrechenden Studie hat Brewers Forschungsgruppe festgestellt, dass Achtsamkeitstraining doppelt so wirksam war wie die Goldstandardtherapie zur Rauchentwöhnung. An der strengen, randomisierten kontrollierten klinischen Studie nahmen 88 nikotinabhängige Erwachsene teil.[64] Ziel war herauszufinden, ob Achtsamkeit genauso gut wirkt wie »Freedom from Smoking«, das Rauchentwöhnungsprogramm der American Lung Association. Die Teilnehmer wurden nach dem Zufallsprinzip zwei verschiedenen Gruppen zugewiesen und erhielten einen Monat lang zweimal pro Woche eine Behandlungseinheit.

Die Teilnehmer rauchten zu Beginn der Studie durchschnittlich 20 Zigaretten pro Tag. Bei denen, die das Achtsamkeitstraining absolvierten, ging der Zigarettenkonsum während der Behandlung stärker zurück und war auch bei der Nachuntersuchung vier Monate später geringer als bei denen, die die Rauchentwöhnung mitgemacht hatten (Grafik unten). Es handelt sich um eine gut konzipierte, strenge Studie, und die Ergebnisse deuten darauf hin, dass Achtsamkeitstraining sogar noch effektiver für die Rauchentwöhnung sein könnte als aktuelle Standardmethoden wie »Freedom from Smoking«.[65]

Yoga zur Behandlung von Nikotinsucht ist ebenfalls erforscht worden, wenn auch mit weniger schlüssigen Ergebnissen. In einer großen klinischen Studie mit 227 Teilnehmern wurde an der Brown University untersucht, ob Yoga bei der Rauchentwöhnung helfen könnte.[66] Die Probanden rauchten im Durchschnitt 17 Zigaretten pro Tag und wurden nach dem Zufallsprinzip einem achtwöchigen Iyengar-Yoga-Kurs (zweimal wöchentlich) oder einer Kontrollgruppe mit Wellnessprogramm zugeteilt. Alle Teilnehmer nahmen außerdem an einer KVT-Maßnahme zur Rauchentwöhnung teil. Nachuntersuchungen erfolgten nach acht Wochen, drei Monaten und sechs Monaten.

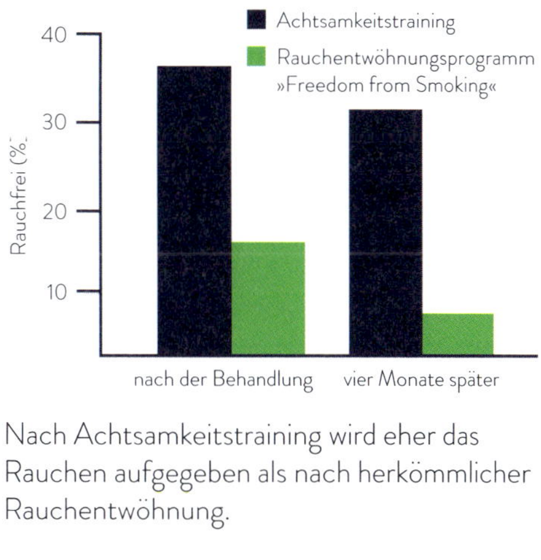

Nach Achtsamkeitstraining wird eher das Rauchen aufgegeben als nach herkömmlicher Rauchentwöhnung.

Im Ergebnis bestand in der Yogagruppe eine um 37 Prozent höhere Wahrscheinlichkeit, mit dem Rauchen aufzuhören, als in der Wellnessgruppe. Zudem beobachtete man in der Yogagruppe eine Dosis-Wirkungs-Kurve: Jede zusätzlich besuchte Yogastunde erhöhte die Wahrscheinlichkeit, dass jemand mit dem Rauchen aufhörte, um etwa 12 Prozent.[67]

Die wichtigsten Punkte

- **Sucht** ist eine behandelbare chronische Krankheit, bei der komplexe Wechselwirkungen zwischen Hirnschaltkreisen, Genetik, Umweltfaktoren und individuellen Lebensumständen eine Rolle spielen.
- Yoga kann Stress und Suchtverhalten mindern und dabei Selbstwertgefühl und Selbstbeherrschung verbessern.
- Yoga und Meditation sind wirksame Alternativen zur Behandlung der Nikotinsucht.
- Achtsamkeitsmeditation kann dazu beitragen, dass im Gehirn neue Schaltkreise angelegt werden, sodass Stress und Suchtgefühle nachlassen.

KAPITEL 10

GESUND IN JEDEM LEBENSALTER

Das Gehirn verändert sich während der gesamten Lebensspanne. Unsere Erfahrungen, sowohl die inneren als auch die äußeren, machen uns zu dem, was wir sind. Yoga und Meditation kann in jedem Alter von Vorteil sein – im Säuglingsalter, in der Kindheit, in der Jugend, im reifen wie im hohen Alter. Dieses Kapitel befasst sich mit wissenschaftlichen Erkenntnissen darüber, wie Yoga und Meditation die Gesundheit des Gehirns verbessern, das Wohlbefinden fördern und den Alterungsprozess verlangsamen, wie sie das Leben verschönern und um einige gesunde Jahre verlängern können.

DIE FRÜHEN JAHRE: SÄUGLINGSZEIT UND FRÜHE KINDHEIT

Das menschliche Gehirn macht während der Schwangerschaft, der Säuglingszeit und der frühen Kindheit außergewöhnliche Veränderungen durch. Bei der Geburt ist das Gehirn des Neugeborenen nur ein Viertel so groß wie das Gehirn eines Erwachsenen.[1] Obwohl die Bahnen der weißen Substanz schon vor der Geburt angelegt sind, werden diese Axone erst in den ersten zwei Lebensjahren myelinisiert. Die Myelinisierung ermöglicht eine schnellere Kommunikation von Neuron zu Neuron. Auch die graue Substanz dehnt sich in dieser Zeit rasch aus und die Hirnrindendicke erreicht zwischen dem ersten und zweiten Geburtstag ihren Höhepunkt.[2] Im Alter von zwei Jahren ist das junge Gehirn auf drei Viertel der Größe eines erwachsenen Gehirns angewachsen.[3]

In den ersten Lebensjahren werden in jeder Sekunde mehr als eine Million neue Verbindungen zwischen Neuronen hergestellt.[4] Das kindliche Gehirn gilt als plastisch und formbar, weshalb es leicht ist, die sich entwickelnde Gehirnarchitektur zu beeinflussen. Als erstes entwickeln sich die Gehirnbahnen, die mit den Sinnen zu tun haben, etwa mit dem Sehen und Hören. Als Nächstes entstehen die Sprachschaltkreise, gefolgt von den komplizierteren, höheren kognitiven Funktionen. Ungenutzte Verbindungen werden reduziert oder zurückgestutzt, damit die Schaltkreise des Gehirns effizienter werden.

Die Entwicklung des Gehirns wird sowohl von den Genen als auch von den Erfahrungen gelenkt. Während die Gene einen Bauplan liefern, bestimmt die Lebenserfahrung, welche Gene exprimiert werden. Kleine Kinder suchen zum Beispiel bei ihren Bezugspersonen nach Bestätigung, Fürsorge und Zuwendung. Eine fürsorgliche Betreuung ist die Voraussetzung für ein gedeihendes Gehirn. Erfährt man als Säugling oder als Kind solche Interaktionen nicht, können sich die Strukturen im Gehirn verändern und man wird anfälliger für Lern- und Verhaltensstörungen. In den ersten Lebensjahren wird der Grundstein für die zukünftige Hirngesundheit gelegt.

Yoga für die Jüngsten

Das junge Gehirn ist leicht zu prägen und zum Lernen geschaffen. Säuglings- und Kleinkindalter sind eine wunderbare Zeit, um an kontemplative Praktiken herangeführt zu werden, die die Entwicklung des Gehirns anregen und das emotionale und körperliche Lernen fördern. Babyyoga wird für Säuglinge ab drei Monaten angeboten und besteht in der Regel aus sanften Dehnungen und Bewegungen zu Musik. Diese langsamen, kontrollierten Bewegungen unterstützen die Entwicklung von Muskeln und Nerven. Bewegungen wie das Radfahren mit den Beinen können zur Verdauung beitragen, indem sie aufgestaute Blähungen abbauen, während in der Bauchlage die Nacken- und Halsmuskulatur gekräftigt wird.[5] Babyyoga verbessert womöglich auch das Schlafverhalten und den Spiegel von Stresshormonen wie Cortisol, wobei die Forschung dies noch nicht bestätigt hat. Auch Massagen sind in der Regel ein Bestandteil. Sie stärken nachweislich die Bindung zwischen Elternteil und Kind und reduzieren den Stress des Babys.[6]

Tipps für den Yogaunterricht mit Babys und Kleinkindern

- Halten Sie die Yogastunde kurz, etwa 20 bis 30 Minuten.
- Halten Sie die Teilnehmerzahl klein.
- Stellen Sie ausreichend Hilfsmittel wie Decken, Blöcke und Kissen bereit, um für Bequemlichkeit zu sorgen.
- Legen Sie Matten und Hilfsmittel vor dem Unterricht bereit.
- Achten Sie darauf, dass die Betreuungspersonen bei allen Übungen im Körperkontakt zum Kind bleiben kann.
- Erlauben Sie den Betreuungspersonen, ihr Kind während der Stunde zu stillen oder zu wickeln.

Die wichtigsten Punkte

- Das menschliche Gehirn macht in den ersten Lebensjahren eine unglaubliche Entwicklung durch. In den frühen Jahren wird der Grundstein für die zukünftige Hirngesundheit gelegt.
- Die Hirnentwicklung wird sowohl von den Genen als auch von Lebenserfahrungen geprägt.
- Yoga kann die Entwicklung von Muskeln und Nerven unterstützen. Es kann auch das Schlafverhalten verbessern und den Spiegel von Stresshormonen wie Cortisol senken.

BEISPIEL FÜR EINE YOGASEQUENZ MIT BABY

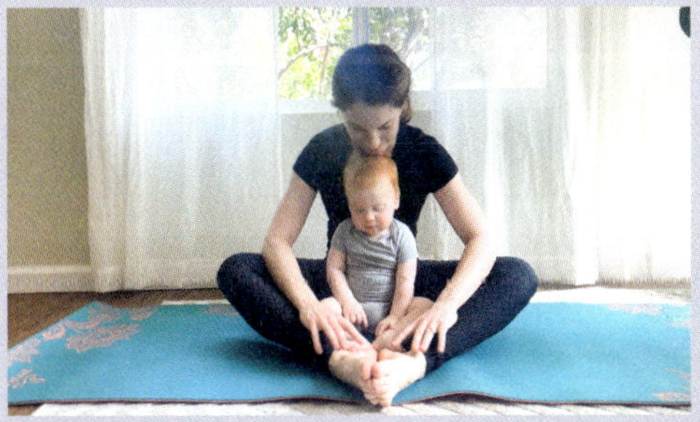

1 Schmetterling

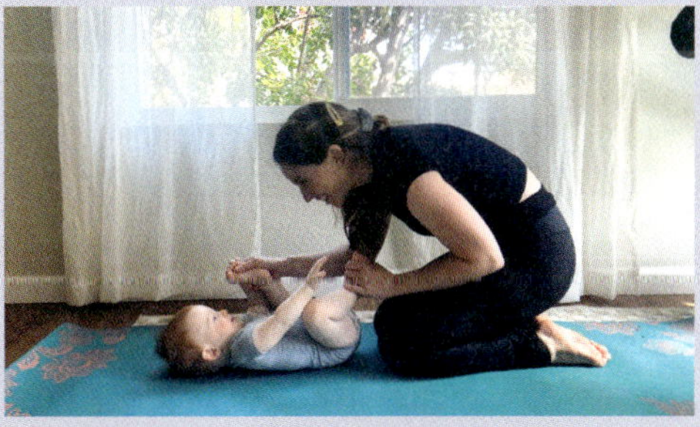

2 Radfahren mit Baby

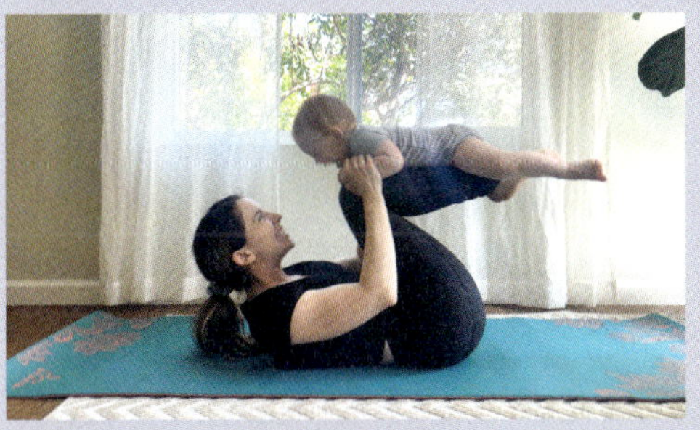

3 Beinheben mit Baby

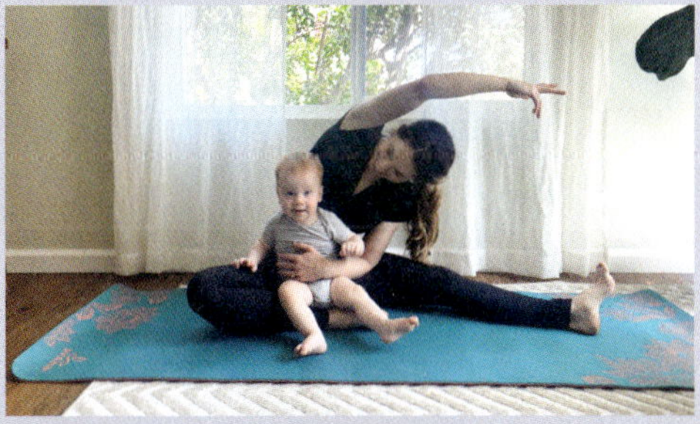

4 Variante der Seitendehnung im Sitzen

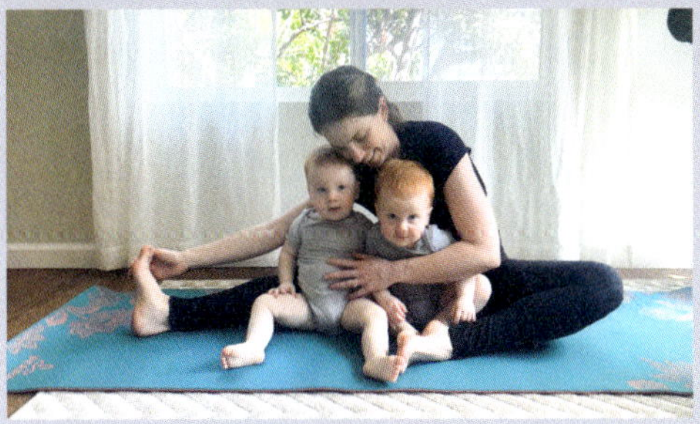

5 Variante der Beindehnung im Sitzen

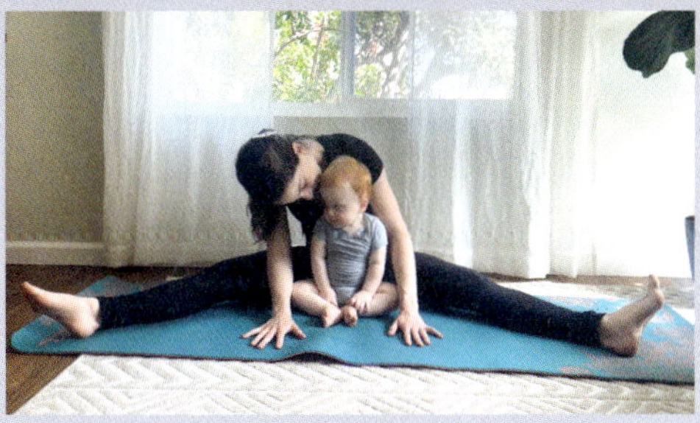

6 Winkelhaltung

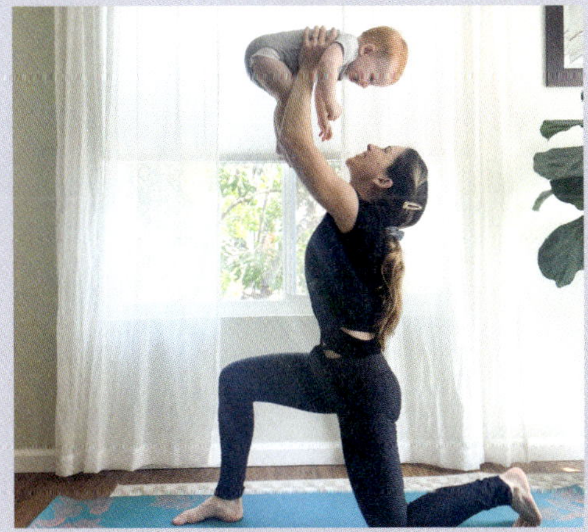

7 Tiefer Ausfallschritt mit Baby

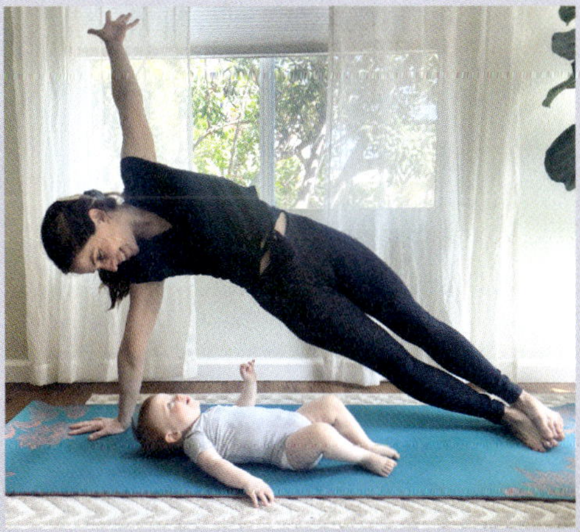

8 Seitstütz mit Blick auf das Baby

DAS REIFENDE GEHIRN: KINDHEIT UND JUGEND

In der Kindheit (5–12 Jahre) und Jugend (12–18 Jahre) beginnt das reifende Gehirn mit der Spezialisierung und übernimmt komplexere Funktionen. Das Gehirn stutzt weiterhin ungenutzte oder nicht benötigte Verbindungen zurück, wird aber mit der Zeit weniger gut darin, neue Verbindungen zwischen Neuronen herzustellen.[7, 8] Obwohl das Aneignen neuer Fähigkeiten, beispielsweise das Erlernen einer Fremdsprache, weiterhin möglich bleibt, wird dies mit zunehmender Reife des Gehirns immer schwieriger.

In diesem Lebensabschnitt finden viele Veränderungen im Gehirn statt, sowohl strukturelle als auch funktionelle. Das vom Streben nach Belohnung getriebene sozial-emotionale System ist während der Pubertät am aktivsten und tritt erst im Erwachsenenalter in den Hintergrund, wenn die kognitive Steuerung weiter ausgebildet ist.[9] Eine der letzten Hirnregionen, die ihre Reife erreicht, ist der präfrontale Kortex. Er spielt eine große Rolle bei der kognitiven Steuerung, die das bewusste Denken und das willentliche Verhalten umfasst.[10] Vermutlich ist die verzögerte Reifung des präfrontalen Kortex der Grund dafür, dass Heranwachsende zu impulsivem Verhalten neigen. Die Jugend ist auch die Zeit, in der Menschen allmählich ihre Identität und ihr Selbstverständnis entwickeln. Damit ist sie eine sehr wichtige Zeit, und das menschliche Gehirn ist so gebaut, dass es sich am stärksten an Eindrücke aus dieser Lebensphase erinnert.[11]

Vorteile von Yoga und Meditation für Kinder und Jugendliche

Die Teilnahme an regelmäßiger Bewegung und Meditation in der Kindheit wirkt sich auf die Hirnentwicklung aus. Yoga fördert das Wachstum zwischen den neuronalen Verbindungen, die für Balance und Flexibilität zuständig sind.[12] Achtsamkeitsmeditation kann die schulischen Leistungen und die Konzentrationsfähigkeit steigern, Ängste und Depressionen verringern und die sozialen Fähigkeiten verbessern.[13, 14]

Um die langfristigen Vorteile von Yoga und Meditation zu genießen, kann es sinnvoll sein, schon in jungen Jahren damit zu beginnen. Forscher der Universität Heidelberg und der Universität Sfax in Tunesien haben untersucht, wie sich eine dreimonatige Yogaintervention auf die kognitive Leistung, die Koordination und das Verhalten von Kindergartenkindern auswirkt.[15] In der Studie übten Kindergartenkinder zweimal wöchentlich 30 Minuten lang Hatha Yoga, während eine andere Gruppe von Kindern Sportunterricht erhielt und eine dritte Gruppe gar keine körperliche Aktivität ausübte.

Die Kinder aus der Yogagruppe wiesen eine verbesserte Aufmerksamkeit und Koordination und weniger Hyperaktivität auf als die, die am Sportunterricht teilnahmen. Die jungen Yogis konnten außerdem eine Aufgabe schneller lösen als die kleinen Sportler oder die Kinder ohne Bewegungsangebot. Die Ergebnisse legen nahe, dass Yoga ein hilfreiches Lernangebot sein kann, das Konzentration und Selbstregulierung fördert.[16]

Im Jahr 2016 sind Forscher der Harvard Medical School und des Kripalu Center for Yoga & Health der Frage nachgegangen, welche Wirkung schulische Yogaprogramme auf die geistige, emotionale und körperliche Gesundheit von Jugendlichen sowie auf ihr Verhalten haben.[17] Die Wissenschaftler werteten 47 Veröffentlichungen zum Thema aus und stellten fest, dass Yoga im schulischen Umfeld alle Aspekte der Gesundheit von Kindern und Jugendlichen verbessert. Sie räumen ein, dass Forschungsergebnisse in diesem Bereich begrenzt sind und als vorläufig betrachtet werden sollten.

Psychische Gesundheit

Das Gehirn und andere biologische Systeme sind in den ersten Lebensjahren am anpassungsfähigsten. Wer bereits in jungen Jahren Resilienz entwickelt, legt den Grundstein für alle möglichen resilienten Verhaltensweisen über das ganze Leben hinweg. Kontemplative Praktiken können Kindern dabei helfen, belastbarer zu werden und Stress auf positive Weise zu bewältigen. Yoga und Meditation können die Stimmung, das Selbstvertrauen, die Emotionsregulation und die Resilienz verbessern.[18] Somit sind diese Praktiken ein hilfreiches Mittel zur Verbesserung der körperlichen wie auch der geistigen Gesundheit.

An der Rutgers University hat man 27 Studien ausgewertet, die sich mit den Auswirkungen von Yoga auf Kinder und Jugendliche mit Ängsten und Depressionen befassen.[19] Zwar variiert die Art der Yogaintervention von Studie zu Studie, aber 58 Prozent der Ergebnisse zeigen, dass Yoga zum Abbau der Angst- und Depressionssymptome beiträgt. Von den Studien, die nur die Wirkung von Yoga erforschen, belegen 70 Prozent eine Besserung der Angstsymptome, während 40 Prozent eine Linderung der Depression nachweisen. Dies sind scheinbar überzeugende Ergebnisse, aber die Autoren räumen ein, dass viele der Studien von geringer bis mittlerer Qualität sind.[20] Dennoch legen sie die Annahme nahe, dass Yoga bei Kindern und Jugendlichen zu einer gewissen Verringerung der Symptomatik sowohl bei Angst als auch bei Depression führt.

Eine weitere systematische Übersichtsarbeit hat verschiedene Formen von Bewegung und deren Auswirkungen auf Schüler mit Aufmerksamkeitsdefizit-Hyperaktivitätsstörung (ADHS) untersucht.[21] Forscher der Universität von Castilla-La Mancha haben dazu acht randomisierte kontrollierte Studien mit insgesamt 249 Teilnehmern in ihre Analyse einbezogen. Die Auswertung der Ergebnisse aus den acht Studien ergab, dass Yoga ADHS-Symptome wie Unaufmerksamkeit, Hyperaktivität und Impulsivität verbessert.[22]

In einer anderen an der Duke University durchgeführten Studie hat ein einjähriges Programm aus Yoga, Meditation und Spieltherapie bei Schülern im Alter von sechs bis elf Jahren mit ADHS zu besseren schulischen Leistungen geführt.[23] Das Programm trug auch dazu bei, die Symptome von ADHS zu verringern. Programme wie dieses lassen sich leicht in der Schule umsetzen und sollten als kosteneffiziente Option zur Unterstützung von Schülern mit ADHS betrachtet werden.

Tipps für den Yogaunterricht mit Kindern und Jugendlichen

- Denken Sie sich für die Kleinen ein Yogamärchen aus. Wählen Sie ein Genre und fünf bis acht Yogahaltungen, die in die Erzählung eingebaut werden können. Verknüpfen Sie die Haltungen zu einer Geschichte und schmücken Sie sie aus – fertig ist eine fesselnde Yogastunde!
- Kleine Kinder haben im Allgemeinen eine kurze Aufmerksamkeitsspanne von nur wenigen Minuten. Mithilfe von kurzen Meditationen können Sie ihr Gehirn aktivieren und ihre Konzentrationsfähigkeit steigern.
- Jugendliche können einem ähnlich gearteten Unterricht folgen wie Erwachsene, aber Sie sollten bedenken, dass sich ihr Gehirn noch entwickelt und ihre Aufmerksamkeitsspanne kürzer ist.
- Wenn Sie mehrere Jugendliche in einem Kurs haben, können Sie Spiele oder Partnerübungen einbauen. Mit der zu zweit ausgeführten Baumhaltung kann zum Beispiel das gemeinsame Balancieren geübt werden. Durch solche Übungen entwickelt man zwischenmenschliche und kooperative Fähigkeiten.
- Setzen Sie Musik in der Yogastunde ein, um das Gehirn noch mehr zu anzuregen!

Yogageschichte für Kinder

Stellt euch vor, ihr geht an einem Sandstrand spazieren. Cremt erst mal eure Arme mit Sonnencreme ein und versucht auch, euch den Rücken einzucremen. Dann bemerkt ihr eine Möwe links von euch. Könnt ihr mir zeigen, welche Haltung wie eine Möwe aussieht? Gut, jetzt geht ihr weiter den Strand entlang. Ihr seht eine Robbe, die in den Wellen spielt. Welche Haltung könnte wie eine Robbe aussehen? Ihr geht weiter am Strand entlang und werdet von der brennenden Sonne ein wenig müde. Ihr legt euch auf euer Handtuch und ruht euch aus.

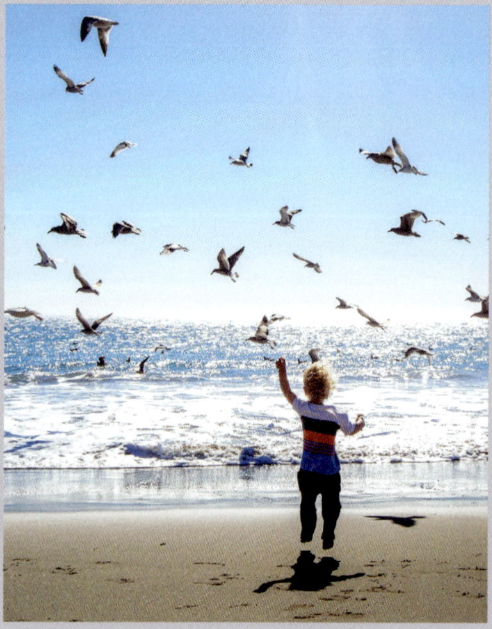

Auch mithilfe von Achtsamkeitsmeditation können sich Kinder ihrer Sinne bewusster werden, ihre Emotionsregulation verbessern, Mitgefühl und Verbundenheit entwickeln und sozial-emotionales Lernen einüben.[24] Achtsamkeitsprogramme verbessern das Verhalten in der Klasse. In einer großen Studie mit 409 Grundschülern haben Wissenschaftler der University of California untersucht, wie sich ein fünfwöchiges Achtsamkeitsprogramm auf verschiedene Verhaltensaspekte auswirkt, etwa auf die Aufmerksamkeit, die Selbstbeherrschung, die Teilnahme an Aktivitäten und den Respekt für andere.[25] Sie stellten fest, dass sich das Verhalten der Schüler durch die Intervention signifikant verbesserte und dass die Verbesserung auch fast sieben Wochen nach der Intervention noch anhielt.

Achtsamkeitsmeditation für Kinder

Setzt euch bequem hin oder legt euch auf den Boden. Lasst die Augen zufallen.

Hört auf die Geräusche in eurer unmittelbaren Umgebung. Was hört ihr?

Hört nun auf Geräusche, die etwas weiter entfernt sind.

Könnt ihr Vögel oder Autos hören?

Versucht, jedes einzelne Geräusch um euch herum zu erlauschen.

Atemübung für Kinder und Jugendliche

Lasst uns alle zusammensitzen. Atmet tief ein.

Haltet den Atem an und zählt bis vier.

Jetzt blast die Luft aus und macht dabei laut »wusch«.

Gleich noch einmal.

Wiederholt diese Übung viermal.

Die wichtigsten Punkte

- In der Kindheit und Jugend beginnt das reifende Gehirn mit der Spezialisierung und übernimmt komplexere Funktionen.
- Eine der letzten Hirnregionen, die ihre Reife erreicht, ist der präfrontale Kortex. Vermutlich neigen Heranwachsende deshalb zu impulsivem Verhalten.
- Yoga fördert das Wachstum zwischen den neuronalen Verbindungen, die für Balance und Flexibilität zuständig sind.
- Yoga kann im schulischen Umfeld Kinder und Jugendliche beim Erlernen von Konzentration und Selbstregulierung unterstützen.
- Yoga kann auch zur Linderung von Angst- und Depressionssymptomen beitragen und die Symptome von ADHS bessern.
- Meditation kann Schulleistungen und Konzentrationsfähigkeit steigern, Ängste und Depressionen mindern und die sozialen Fähigkeiten verbessern.

ZU SICH KOMMEN: DAS ERWACHSENE GEHIRN

Die Zwanziger sind die transformativen Jahre des frühen Erwachsenenalters. Zwar erreicht das Gehirn schon im Alter von zehn Jahren sein volles Volumen, aber viele Hirnregionen sind dann noch nicht ausgereift. Das Gehirn reift von hinten nach vorne. Man geht davon aus, dass der Okzipitallappen etwa im Alter von 20 Jahren reif ist, während der präfrontale Kortex seine Reife erst im Alter von etwa 30 Jahren erreicht. Mit der Anatomie des Gehirns verändern sich auch seine Funktionen. Dinge wie Selbsteinschätzung, langfristige Planung und Emotionsregulation werden viel einfacher. Auch das Entscheidungs- und Urteilsvermögen gewinnt an Schärfe, wenn der präfrontale Kortex voll einsatzfähig wird.

Yoga und Meditation für Erwachsene

Yoga und Meditation verbessern und erhalten generell die körperliche und geistige Gesundheit, indem sie Lebensqualität und Belastbarkeit steigern, Stress abbauen und Selbstmitgefühl und Blutdruck verbessern.[26, 27, 28]

In vielen Yogaschulen ist jedoch Inklusion ein kritisches Thema. So kann sich Yoga zwar positiv auf das Körperbild auswirken, aber das hängt sehr vom Kursklima ab. Die Teilnehmer einer Studie, die an der University of Minnesota durchgeführt wurde, berichten, dass sich Yoga positiv auf körperliche Veränderungen, auf die Dankbarkeit für den eigenen Körper, auf das Selbstvertrauen und die Zufriedenheit mit dem Erreichten auswirkt.[29] Die

Yogis berichten aber auch, dass ihnen der Unterricht manchmal wie ein Wettbewerb vorkommt, wenn sie sich im Raum umsehen und wenig Diversität bei den Körperformen und -größen der Praktizierenden entdecken. Auch Männer finden sich im Milieu der Yogaschule oft nicht wieder. Yogaschulen sollten danach streben, ein integratives, inklusives Umfeld für Yogis aller Formen, Größen, Geschlechter, Orientierungen und Leistungslevel zu schaffen.

Tipps für eine inklusivere Yogastunde

- Machen Sie es zur Regel, dass zu jeder Yogahaltung Varianten angeboten werden, die für eine breite Vielfalt von Körpern und Fähigkeiten geeignet sind.
- Verwenden Sie Beschreibungen, die nicht werten und nicht zum Ehrgeiz anstacheln.
- Verwenden Sie Begriffe wie »einladen« oder »erkunden«, um die Teilnehmer zum Ausprobieren einer Haltung oder Bewegung zu ermutigen.
- Statt den Schülern zu sagen, was sie fühlen sollen, bitten Sie sie lieber, während der Übungen die eigenen Gefühle wahrzunehmen.
- Verwenden Sie geschlechtsneutrale Ausdrücke, um ein breites Spektrum an Erfahrungen zu ermöglichen. Sagen Sie zur Begrüßung lieber »Schön, dass ihr alle da seid« statt »Schön, dass ihr da seid, Mädels«, und vermeiden Sie die geschlechtsspezifische Benennung bestimmter Körperteile.[30]

Die moderne Welt bringt auch allerlei neue Herausforderungen mit sich. Wegen der Herausforderungen durch neue Technologien und Multitasking haben viele Menschen Probleme mit der Aufrechterhaltung der Aufmerksamkeit und dem Arbeitsgedächtnis. Wissenschaftler der University of California haben ein Meditationsprogramm entwickelt, das jungen Erwachsenen hilft, ihre Aufmerksamkeit und ihr Gedächtnis zu verbessern.[31] Sie entwickelten ein sechswöchiges Programm mit tabletgestützter fokussierender Meditation und nannten es MediTrain. Die regelmäßige Anwendung des Programms führte bei den Teilnehmern zu einer Verbesserung der Aufmerksamkeitsspanne und des Arbeitsgedächtnisses. Die Forscher beobachteten bei den Teilnehmern auch Veränderungen in den Gehirnströmen, die mit der Aufmerksamkeitssteuerung zu tun hatten. Dies lässt vermuten, dass ein tabletgestütztes Meditationsprogramm ein praktikables Mittel zur Verbesserung der Aufmerksamkeit sein könnte.

Die wichtigsten Punkte

- Das Gehirn reift von hinten nach vorne. Der Okzipitallappen reift ungefähr im Alter von 20 Jahren, während der präfrontale Kortex seine Reife erst im Alter von 30 Jahren erreicht.
- Ein Yogakurs kann sowohl für die körperliche als auch für die geistige Gesundheit förderlich sein, aber man sollte darauf achten, dass der Kurs inklusiv ist.
- Tabletgestützte Meditationsprogramme verbessern möglicherweise die Aufmerksamkeitspanne und das Arbeitsgedächtnis, die beide durch Multitasking beeinträchtigt sein können.

GESUND ALT WERDEN: DAS ALTERNDE GEHIRN

Wer kognitiv und körperlich in Bewegung bleibt, hält die Neuronen und Nerven aktiv, gesund, durchblutet und stimuliert. Wenn das Gehirn älter wird, beginnt es zu schrumpfen, denn Gehirnzellen sterben ab. Körperliche Bewegung wie Yoga, Gehirntraining wie Meditation und eine gesunde Ernährung bieten Schutz vor diesem Rückgang.

Regelmäßiges Fitnesstraining kann das Gehirn vor dem Verfall schützen. Die Centers for Disease Control and Prevention empfehlen, dass ein durchschnittlicher Erwachsener an fünf Tagen in der Woche mindestens 30 Minuten lang aerobes Training und an mindestens zwei Tagen in der Woche Krafttraining treiben sollte.[32] Aerobe Aktivität ist alles, was den Atem beschleunigt und das Herz schneller schlagen lässt. Krafttraining ist eine körperliche Aktivität, die die Kräftigung der Muskeln zum Ziel hat. Yogastile wie Power Yoga oder Vinyasa Yoga, die sowohl aerobe Übungen als auch Kraftübungen mit dem Körpergewicht umfassen, haben jede Menge positive Auswirkungen auf das Gehirn.

Warum ist Fitness so gut für uns? Fitnesstraining erhöht die Herzfrequenz und verbessert dadurch den Blutfluss im gesamten Körper, auch im Gehirn. Mehr Blutfluss bedeutet, dass mehr Nährstoffe ins Gehirn gelangen. Fitness hilft gegen Entzündungen, die bei vielen neurologischen Erkrankungen wie Multipler Sklerose und Alzheimer eine Rolle spielen. Sport baut auch emotionalen Stress ab und senkt den Spiegel der Stresshormone im Körper. Fitnesstraining kann:

- Angst- und Depressionssymptome lindern,
- den Schlaf und das Denkvermögen verbessern,
- beim Abnehmen helfen,
- Knochen und Muskeln stärken,

- das Risiko verringern, an Herzkrankheiten, Schlaganfall, Diabetes, Krebs oder anderem zu erkranken,
- die Lebenserwartung und die Zahl der gesunden Lebensjahre steigern.

Fitness fürs Gehirn

Fitnesstraining beeinflusst das Gehirn auf molekularer und zellulärer Ebene. So fördert es beispielsweise Prozesse, die den Umbau des Gehirns unterstützen, die sogenannte Neuroplastizität.[33] Fitnesstraining kann das Risiko von kognitivem Verfall und Demenz verringern und bei Erkrankungen wie Alzheimer die Neurodegeneration verlangsamen.[34]

Fitnesstraining fördert auch die Vergrößerung des Hirnvolumens der grauen Substanz in Bereichen wie dem Hippocampus.[35] Zwar gilt die Erkenntnis noch nicht als gesichert, aber sportliche Bewegung scheint das Gehirnvolumen bis ins späte Erwachsenenalter hinein beeinflussen zu können.[36] Auch Yoga und Meditation gelten als neuroprotektiv und können Alterserscheinungen hinauszögern.

Neurogenese: Schaffung neuer Neuronen im Gehirn

Das Gehirn ist möglicherweise auch im hohen Alter noch in der Lage, durch einen Prozess namens Neurogenese neue Neuronen zu produzieren. Jahrzehntelang ging die Hirnforschung davon aus, dass das erwachsene Gehirn keine neuen Neuronen bilden kann. Die Lehrmeinung war, dass im menschlichen Gehirn nach der Geburt keine neuen Neuronen mehr entstehen können.[37]

Im Jahr 1998 machte der Hirnforscher Rusty Gage die Entdeckung, dass das menschliche Gehirn in bestimmten Hirnregionen über das gesamte Leben hinweg neue Neuronen bilden kann.[38] Genauer gesagt fand sein Team heraus, dass es im Hippocampus von Erwachsenen neurale Stammzellen gibt, die zu Neuronen werden.

Gages Forschungen ergaben zudem, dass sich die Fähigkeit des Gehirns, mehr Neuronen zu erzeugen, durch Fitnesstraining steigern lässt.[39] Sein Team verglich das Gehirn von Mäusen, die auf einem Laufrad laufen konnten, mit dem von Mäusen ohne Zugang zu einem Laufrad. Die älteren Mäuse, die Laufrad liefen, hatten bessere Denk- und Problemlösungsfähigkeiten als die unsportlichen Mäuse. Bei den aktiven Mäusen war auch mehr Neurogenese nachweisbar als bei den inaktiven. Die Studie weist als eine der ersten nach, dass Sport (in diesem Fall Laufen) helfen kann, Alterserscheinungen im Gehirn zu verzögern.

Doch Gages Ergebnisse finden nicht nur Zustimmung. Laut Arturo Alvarez-Buylla, einem Hirnforscher, der sich auch mit der Neurogenese beschäftigt, gibt es beim erwachsenen Menschen keine Neurogenese.[40] Alvarez-Buylla hat die Neuronenproduktion im Hippocampus sowohl bei Kindern als auch bei Erwachsenen eingehend untersucht und festgestellt, dass die Neurogenese schon im ersten Lebensjahr stark nachlässt. Seinen Forschungen zufolge ist bei 18-Jährigen von Neurogenese keine Spur mehr zu finden. Dass Alvarez-Buylla auch bei Makaken zu denselben Ergebnissen kam, untermauert seine These zusätzlich.

Eine unabhängige Forschergruppe der Yale University weist in einer Publikation nach, dass die Gehirne von Mäusen, Schweinen und Affen (besonders Makaken) Anzeichen von Neurogenese im Hippocampus aufweisen, wohingegen dies beim Menschen nicht der Fall ist.[41]

Warum können sich die Hirnforscher nicht einigen? Das menschliche Gehirn ist unglaublich schwierig zu untersuchen, solange der Mensch noch lebt. Viele Erkenntnisse zur Neurogenese verdankt man den Gehirnen von Verstorbenen, die ihren Körper der Forschung gespendet haben. Aber wenn das Blut nicht mehr fließt, schaltet sich das Gehirn ab. Daher kann es sein, dass Prozesse, die zu Lebzeiten abliefen, längst nicht mehr stattfinden, wenn das Gehirn der Wissenschaft zur Verfügung steht.

Eine weitere Einschränkung sind die derzeit verfügbaren Methoden zur Untersuchung des Gehirns. Womöglich markieren einige der Farbstoffe, die zum Nachweis der Neurogenese verwendet werden, gar nicht die richtigen Proteine. Um die Neurogenese im erwachsenen menschlichen Gehirn wirklich verstehen und bewerten zu können, müssen wohl erst noch neue Methoden entwickelt werden.

Yoga kann das Gehirn schützen

Yoga schützt das Gehirn möglicherweise vor dem im Alter einsetzenden Zelltod. Forscher der National Institutes of Health und der kanadischen McGill University haben die altersbezogenen Vorteile von Yoga bei erfahrenen Praktizierenden untersucht und diese mit einer gesunden Kontrollgruppe verglichen.[42] Per Struktur-MRT nahmen sie die Unterschiede in der grauen Substanz zwischen den Gruppen unter die Lupe.

In der Kontrollgruppe, die aus 14 körperlich aktiven Teilnehmern bestand, war die Menge an grauer Substanz bei den älteren Teilnehmern wie erwartet niedriger als bei den jüngeren. Überraschenderweise fand man in der Yogagruppe, die ebenfalls aus 14 Teilnehmern bestand, keinen Zusammenhang zwischen grauer Substanz und Alter. Stattdessen gab es einen Zusammenhang zwischen der grauen Substanz in bestimmten Hirnregionen und der Yogaerfahrung (in Jahren) sowie der Häufigkeit der Yogapraxis (in Wochenstunden), wie in der Abbildung auf Seite 181 dargestellt. Je länger und regelmäßiger jemand also Yoga praktiziert, desto größer sind laut der Studie bestimmte Hirnregionen.[43] Diese Ergebnisse lassen vermuten, dass Yoga einen neuroprotektiven Effekt auf das Gehirn hat.

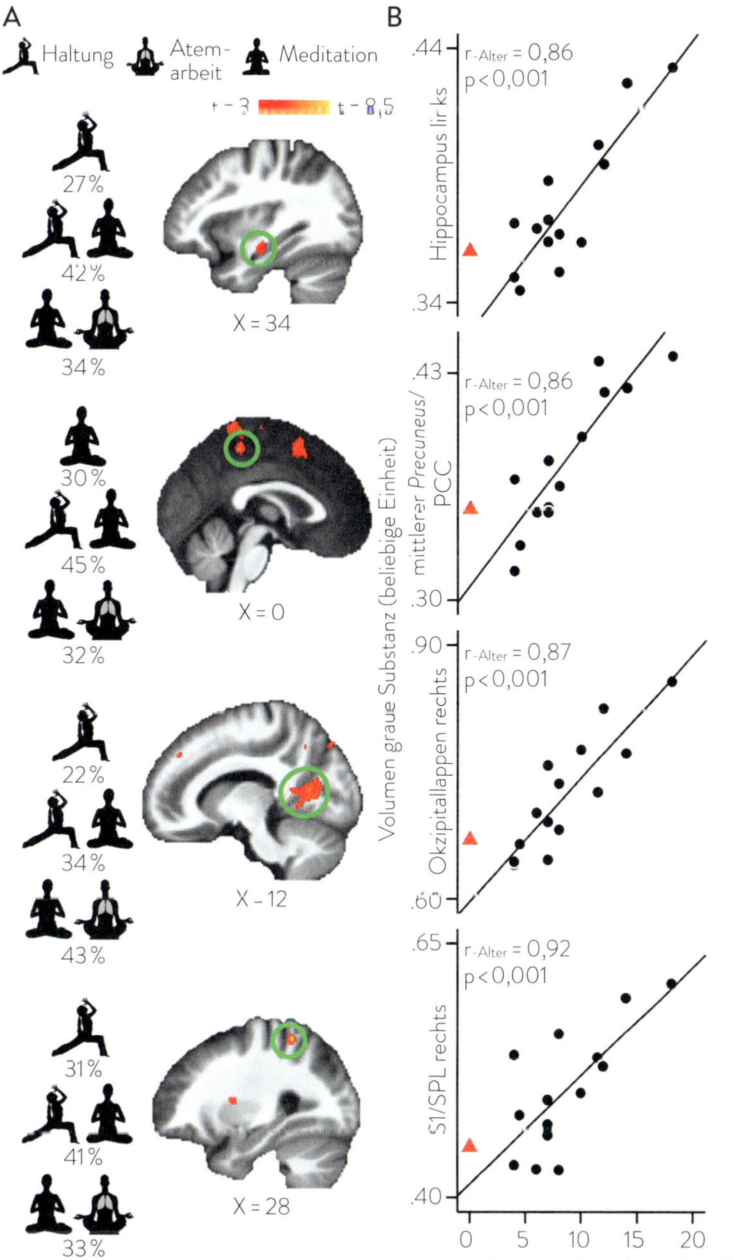

Bestimmte Hirnregionen sind mit der Häufigkeit von Yogaübungen assoziiert. So hängt beispielsweise das Volumen der grauen Substanz im linken Hippocampus mit der Häufigkeit des Yogaübens zusammen. Wer mehr Yoga übt, hat also mehr Hippocampusvolumen, was darauf hindeutet, dass Yoga einen gewissen neuroprotektiven Effekt auf den Alterungsprozess haben könnte.[44]

Yoga und Meditation verbessern Gedächtnis und Denkvermögen

Alterung ist ein physiologischer Prozess, der sich durch einen kognitiven Abbau kennzeichnet. Betroffen sind in der Regel die für Gedächtnis und exekutive Funktionen zuständigen Netzwerke. Allerdings können kontemplative Praktiken diesen Abbau wohl verlangsamen oder verhindern.

Im Rahmen des National Health Interview Survey hat man Erwachsene in den USA gefragt, warum sie Yoga praktizieren. Mehr als 30 Prozent gaben an, dass sie es tun, um ihr Gedächtnis oder ihre Konzentration zu verbessern. Yoga und Meditation stehen mit Verbesserungen des Denk- und Erinnerungsvermögens bei älteren Erwachsenen in Verbindung.[45, 46, 47] An der Wayne State University und der University of Illinois hat man bei 118 älteren Erwachsenen die Auswirkungen einer zweimonatigen Hatha-Yoga-Intervention auf exekutive Funktionen, Aufmerksamkeit und kognitive Verarbeitungsgeschwindigkeit untersucht.[48, 49] Zum Vergleich machte eine Kontrollgruppe Dehnübungen. Im Ergebnis wies die Yogagruppe nach der Intervention signifikant schnellere Reaktionszeiten, ein besseres Arbeitsgedächtnis und bessere exekutive Funktionen auf als die Kontrollgruppe. Die Yogagruppe war auch in der kognitiven Verarbeitung und der Mustererkennung besser.

Der Sanskriteffekt

Bei vielen kontemplativen Praktiken werden Sanskrittexte, beispielsweise Mantras, auswendig gelernt und wiederholt aufgesagt. Hirnforscher der Universität von Trient in Italien wollten wissen, ob diese Praxis das Denk- und das Erinnerungsvermögen verbessert.[50]

Um zu verstehen, wie der »Sanskriteffekt« auf das Gehirn wirkt, rekrutierten die Wissenschaftler aus Hinduschulen in der Umgebung von Delhi Gelehrte, die das Auswendiglernen mündlicher Überlieferungen üben, sogenannte Pandits. Ihnen stellten sie Kontrollpersonen gegenüber, die in Alter, Geschlecht, Händigkeit, Augendominanz und Mehrsprachigkeit vergleichbar waren. Anschließend maßen sie mit bildgebenden Verfahren die Größenunterschiede verschiedener Hirnregionen zwischen den beiden Gruppen.

Bei den Pandits fanden sie mehrere Hirnregionen, die viel größer waren als bei der Kontrollgruppe, darunter der Hippocampus. Insgesamt hatten die Pandits auch rund zehn Prozent mehr graue Substanz mit neuronalen Zellkörpern als die Kontrollgruppe, und zwar in beiden Hirnhälften. Die Forscher glauben, dass mehr graue Substanz mit einer verbesserten kognitiven Funktion zusammenhängen könnte.[51] Als Nächstes möchte man untersuchen, ob die Zunahme des Hippocampusvolumens bei den Pandits die Auswirkungen der Alzheimerkrankheit aufhalten kann.

Dies deutet darauf hin, dass das regelmäßige Praktizieren von Hatha Yoga im fortschreitenden Alter möglicherweise kognitive Vorteile mit sich bringt. Und diese Vorteile sind größer als bei alleinigen Dehnübungen.[52, 53]

Eine andere Studie, die an der University of California durchgeführt wurde, hat sich mit dem Einfluss von Yoga auf den kognitiven Abbau befasst und besonders die Vernetzung zwischen den Neuronen untersucht.[54] Die Teilnehmer waren mindestens 55 Jahre alt und hatten eine leichte kognitive Beeinträchtigung. Eine leichte kognitive Beeinträchtigung ist schwerwiegender als der normale altersbedingte Abbau, aber weniger ernst als eine Demenzerkrankung. Sie umfasst Gedächtnis-, Sprech- oder Denkschwierigkeiten. 14 Teilnehmer wurden der Yogaintervention und elf Teilnehmer einem Gedächtnistraining zugeteilt. Beide Interventionen dauerten drei Monate. Anschließend wurde mit bildgebenden Verfahren die Beziehung zwischen der neuronalen Vernetzung und der Gedächtnisleistung dargestellt.

In der Yogagruppe stellte man im Vergleich zur Kontrollgruppe signifikante Verbesserungen beim visuellen und räumlichen Gedächtnis sowie beim Depressionsgrad fest. Die verbesserte verbale Gedächtnisleistung ging mit einer stärkeren Vernetzung zwischen mehreren Hirnregionen einher: zwischen dem cingulären Kortex, dem frontalen Kortex und dem okzipitalen Kortex. Die verbesserte verbale Gedächtnisleistung korrelierte mit einer verstärkten Vernetzung zwischen dem Sprachverarbeitungsnetzwerk und einem kleinen Teil des frontalen Kortex, dem *Gyrus frontalis inferior*. Welche Mechanismen dieser kognitiven Verbesserung zugrunde liegen, ist nicht bekannt, aber sie könnten auf die durch Bewegungsübungen erhöhte Durchblutung zurückzuführen sein, die mehr Nährstoffe und Sauerstoff zuführt.

Gehirnnetzwerke

Auch Meditation könnte eine weitere Möglichkeit bieten, das gesunde Altern zu fördern. Eines der mit zunehmendem Alter beeinträchtigten Hirnnetzwerke ist das Default Mode Netzwerk, das mit dem Gedankenschweifen, der Selbstreflexion und der Interozeption (der Wahrnehmung des Körperinneren) zu tun hat. Das Default-Mode-Netzwerk wird aktiv, wenn man nicht mit einer Aufgabe oder Aktivität beschäftigt ist, und es wird inaktiver, wenn das Gehirn mit einer zielgerichteten Tätigkeit wie Meditation beschäftigt ist. Wenn das Default-Mode-Netzwerk aktiv ist und das Gehirn keine besonderen Aufgaben ausführt, liegt der Energieverbrauch des Gehirns bei 80 bis 90 Prozent.[55] Das Gehirn verarbeitet also große Mengen an Informationen und verbraucht dabei viel Energie, obwohl es augenscheinlich nicht mit einer Aufgabe beschäftigt ist. Das Default-Mode-Netzwerk beansprucht mehrere Hirnregionen gleichzeitig, und zwar einen Teil des präfrontalen Kortex, den posterioren cingulären Kortex, den *Precuneus* und Teile des Parietal- und des Temporallappens.[56] Lässt die Aktivität des Default-Mode-Netzwerks nach, wird ein anderes Netzwerk aktiver, nämlich das **dorsale Aufmerksamkeitsnetzwerk**, das für fokussierte Aufmerksamkeit sorgt.[57]

An der Harvard Medical School und der Boston University hat man mit bildgebenden Verfahren die Netzwerkaktivierungen bei erfahrenen Vipassana-Meditierenden (fokussierende Meditation) und vergleichbaren Kontrollpersonen verglichen.[58] Die Teilnehmer führten während des Hirnscans zwei Aufmerksamkeitsaufgaben durch, und die Wissenschaftler beobachteten, welche Hirnregionen dabei genutzt wurden. Beim Vergleich der aktivierten Hirnregionen stellten die Forscher fest, dass die Meditationserfahrenen ihr Default-Mode-Netzwerk und ihr dorsales Aufmerksamkeitsnetzwerk deutlich besser regulieren konnten als die Kontrollgruppe.[59]

Die Wissenschaftler scannten das Gehirn der Teilnehmer auch im Ruhezustand, um die Vernetzung zwischen verschiedenen Hirnregionen zu untersuchen. Auch hier konnten die Meditierenden leichter zwischen Default-Mode-Netzwerk und dorsalem Aufmerksamkeitsnetzwerk umschalten als die Kontrollgruppe.[60] So wie das Zusammenspiel von Sympathikus und Parasympathikus den Körper ausgeglichen hält, sorgen das Default-Mode-Netzwerk und das dorsale Aufmerksamkeitsnetzwerk gemeinsam für eine gesunde Homöostase im Gehirn. Die Flexibilität beim Wechsel zwischen Default-Mode-Netzwerk und dorsalem Aufmerksamkeitsnetzwerk ist wahrscheinlich ein langfristiger gesundheitlicher Vorteil des Meditierens.[61]

Die Fähigkeit, das Default-Mode-Netzwerk zu regulieren, könnte auch eine neuroprotektive Wirkung haben, die der Alterung entgegenwirkt.[62] Meditation erhöht das Metabewusstsein, eine kognitive Fähigkeit, zu der das Default-Mode-Netzwerk beiträgt. Es gibt zwar viele Arten der Meditation, aber bei den meisten wird eine stetige, entspannte Konzentration auf den gegenwärtigen Moment angestrebt.

Eine an der University of Massachusetts und der Yale University durchgeführte Studie hat außerdem ergeben, dass die Aktivität des Default-Mode-Netzwerks noch lange nach der Meditation verringert bleibt.[63] Dieser Befund deutet darauf hin, dass das Gehirn auch nach dem Ende der Meditation in einem Zustand der Konzentration bleibt, und könnte erklären, warum sich umherschweifende und selbstbezogene Gedanken durch Meditation eindämmen lassen.[64]

Eine verringerte Aktivität des Default-Mode-Netzwerks hängt mit einer verbesserten kognitiven Leistung zusammen, während eine erhöhte Aktivität des Default-Mode-Netzwerks mit diversen psychischen Erkrankungen in Verbindung gebracht wird, darunter Angststörungen, Depressionen und Abhängigkeit.[65, 66] Umherschweifende Gedanken sind ein wesentliches Merkmal vieler dieser Erkrankungen, besonders von Angststörungen.[67] Meditation trägt also möglicherweise zur Förderung der geistigen Gesundheit und zur Verbesserung der kognitiven Funktionen bei.

Überlegungen für ältere Yogis

Mit dem Altwerden verändern sich die Propriozeption und das Gleichgewichtssystem, sodass es zu Schwindel und Gleichgewichtsproblemen kommen kann.[68] Aufgrund dieser Veränderungen besteht bei Älteren ein erhöhtes Risiko für Stürze und Verletzungen. Von diesen Symptomen betroffen sind etwa 30 Prozent aller Menschen über 60.[69]

Bei der Gestaltung von Yogakursen für ältere Erwachsene steht die Sicherheit im Vordergrund. Gut eignen sich Kurse, die ein langsameres Tempo haben und mehr Wert auf korrekte Ausführung legen, beispielsweise Restorative Yoga oder Stuhlyoga. Stuhlyoga wird immer beliebter bei Menschen, die etwas älter sind, Gesundheitsprobleme haben oder sich von Verletzungen erholen. Viele Yogaschulen und Onlineplattformen bieten Stuhlyogakurse an.

Derzeit wird noch erforscht, wie sich einzelne Yogahaltungen auf ältere Erwachsene auswirken. In einer aktuellen Studie hat man an der University of Southern California die Gelenkwinkel, die Kraft und die Muskelaktivität von 21 Hatha-Yoga-Haltungen bei 20 Erwachsenen mit einem Durchschnittsalter von 70 Jahren unter biomechanischen Gesichtspunkten untersucht.[70] Dabei zeigte sich, dass bestimmte Haltungen immer wieder dieselben Gelenke und Muskeln belasten. Zudem waren bei den schwierigeren Haltungen die eventuell nötigen Modifikationen nicht immer naheliegend. Die Ergebnisse unterstreichen, wie wichtig es ist, ein ausgewogenes Yogaprogramm mit möglichst unterschiedlichen Haltungen zusammenzustellen und im Unterricht ausdrücklich erleichternde Modifikationen anzubieten. Solche Forschungsansätze tragen dazu bei, dass in Zukunft effektivere Yogaprogramme entwickelt werden können.

Die wichtigsten Punkte

- Yoga, Meditation und gesunde Ernährung können einen wirksamen Schutz gegen den altersbedingten kognitiven Verfall bieten.
- Fitnesstraining erhöht die Herzfrequenz und verbessert damit die Durchblutung im gesamten Körper, auch im Gehirn. Eine bessere Durchblutung stärkt die Versorgung mit Nährstoffen und verringert Entzündungen.
- Das Gehirn ist möglicherweise auch im hohen Alter noch in der Lage, durch einen Prozess namens **Neurogenese** neue Neuronen zu produzieren. Allerdings findet die Neurogenese wahrscheinlich nur noch im Hippocampus statt, wenn überhaupt.
- Yoga und Meditation stehen mit Verbesserungen des Denk- und Erinnerungsvermögens bei älteren Erwachsenen in Verbindung.
- Meditation kann dabei helfen, die Aufmerksamkeits- und Ruhezustandsnetzwerke im Gehirn zu regulieren, was neuroprotektiv wirkt und gegen Alterung schützt.
- Bei Yogakursen für Ältere steht die Sicherheit im Vordergrund, da sich Propriozeption und Gleichgewichtssystem im Alter verändern, was zu Schwindel und Gleichgewichtsproblemen führen kann.

BEISPIELE EINER STUHLYOGA-SEQUENZ FÜR ÄLTERE

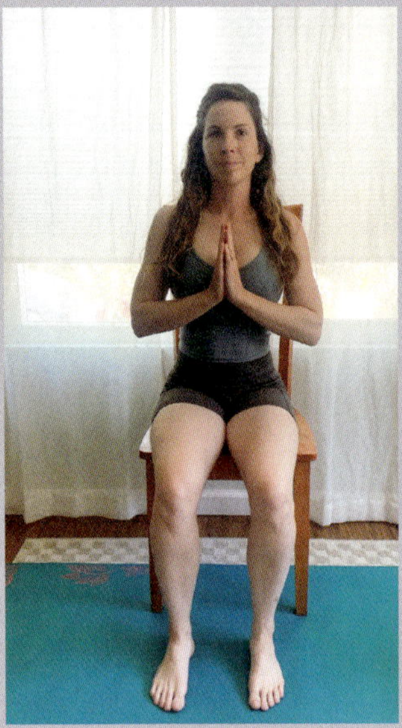

1 Gebetshaltung im Sitzen

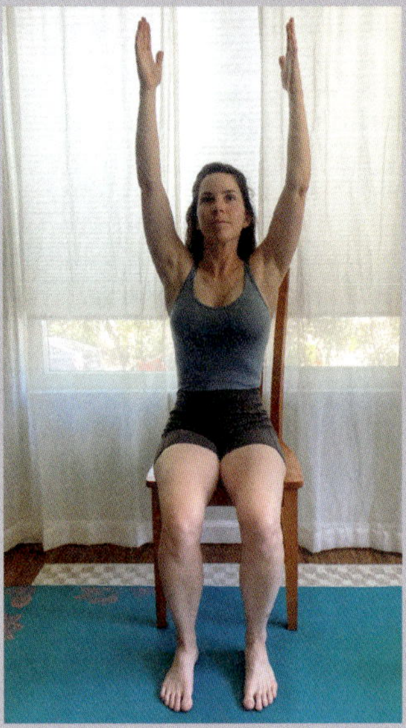

2 Arme über den Kopf

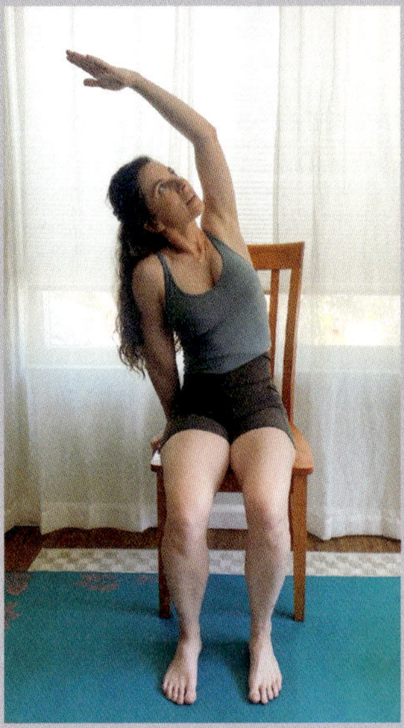

3 Seitendehnung im Sitzen

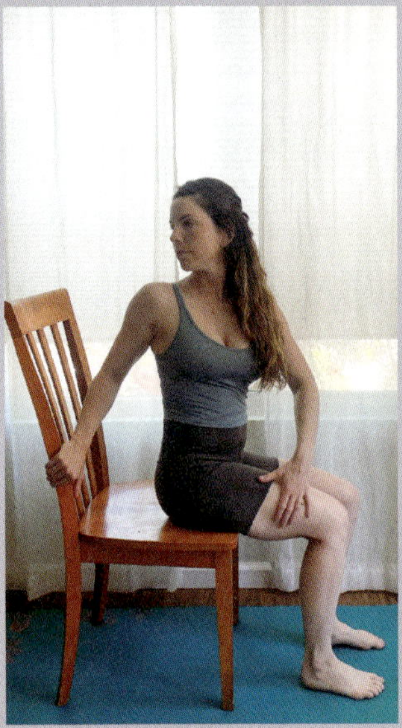

4 Drehsitz auf dem Stuhl

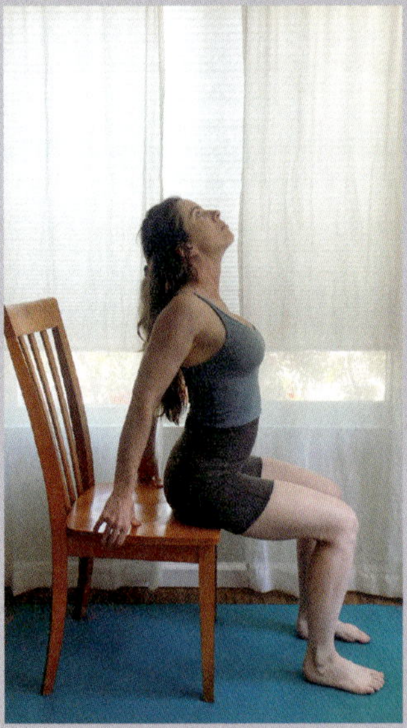

5 Kuh im Sitzen mit aufgestützten Armen

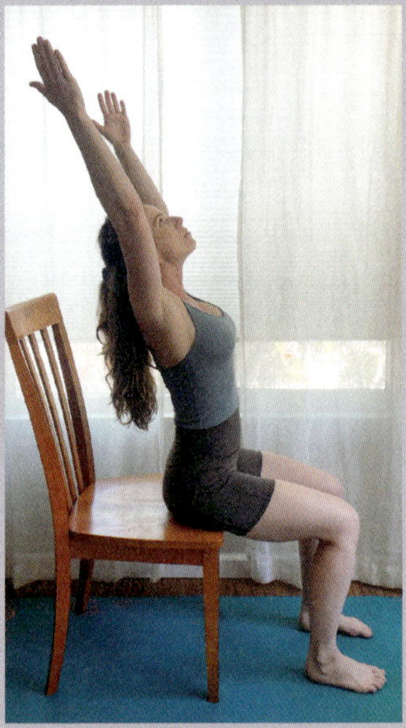

6 Brustkorb öffnen

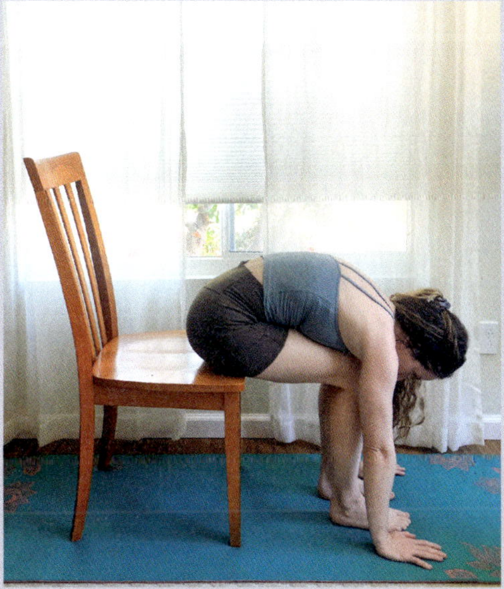

7 Vorbeuge im Sitzen

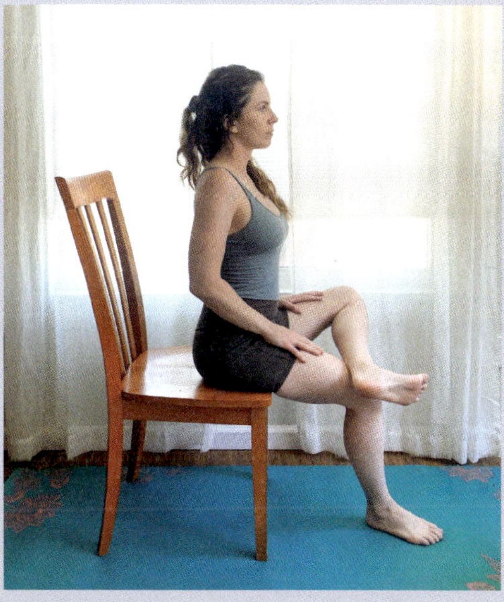

8 Taube auf dem Stuhl

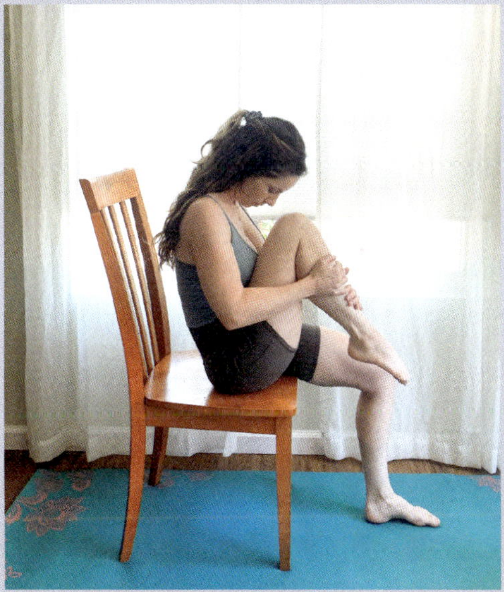

9 Nase zum Knie

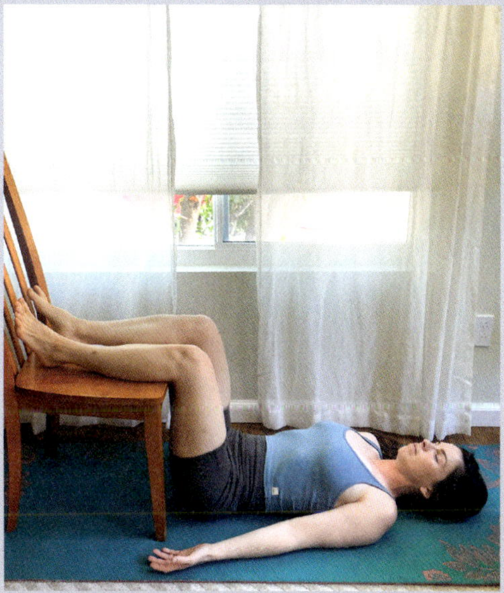

10 Variante der Totenstellung mit hochgelegten Beinen

YOGISCHE ERNÄHRUNG UND HIRNGESUNDHEIT

Kontemplative Praktiken gehen oft mit einem gesünderen Lebensstil einher. Menschen, die Yoga oder Meditation praktizieren, sind oft auf ihre Gesundheit bedacht und haben oft deswegen überhaupt mit Yoga oder Meditation angefangen. Außerdem nehmen viele den yogischen Grundsatz, »keinen Schaden zu verursachen«, als Ansporn, weniger tierische Produkte zu essen, um Tiere und Umwelt zu schonen. Eine Ernährung mit vollwertigen, unverarbeiteten Nahrungsmitteln hat zahlreiche gesundheitliche Vorteile. Unter anderem senkt sie den Cholesterinspiegel, das Körpergewicht, den Blutdruck und den Blutzucker, verringert das Krebs- und Diabetesrisiko, wirkt der Arteriosklerose entgegen, lindert Entzündungen im Körper und verbessert durch gesünderes Essverhalten das seelische Wohlbefinden.[71]

Nahrung fürs Gehirn: die MIND-Diät

Zu der Frage, welche Ernährung für die Hirngesundheit die beste ist, wurden schon jede Menge Forschungen angestellt. Eine der beliebtesten und erfolgreichsten Ernährungsweisen ist die MIND-Diät. Die MIND-Diät wurde an der Harvard University und der Rush University entwickelt und ist eine vorwiegend pflanzliche Ernährungsweise mit minimal oder gar nicht verarbeiteten Nahrungsmitteln. Bei dieser Diät isst man Vollkorngetreide (wie Quinoa oder Hafer), Obst, Gemüse, Hülsenfrüchte, Nüsse und Beeren. Geflügel und Fisch können einmal pro Woche auf den Tisch kommen und anstelle von Butter sollte Olivenöl verwendet werden.

Forschungen zufolge verringert die MIND-Diät das Risiko, an Demenz, Alzheimer oder anderen altersbedingten Formen des kognitiven Verfalls zu erkranken.[72, 73, 74] Nahrungsmittel wie Grünkohl, Spinat und Kohlgemüse sind reich an Folsäure, Vitamin E, Flavonoiden und anderen Nährstoffen, denen nachgesagt wird, die Hirnalterung zu verlangsamen.

Tipps für den Einstieg

- Beginnen Sie mit »fleischlosen Freitagen«, indem sie freitags möglichst eine pflanzenbasierte Mahlzeit kochen.
- Legen Sie sich zur Inspiration ein Kochbuch über gesunde Ernährung zu.
- Suchen Sie sich jemand, mit dem Sie sich über Ihre Fortschritte in Richtung gesunder Ernährung austauschen können.
- Verwenden Sie tiefgekühltes Obst und Gemüse zum Kochen, wenn Sie es eilig haben. Es ist oft schockgefrostet, sodass die Nährstoffe erhalten bleiben.
- Stellen Sie einen Aktionsplan für Ihre Ernährung auf, in dem auch steht, wann Sie pflanzlich kochen und was.

Auch der Verzehr von Beeren wie Blaubeeren oder Erdbeeren senkt nachweislich das Tempo des kognitiven Verfalls.[75]

Nüsse sind eine weitere Nährstoffquelle mit viel gehirnschützendem Vitamin E. Protein- und ballaststoffreiche Nahrungsmittel wie Bohnen und Linsen sind reich an B-Vitaminen, die zur Gesunderhaltung des Gehirns beitragen.

Gründe für gutes Essen: Gesundheit und Ahimsa

Viele Spitzensportler – etwa die Tennisstars Serena und Venus Williams, der Ultramarathonläufer Scott Jurek und der Bodybuilder Patrik Baboumian – haben sich auf eine vorwiegend pflanzliche Ernährung umgestellt, um ihre sportliche Leistung zu steigern. Pflanzliche Ernährung kann das Gewicht und den Körperfettanteil senken und die Ausdauer beim Sport verbessern.[76, 77] Für Yogis, die Tag für Tag mehrere Stunden praktizieren oder unterrichten oder an längeren Workshops teilnehmen, kann eine pflanzliche Ernährungsweise Vorteile haben. Pflanzliche Ernährung fördert die Herz-Kreislauf-Gesundheit, die für die Versorgung des Körpers mit Blut, Nährstoffen und Sauerstoff entscheidend ist.[78]

Eine pflanzenbasierte Kost unterstützt auch Erholungs- und Genesungsprozesse, indem sie systemische Entzündungen lindert.[79, 80] Bei sportlicher Betätigung, besonders bei starker Anstrengung, entstehen entzündungsfördernde Nebenprodukte, die man freie Radikale nennt. Eine Anreicherung von freien Radikalen wird als oxidativer Stress bezeichnet und kann im Laufe der Zeit zu Zell- und Gewebeschäden führen. Eine ausgewogene pflanzliche Ernährung enthält viele Antioxidantien, die diesen Entzündungen entgegenwirken und eine schnellere Erholung ermöglichen.

Der Verzicht auf tierische Produkte passt auch in philosophischer Hinsicht zum Yoga. In seinem *Yogasutra* zählt Patanjali zum Beispiel ethische Lebensrichtlinien auf, die er die acht Glieder des Yoga nennt. Zu diesen acht Gliedern gehören die *Yamas* (Dinge, die man vermeiden sollte) und die *Niyamas* (Dinge, die man tun sollte). Das Befolgen der acht Glieder soll den Yogi mit der Welt verbinden und ihn der Erleuchtung näher bringen.

Eines der Yamas heißt *Ahimsa* oder Gewaltlosigkeit. Ahimsa bedeutet, dass man anderen keinen Schaden zufügt, weder physisch noch verbal, und viele meinen, dass dies auch für Tiere gilt. Eine Möglichkeit, Gewaltlosigkeit gegenüber Tieren zu praktizieren, besteht darin, weniger oder keine tierischen Produkte zu konsumieren.

Die wichtigsten Punkte

- Eine Ernährung mit vollwertigen, unverarbeiteten Nahrungsmitteln hat viele gesundheitliche Vorteile. Unter anderem senkt sie den Cholesterinspiegel, das Körpergewicht, den Blutdruck und den Blutzucker.
- Die MIND-Diät kann das Risiko verringern, an Demenz, Alzheimer und anderen altersbedingten Formen des kognitiven Verfalls zu erkranken.
- Eine pflanzliche Ernährung kann Erholungs- und Genesungsprozesse unterstützen, indem sie systemische Entzündungen lindert.

SCHLAF UND YOGA NIDRA

Mit zunehmendem Alter verändern sich die Schlafmuster. Schlaf beeinflusst nicht nur das Gehirn, sondern auch die Alterung des Körpers. Studien zufolge hängt ein kurzer Nachtschlaf bei älteren Erwachsenen mit dem altersbedingten Absterben von Gehirnzellen und mit kognitivem Verfall zusammen.[81] Schlafentzug kann zu Veränderungen der Gehirnplastizität und der Denkfähigkeit führen.

Mit zunehmendem Alter gerät auch der Tag-Nacht-Rhythmus aus dem Takt, sodass man häufiger auch tagsüber schläft.[82] Im Alter können die Qualität und die Quantität des Schlafs abnehmen, aber bei Schlafproblemen kann Schlafyoga oder Yoga Nidra helfen – dazu mehr weiter unten.

Was ist Schlaf?

Ein Durchschnittsmensch verbringt etwa ein Drittel seines Lebens mit Schlafen, hat also im Alter von 100 Jahren ganze 33 Jahre lang geschlafen.[83] Die Wissenschaft versteht nur zum Teil, warum der Mensch Schlaf braucht, und derzeit wird noch erforscht, was während des Schlafs auf molekularer Ebene abläuft. Trotz dieser Erkenntnislücke steht eindeutig fest, dass wir ohne Schlaf nicht funktionieren, denn Schlafentzug kann zum Tod führen.

Eine innere Uhr reguliert den 24 Stunden dauernden Schlaf-wach-Zyklus. An diesem Prozess sind einige Hirnregionen beteiligt, darunter der Hypothalamus und die Zirbeldrüse. Wenn Licht auf das Auge trifft, werden Signale an eine Neuronengruppe im Hypothalamus gesendet, den sogenannten suprachiasmatischen Nukleus (Abbildung Seite 191). Nehmen die Augen Dunkelheit wahr, geben die suprachiasmatischen Neuronen der Zirbeldrüse den Befehl, Melatonin auszuschütten, um das Einschlafen einzuleiten. Während des Schlafs tauschen die Neuronen in Wellenmustern Signale aus. An den unterschiedlichen Wellenmustern erkennt man im Elektroenzephalogramm (EEG) die vier verschiedenen Schlafphasen (Grafik Seite 191).

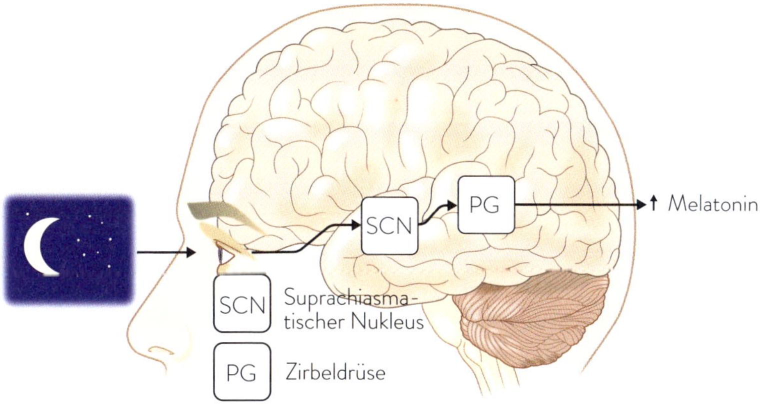

Wenn die Augen Dunkelheit wahrnehmen, senden Neuronen des suprachiasmatischen Nukleus im Hypothalamus Signale an die Zirbeldrüse, die dann Melatonin ausschüttet, um das Einschlafen zu fördern.

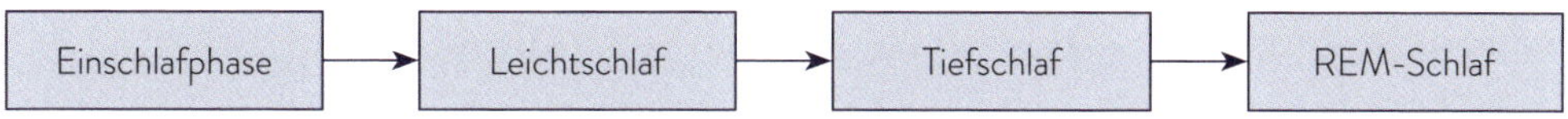

Die vier Schlafphasen

Bei den ersten beiden Phasen handelt es sich um leichten Schlaf. Die dritte Schlafphase ist der Tiefschlaf und gilt als entscheidend für das Ausruhen und die Erholung. Die letzte Phase wird als REM-Schlaf *(rapid eye movement)* bezeichnet. Während des REM-Schlafs bewegen sich die Augen schnell, die Muskeln entspannen sich und Träume entstehen. Es ist auch sehr schwierig, während des REM-Schlafs aufzuwachen.

Das Gehirn durchläuft während der Nacht alle vier Phasen des Schlafs mehrmals. Zwar weiß die Wissenschaft noch nicht genau, warum der Schlaf so wichtig für die Gesundheit ist, aber neuere Forschungen deuten darauf hin, dass der Schlaf dem Gehirn Zeit gibt, um Schäden zu reparieren und Giftstoffe auszuschwemmen.[84] Möglicherweise ist der Schlaf auch eine Phase, in der das Gehirn durch Stärkung bestimmter Nervenbahnen Erinnerungen festigt.[85]

Meditation und Schlaf

Meditation ist ein nützliches Mittel zur Verbesserung des Schlafs.[86] Eine Meditationsform namens **Yoga Nidra** eignet sich nachweislich besonders zur Förderung von Schlaf und Entspannung bei gleichzeitigem Abbau von Stress und Ängsten.[87, 88, 89] Yoga Nidra oder Schlafyoga wird in der Regel im Liegen in Shavasana (Leichenhaltung) durchgeführt, während die Stimme des Lehrers den Schüler durch verschiedene Zustände der Entspannung und des Schlafs führt.[90]

Yoga Nidra

Lege dich bequem hin. Schließe die Augen. Schließe sanft den Mund, wenn möglich, und atme durch die Nase ein und aus.

Lenke deine Aufmerksamkeit auf die Geräusche um dich herum. Mache dir ein Bild davon, wie dein Körper auf dem Boden ruht, und werde dir deiner physischen Präsenz bewusst.

Wende dich nun nach innen, in den Körper hinein. Finde den Ort in dir, an dem du dich ruhig und behütet fühlst. Bade dich eine Weile in den Gefühlen dieser inneren Zuflucht. Hierhin kannst du während dieser Übung jederzeit zurückkehren. Hier gehörst du hin. Dieser Ort gehört dir.

Führe dein Bewusstsein langsam wieder in deinen physischen Körper. Spüre deine ganze, mit allem verbundene physische Präsenz auf dem Boden. Spüre, wie der Atem durch die Nasenlöcher in den Körper eindringt. Versuche, dem Atem zu folgen, wie er durch die Luftröhre in die Lunge und dann wieder nach oben und aus den Nasenlöchern strömt. Lasse dir vom Einatmen Energie schenken und heiße mit dem Ausatmen die Entspannung willkommen.

Mache dir alle gegenwärtigen Emotionen und Gefühle bewusst, ohne sie zu bewerten. Erkenne jede Anspannung und jeden Stress an. Und dann versuche, die innere Ruhe hervorzuholen, die du zuvor erlebt hast. Erlaube der Ruhe, an die Stelle des Stresses zu treten. Lasse den Stress aus dem Körper fließen.

Hole nun eine Erinnerung hervor, die Freude bereitet. Achte auf die Einzelheiten dieser Erinnerung und lasse dich von ihr mit Wärme erfüllen. Verweile in dieser Wärme. Sauge sie auf.

Kehre wieder zum Atem zurück. Zurück in den physischen Körper. Nimm wahr, wie sich der Körper anfühlt. Werde dir des Raums um dich herum bewusst und spüre, wie sich der Körper in den Raum einfügt. Wenn du bereit bist, beginne mit den Fingern und Zehen zu wackeln, um in die Gegenwart zurückzukehren. Willkommen zurück!

Auch ohne viel Meditationserfahrung verspürt man dabei eine Wirkung. Studien zufolge kann bereits eine Stunde Yoga Nidra an zwei Wochentagen die Stresssymptome deutlich verringern und das Selbstwertgefühl verbessern.[91] Yoga Nidra ist möglicherweise auch etwas wirksamer bei der Linderung von Angstsymptomen als Meditationen im Sitzen.[92]

Yoga Nidra wurde ausgiebig anhand einer Form des Schlafyogas namens iRest erforscht. iRest wurde von dem Forscher und klinischen Psychologen Richard Miller entwickelt und ist eine »Meditationsform, die auf dem überlieferten Yoga Nidra basiert und an moderne Lebensumstände angepasst wurde«.[93] iRest kann Depressions- und Angstsymptome lindern und darüber hinaus den Schlaf verbessern.[94, 95] Es wird derzeit auch vom US-Militär als Komplementär- oder Alternativbehandlung für PTBS und Schmerzzustände geprüft.[96]

Die wichtigsten Punkte

- Mit zunehmendem Alter verändert sich der Schlaf. Dies kann Einfluss darauf haben, wie wir uns fühlen und wie wir altern.
- Das Gehirn durchläuft während der Nacht mehrere Male vier Schlafstadien.
- Nach Ansicht der Wissenschaft gibt der Schlaf dem Gehirn Zeit, um Schäden zu reparieren und Giftstoffe auszuschwemmen.
- **Yoga Nidra** kann Schlaf und Entspannung fördern und dabei Stress und Ängste abbauen.

ÜBER DIE AUTORIN

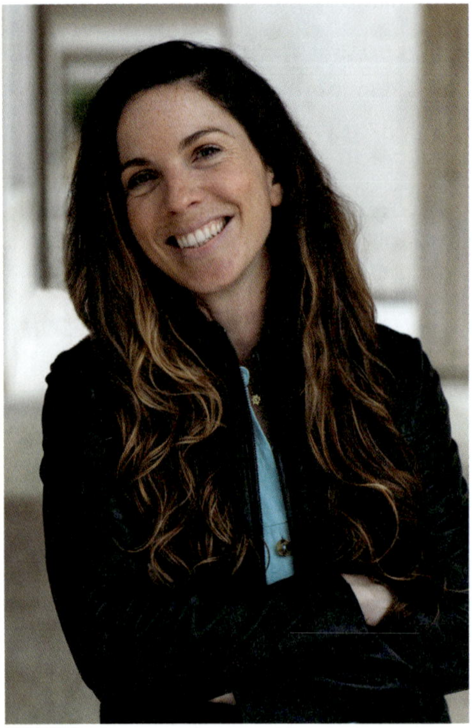

Brittany Fair, M. Sc., diplomierte Yoga- und Kinderyogalehrerin (RYT200, RCYT), ist in San Diego ansässig und in erster Linie Neurowissenschaftlerin. Sie arbeitet als Wissenschaftsjournalistin, Podcast-Moderatorin und Yogalehrerin. Ihre Passion ist es, die neuesten neurologischen Forschungen in Bezug zu Yoga und Meditation zu teilen. Deshalb hat sie den Yogaworkshop NeuroFlow entwickelt, um interessierten Yogis zu zeigen, wie Meditation und Yoga das Gehirn beeinflussen. Diesen Workshop hat sie bereits an vielen US-amerikanischen Institutionen unterrichtet, beispielsweise am Massachusetts Institute of Technology, an der Breathing Deeply Yoga Therapy School, im Bishop County Public School District sowie in zahlreichen Yogaschulen. Brittany war Präsidentin der San Diego Science Writers Association und arbeitet derzeit als Leiterin der Wissenschaftskommunikation an einem biologischen Forschungsinstitut.

Die Neurowissenschaft hinter Yoga und Meditation ist eine leicht verständliche Heranführung an die Frage, wie sich Yoga und Meditation auf das Gehirn auswirken. Kapitel für Kapitel wird die neueste Yoga- und Meditationsforschung vorgestellt. Das Buch erörtert auch die derzeitigen Grenzen dieses Forschungsfelds und bietet Werkzeuge zur Interpretation wissenschaftlicher Literatur. Es enthält beispielhafte Yogasequenzen und Meditationen, die an unterschiedliche Zielgruppen angepasst werden können. Zwar geht das Buch nicht auf sämtliche medizinischen Sonderfälle und Krankheitsbilder ein, aber es dürfte Yogalehrern alle nötigen Informationen bieten, um mit den unterschiedlichsten Schülern arbeiten zu können.

DANK

Diesen Buchvertrag anzunehmen, während ich mit Zwillingen schwanger war, war mit das Verrückteste, was ich je getan habe. Ich habe den größten Teil dieses Buches während meines ersten Jahres als Mutter geschrieben, als ich neben einem Vollzeitjob zwei kleine Jungen hatte, die nicht durchschliefen. Ohne meinen unglaublichen Ehemann Dustin wäre das alles nicht möglich gewesen. Er hat jedes Kapitel dieses Buches mehrmals überarbeitet, die Zwillinge gebändigt und mich schlafen lassen, damit ich weiterschreiben konnte. Er ist mein Held, und ich habe ihm versprochen, im Falle zukünftiger Schwangerschaften keinen Buchvertrag mehr anzunehmen.

Ich bin auch meiner Mutter Vickie und meinem Vater David dankbar, die meine Träume immer unterstützt haben. Sie haben Korrektur gelesen und dabei immer wieder Grammatikfehler und Unstimmigkeiten festgestellt.

Vielen Dank an meine wunderbaren Yogafreunde Phil und Ashley, die das Buch ebenfalls durchgelesen und Feedback gegeben haben. Ihre klugen Kommentare haben dieses Buch zu einem besseren gemacht. Abschließend möchte ich mich bei allen bedanken, die mir auf meinem Weg hierher geholfen haben: Caitlin, Sarah, Leah, Cheryl, Ally und viele mehr. Ihre Liebe und Unterstützung haben diesen Traum Wirklichkeit werden lassen.

GLOSSAR

Acetylcholin ist an zahlreichen Funktionen beteiligt, unter anderem an Muskelkontraktion, Erregung, Aufmerksamkeit, Gedächtnis, Lernen und Erinnerung.

Achtsames Atmen ist eine Atemtechnik, bei der die Aufmerksamkeit auf den Atem gerichtet wird.

Alzheimer ist eine fortschreitende neurodegenerative Störung.

Die **Amygdala** spielt bei Furcht, Angst, Wut und der Verarbeitung emotionaler Erinnerungen eine Rolle.

Eine **Angststörung** ist gekennzeichnet durch anhaltende und übermäßige Sorgen, irrationale Ängste und Panikattacken.

Arthrose tritt auf, wenn sich der Knorpel zwischen den Knochen abnutzt, sodass die Gelenke Schaden nehmen.

Astrozyten sind sternförmige Zellen, die den Neuronen Nährstoffe zuführen und die Kommunikation zwischen den Neuronen unterstützen.

Aufmerksamkeitsmeditation lenkt die Aufmerksamkeit auf den gegenwärtigen Moment, ohne dass man sich auf ein bestimmtes Objekt konzentriert.

Das **autonome Nervensystem** leitet Informationen über automatische oder unwillkürliche Reaktionen weiter.

Die **Basalganglien** sind eine tief im Gehirn sitzende Neuronengruppe, die an der Steuerung willentlicher Bewegungen beteiligt ist.

Biomarker sind messbare Substanzen, die auf einen biologischen Zustand hinweisen.

Die **Blut-Hirn-Schranke** ist ein Filter zwischen den Blutgefäßen des Gehirns und dem eigentlichen Hirngewebe. Sie schützt das Gehirn einerseits vor Bakterien, Viren und Giftstoffen, die das Gehirn infizieren oder schädigen könnten, und lässt andererseits wichtige Nährstoffe eindringen.

Die **Bogengänge** erkennen Kopfdrehungen: Nicken nach oben oder unten, Schütteln seitwärts und Neigen nach links oder rechts.

Chemorezeptoren in den Halsschlagadern melden den Sauerstoffgehalt des Blutes an die Medulla im Hirnstamm.

Chemosensibilität ist die Fähigkeit, chemische Stoffe wahrzunehmen – zu riechen.

Eine **chronische Entzündung** liegt vor, wenn der Körper Entzündungszellen freisetzt, obwohl er gar nicht angegriffen wird. Sie ist eine Hauptkomponente von chronischen und stressbedingten Erkrankungen.

Chronische Schmerzen sind Schmerzen, die länger als drei Monate andauern und Beziehungen, Lebensqualität und Arbeitsfähigkeit beeinträchtigen können.

Das ***Corpus callosum*** ist die Brücke zwischen rechter und linker Hirnhälfte.

Das **Default-Mode-Netzwerk** ist aktiv, wenn das Gehirn nicht mit einer zielgerichteten Aufgabe beschäftigt ist, und umfasst Teile des präfrontalen und des cingulären Kortex, der Temporallappen und des Hippocampus.

Depression ist eine Gemütskrankheit, die durch Niedergeschlagenheit und Verzweiflung gekennzeichnet ist.

Dopamin ist der wichtigste Neurotransmitter im Belohnungssystem des Gehirns.

Das **dorsale Aufmerksamkeitsnetzwerk** ist an der fokussierten Aufmerksamkeit beteiligt und wird weniger aktiv, wenn die Gedanken abschweifen.

Elektroenzephalografie (EEG) ist eine Methode zur Untersuchung des Gehirns, bei der die elektrische Aktivität großer Neuronengruppen im Gehirn gemessen wird.

Das **enterische Nervensystem** lenkt die meisten Verdauungsfunktionen, beispielsweise die Bewegungen des Magen-Darm-Trakts, sowie die Sekretion von Verdauungsflüssigkeiten und Hormonen; es stimuliert das Immunsystem.

Ependymzellen produzieren Hirnwasser.

Epithelzellen halten Eindringlinge davon ab, ins Blutsystem des Gehirns zu gelangen.

Externe Validität ist die Übertragbarkeit von Studienergebnissen auf eine breitere Bevölkerungsgruppe jenseits der Stichprobe.

Fallstudien sind eingehende Analysen einer einzelnen Person, Gruppe oder Situation.

Fokussierende Meditation erfordert eine Fokussierung oder Konzentration auf ein bestimmtes Objekt oder Thema, etwa auf den Atem oder auf eine Visualisierung, um das Wandern der Gedanken zu unterbinden.

Der **Frontallappen** (Stirnlappen) befindet sich an der Stirnseite des Gehirns und übernimmt viele wichtige Aufgaben, beispielsweise das Treffen von Entscheidungen auf der Grundlage gesammelter Informationen.

Gamma-Aminobuttersäure (GABA) ist ein hemmender Neurotransmitter und reduziert die Kommunikation zwischen den Neuronen im Gehirn.

Gelenksensoren liefern Informationen über den Gelenkwinkel.

Das **Gleichgewichtssystem** hilft dem Gehirn, Kopfbewegungen zu erkennen, und unterstützt die Blickstabilität.

Glutamat ist der wichtigste erregende Neurotransmitter im Gehirn.

Die **Golgi-Sehnenorgane** messen die Muskelspannung.

Die **graue Substanz** besteht hauptsächlich aus den Zellkörpern der Neuronen und ihren Dendriten sowie aus Gliazellen und Kapillaren.

Mit **Gyrierung** ist das Muster und das Ausmaß der Hirnwindungen gemeint, also die Faltenbildung der Gehirnoberfläche. Wahrscheinlich ist sie ein Indikator für die Anzahl der Neuronen im Gehirn.

Der **Hippocampus** ist für das deklarative Gedächtnis zuständig, also für die Erinnerung an Fakten und Ereignisse.

Der **Hirnstamm** reguliert viele wichtige Funktionen wie Atmung, Herzschlag, Blutdruck, Bewusstsein und Schlaf-wach-Rhythmus. Er besteht aus drei Hauptabschnitten: Mittelhirn, Pons und Medulla.

Die **Hypothalamus-Hypophysen-Nebennieren-Achse (HHN-Achse)** ist ein Stressmechanismus, der bei erregtem Sympathikus aktiviert wird. Die HHN-Achse produziert Stresshormone, unter anderem Cortisol, die bei dauerhafter Freisetzung das Gehirn schädigen können.

Die **Inselrinde** *(Cortex insularis)* ist für die Selbstwahrnehmung und Innenschau zuständig und nimmt den inneren Zustand des Körpers wahr.

Interne Validität bedeutet, dass sich die Ergebnisse einer Gruppe innerhalb der Studie auf eine andere Gruppe innerhalb der Studie übertragen lassen.

Interozeption ist die Fähigkeit, den inneren Zustand des Körpers wahrzunehmen.

Der **Ischiasnerv** ist der längste und dickste Nerv im Körper.

Kausalität liegt vor, wenn eine Variable in direktem Zusammenhang mit der zweiten Variablen steht oder diese verursacht.

Kohortenstudien sind in der Yoga- und Meditationsforschung weit verbreitet. Man protokolliert dabei die teilnehmende Gruppe über eine bestimmte Zeit hinweg, typischerweise vor und nach einer Intervention.

Korrelation ist ein Maß dafür, wie stark zwei Variablen miteinander zusammenhängen, wobei möglicherweise die eine nicht die andere verursacht.

Die **kortikobulbäre Bahn** leitet Informationen über Bewegungen von Kopf, Hals und Körper an den Hirnstamm.

Die **kortikospinale Bahn** übermittelt Signale vom Gehirn ans Rückenmark, die Informationen über Körperbewegungen enthalten

Die **Makulaorgane** nehmen Vorwärts- und Rückwärtsbewegungen sowie die Schwerkraft wahr.

Bei der **Mantra-Meditation** wird ein Klang, ein Wort oder ein Satz wiederholt rezitiert, entweder laut oder im Kopf, um Konzentration und Willenskraft zu fördern.

Mechanorezeptoren werden durch Berührung aktiviert.

In der **Medulla** (Markhirn) sitzen Kontrollzentren für lebenswichtige Funktionen wie Atmung, Herzschlag und Blutdruck. Die Region ist auch an Schluckreflexen und sogar am Niesreflex beteiligt.

Meissner-Körperchen sind Tastrezeptoren, die auf sanfte Berührungen und Vibrationen reagieren.

Merkel-Zellen sind Tastrezeptoren, die kontinuierlichen Druck erkennen.

Metta-Meditation hat zum Ziel, mithilfe verschiedener mentaler Techniken Liebe, Güte und Mitgefühl gegenüber anderen und sich selbst zu kultivieren.

Mikroglia sind die Immunzellen des Gehirns. Sie halten in der Umgebung des Gehirns Ausschau nach Eindringlingen wie Bakterien und Viren.

Das **Mittelhirn** ist der obere Teil des Hirnstamms und wirkt an der Steuerung von Bewegung, Schlaf, Körpertemperatur, Sehen und Hören mit.

Motoneuronen sind spezialisierte Neuronen, die vom Gehirn oder Rückenmark bis zu einzelnen Muskelfasern reichen und den Befehl übermitteln, welche Muskeln bewegt werden sollen und wie sie zu bewegen sind.

Das **motorische Gedächtnis** ist auch als Muskelgedächtnis bekannt.

Der **motorische Homunkulus** ist eine topografische Darstellung der beweglichen Körperteile, denen die entsprechenden Bereiche im primären motorischen Kortex zugeordnet sind.

Der **motorische Kortex** übernimmt die Planung, Überwachung und Ausführung von Bewegungen.

Beim **motorischen Lernen** wird eine neue Bewegung erlernt, die dann im Muskelgedächtnis gespeichert werden kann.

Multiple Sklerose (MS) ist eine Autoimmunerkrankung des zentralen Nervensystems, bei der das Immunsystem versehentlich die Myelinscheide angreift, die die Nervenfasern schützend umgibt.

Muskelspindeln sind propriozeptive Rezeptoren, die Veränderungen in der Muskellänge feststellen.

Neurogenese ist die Bildung neuer Neuronen. Sie findet wahrscheinlich nur im Hippocampus statt.

Die **neuromuskuläre Endplatte** ist die Stelle, an der die Motoneuronen die Bewegungsbefehle an die Muskeln weitergeben.

Noradrenalin hat im Gehirn und im Körper die Aufgabe, die Erregung bei Anstrengung, Stress und Gefahr herbeizuführen.

Nozizeptoren sind spezialisierte Neuronen, die thermische, physische und chemische Schmerzreize wahrnehmen.

Der **Okzipitallappen** (Hinterhauptslappen) beherbergt das wichtigste Sehzentrum, den primären visuellen Kortex.

Oligodendrozyten sorgen für den Schutz der besonders langen Axone im Gehirn, indem sie sie in eine Myelinscheide einhüllen.

Der **Parasympathikus** steuert die Entspannungsreaktion. Er beruhigt den Körper, entspannt die Muskeln und hilft bei der Verdauung.

Der **Parietallappen** oder Scheitellappen verarbeitet sensorische Informationen wie Geschmack, Berührung, Temperatur, Schmerz und Druck.

Das **periphere Nervensystem** besteht aus den Neuronen und Nerven, die sich durch den ganzen Körper ziehen.

Photorezeptoren leiten visuelle Informationen an den Okzipitallappen weiter.

Der **Pons** (Brücke) enthält Neuronengruppen, die an Schlaf, Atmung, Gleichgewicht und vielen anderen Funktionen beteiligt sind.

Posttraumatische Belastungsstörung (PTBS) ist eine durch Trauma oder Stress bedingte Störung, die mit anhaltender mentaler und emotionaler Belastung, Schlafstörungen und lebhaften Erinnerungen an ein belastendes Erlebnis einhergeht.

Der **präfrontale Kortex** ist an der kognitiven Kontrolle, der Entscheidungsfindung, der Aufmerksamkeit und der Verhaltenssteuerung beteiligt.

Der **prämotorische Kortex** bereitet Bewegungen mit vor, indem er sensorische und motorische Informationen kombiniert

Pranayama nennt man Techniken zur Atembeherrschung.

Der **primäre motorische Kortex** ist die wichtigste an der Steuerung und Ausführung von willentlichen Bewegungen beteiligte Hirnregion.

Propriozeption ist die Wahrnehmung der Position und Bewegung des Körpers.

Purkinje-Zellen sind fein verästelte Neuronen, die an der Steuerung und am Lernen von Bewegungen beteiligt sind.

Qualitative Daten sind beschreibender Natur und drücken sich in Worten aus, nicht in Zahlen.

Quantitative Daten beziehen sich auf Informationen, die gezählt oder gemessen werden können.

Bei **randomisierten kontrollierten Studien** werden die Teilnehmer nach dem Zufallsprinzip entweder der Versuchsgruppe (der Gruppe, die die Intervention erhält, also etwa Yoga oder Meditation praktiziert) oder der Kontrollgruppe zugeordnet.

Ein **Reflex** ist eine schnelle, automatische Bewegung, an der das Gehirn nicht beteiligt ist.

Resilienz ist die Fähigkeit, sich nach einer Stresserfahrung zu erholen – sich »aufzurappeln«.

Rheumatische Arthritis ist eine chronische Entzündungserkrankung der Gelenke.

Das **Rückenmark** ist ein Nervenstrang, der sich vom Gehirn aus etwa 46 Zentimeter bis zu den Lendenwirbeln im unteren Rücken erstreckt.

Ruffini-Körperchen sind Berührungsrezeptoren, die reagieren, wenn die Haut gedehnt wird oder wenn sich der Winkel eines Gelenks ändert.

Ruhezustandsnetzwerke sind Muster in den Hirnregionen, die aktiv sind, wenn das Gehirn nicht mit einer bestimmten Aufgabe oder Aktivität beschäftigt ist.

Ein **Schädel-Hirn-Trauma** (SHT) ist eine Kopfverletzung, bei der das Gehirn Schaden nimmt.

Ein **Schlaganfall** tritt auf, wenn ein Teil des Gehirns nicht mehr durchblutet wird.

Schwannzellen umhüllen die Nerven im peripheren Nervensystem.

Der **sensorische Homunkulus** ist eine Darstellung, auf der jedem Körperteil bestimmte Anteile des somatosensorischen Kortex zugeordnet sind.

Ein **sensorisches Neuron** ist eine Nervenzelle, die die Umgebung wahrnimmt und darauf reagiert.

Serotonin hilft bei der Regulierung von Stimmung, Schlaf und Appetit.

Das **somatische Nervensystem** übermittelt Informationen über willentliche Bewegungen.

Der **somatomotorische Kortex** ist eine Hirnregion, die taktile Informationen wie Berührung und Schmerz verarbeitet.

Statistische Signifikanz ist ein Maß für die Wahrscheinlichkeit, dass zwei Variablen in irgendeiner Weise zusammenhängen und das Ergebnis nicht auf Zufall zurückzuführen ist.

Stellungnahmen und Artikel beruhen auf der Meinung einer Einzelperson und nicht auf den Daten einer bestimmten Untersuchung.

Die **Stichprobengröße** ist die Anzahl der für ein Experiment ausgewählten Probanden.

Stress ist ein Zustand geistiger, emotionaler oder körperlicher Anspannung, der durch widrige oder schwierige Umstände entsteht.

Sucht ist eine behandelbare chronische Krankheit, bei der komplexe Wechselwirkungen zwischen Hirnschaltkreisen, Genetik, Umweltfaktoren und individuellen Lebensumständen eine Rolle spielen.

Superschmecker sind Menschen, die mit mehr Geschmacksknospen geboren wurden als der Durchschnitt.

Das **supplementär motorische Areal** (SMA) spielt eine Rolle bei der Bewegungssteuerung, besonders bei der Körperhaltung und bei zweihändigen Bewegungen.

Der **Sympathikus** wird sowohl in Stressphasen als auch bei Anstrengung aktiv. Er steuert bei Gefahr die Kampf-Flucht-Erstarrungs-Reaktion.

Der **Temporallappen** oder Schläfenlappen ist an vielen Hirnaktivitäten beteiligt, unter anderem am Hören, Zuhören und Sprechen, an der Verarbeitung von Gesichtern und gesehenen Objekten sowie am Gedächtnis.

Tiefes Atmen ist eine Technik, die zur Entspannung des ganzen Körpers beiträgt.

Übersichtsarbeiten tragen die Ergebnisse mehrerer Forschungsstudien zusammen.

Variablen sind Faktoren, die im Rahmen der Forschung auf irgendeine Weise verändert oder gemessen werden.

Vater-Pacini-Körperchen sind hochempfindliche Rezeptoren, die Vibrationen spüren können.

Der **vordere cinguläre Kortex** sorgt durch Kombination von Gedanken und Gefühlen für emotionales Lernen und für Konzentration bei der Meditation.

Die **Wechselatmung** ist eine Technik, bei der jeweils durch ein Nasenloch geatmet wird, indem man mit den Fingern abwechselnd die Seiten öffnet und schließt.

Die **weiße Substanz** erscheint weiß und enthält hauptsächlich neuronale Axone, also die langen Stränge, die aus dem Zellkörpern herausragen.

Wissenschaftliche Nachweise werden aus einer gut kontrollierten Studie abgeleitet, die eine Hypothese oder Theorie mittels Statistik entweder stützt oder widerlegt.

Yoga ist eine meditative Bewegungsarbeit, die auf eine spirituelle Praxis aus Indien zurückgeht.

Yoga Nidra ist ein meditativer Yogastil, der Schlaf und Entspannung fördert und dabei Stress und Ängste abbauen kann.

Das **zentrale Nervensystem** umfasst das Gehirn und das Rückenmark.

Das **Zerebellum** oder Kleinhirn kümmert sich um die Koordination, das Timing und die Präzision von Bewegungen sowie um Bewegungskorrektur und Muskelgedächtnis.

Die **Zwerchfellatmung**, auch Bauchatmung genannt, ist eine Technik, bei der durch Zwerchfelltätigkeit Luft in die Lunge gesaugt wird.

QUELLENVERZEICHNIS

Kapitel 1: Einführung in die Yoga- und Meditationsforschung

1 Freeman Jr., R. C., Sukuan, N., Tota, N. M., Bell, S. M., Harris, A. G., Wang, H. L. (2019): Promoting spiritual healing by stress reduction through meditation for employees at a Veterans Hospital: a CDC framework-based program evaluation. *Workplace Health & Safety*, 68(4), S. 161–170

2 Lutz, A., Brefczynski-Lewis, J., Johnstone, T., Davidson, R. J. (2008): Regulation of the neural circuitry of emotion by compassion meditation: effects of meditative expertise. *PLoS ONE*, 3(3), e1897

3 Zhang, Y., Lauche, R., Cramer, H., Munk, N., Dennis, J. A. (2021): Increasing trend of yoga practice among U.S. adults from 2002 to 2017. *Journal of Alternative Complementary Medicine*, 27(9), S. 778–785

4 de.statista.com/statistik/daten/studie/586385/umfrage/umfrage-in-deutschland-zur-haeufigkeit-von-yoga-in-der-freizeit, abgerufen am 13.03.2024

5 Clarke, T. C., Barnes, P. M., Black, L. I., Stussman, B. J., Nahin, R. L. (2018): Use of yoga, meditation, and chiropractors among U.S. adults aged 18 and over. *NCHS Data Brief*, Nr. 325. Hyattsville, MD: National Center for Health Statistics. www.cdc.gov/nchs/data/databriefs/db325-h.pdf

6 Centers for Disease Control and Prevention (CDC) (2018): *Use of yoga and meditation becoming more popular in U.S.* https://blogs.cdc.gov/nchs/2018/11/08/4342/

7 National Center for Complementary and Integrative Health (NCCIH), 2020. *Yoga for Health*. files.nccih.nih.gov/s3fs-public/Yoga-eBook-2020_06_FINAL_508.pdf

8 Schmalzl, L., Powers, C., Henje Blom, E. (2015): Neurophysiological and neurocognitive mechanisms underlying the effects of yoga-based practices: towards a comprehensive theoretical framework. *Frontiers in Human Neuroscience*, 9, S. 235

9 van Aalst, J., Ceccarini, J., Demyttenaere, K., Sunaert, S., Van Laere, K. (2020): What has neuroimaging taught us on the neurobiology of yoga? A review. *Frontiers in Integrative Neuroscience*, 14, S. 34

10 Schmalzl, L., Powers, C., Henje Blom, E. (2015): Neurophysiological and neurocognitive mechanisms underlying the effects of yoga-based practices: towards a comprehensive theoretical framework. *Frontiers in Human Neuroscience*, 9, S. 235

11 Park, C. L., Elwy, A. R., Maiya, M., Sarkin, A. J. et al. (2018): The Essential Properties of Yoga Questionnaire (EPYQ): psychometric properties. *International Journal of Yoga Therapy*, 28(1), S. 23–38

12 Ahn, E. J., Kang, H. (2018): Introduction to systematic review and meta-analysis. *Korean Journal of Anesthesiology*, 71(2), S. 103–112

13 Faber, J., Fonseca, L. M. (2014): How sample size influences research outcomes. *Dental Press Journal of Orthodontics*, 19(4), S. 27–29

14 Kaplan, R. M., Chambers, D. A., Glasgow, R. E. (2014): Big Data and large sample size: a cautionary note on the potential for bias. *Clinical and Translational Science*, 7(4), S. 342–346

15 Vigen, T. (2022): *Spurious Correlations*. www.tylervigen.com/spurious-correlations

Kapitel 2: Das Nervensystem

1 Vempati, R. P., Telles, S. (2002): Yoga-based guided relaxation reduces sympathetic activity judged from baseline levels. *Psychological Reports*, 90(2), S. 487–494

2 Starcke, K., Brand, M. (2012): Decision making under stress: a selective review. *Neuroscience & Biobehavioral Reviews*, 36(4), S. 1228–1248

3 Anasuya, B., Deepak, K. K., Jaryal, A. (2021): Yoga practitioners exhibit higher parasympathetic activity and baroreflex sensitivity and better adaptability to 40 mm Hg lower-body negative pressure. *International Journal of Yoga Therapy*, 31(1), Article_2. doi.org/10.17761/2021-D-20-00030

4 Danhauer, S. C., Mihalko, S. L., Russell, G. B., Campbell, C. R. et al. (2009): Restorative yoga for women with breast cancer: findings from a randomized pilot study. *Psycho-Oncology*, 18(4), S. 360–368

5 Kanaya, A. M., Araneta, M. R., Pawlowsky, S. B., Barrett-Connor, E. et al. (2014): Restorative yoga and metabolic risk factors: the Practicing Restorative Yoga vs. Stretching for the Metabolic Syndrome (PRYSMS) randomized trial. *Journal of Diabetes and its Complications*, 28(3), S. 406–412

6 Leong, H. (2019): *Restorative yoga. Physical Medicine and Rehabilitation.*

7 Ebd.

8 Streeter, C. C., Gerbarg, P. L., Saper, R. B., Ciraulo, D. A., Brown, R. P. (2012): Effects of yoga on the autonomic nervous system, gamma-aminobutyric-acid, and allostasis in epilepsy, depression, and post-traumatic stress disorder. *Medical Hypotheses*, 78(5), S. 571–579

9 McCall, C. M. (2013): How might yoga work? An overview of potential underlying mechanisms. *Journal of Yoga & Physical Therapy*, 3(1), S. 130

10 Johnson, R. L., Wilson, C. G. (2018): A review of vagus nerve stimulation as a therapeutic intervention. *Journal of Inflammation Research*, 11, S. 203–213

11 Kim, D.-Y., Camilleri, M. (2000): Serotonin: a mediator of the brain–gut connection. *American Journal of Gastroenterology*, 95(10), S. 2698–2709

12 Berger, M., Gray, J. A., Roth, B. L. (2009): The expanded biology of serotonin. *Annual Review of Medicine*, 60(1), S. 355–366

13 Fleming, M. A., 2nd, Ehsan, L., Moore, S. R., Levin, D. E. (2020): The enteric nervous system and its emerging role as a therapeutic target. *Gastroenterology Research and Practice*, 8024171

14 Fleming, M. A., 2nd, Ehsan, L., Moore, S. R., Levin, D. E. (2020): The enteric nervous system and its emerging role as a therapeutic target. *Gastroenterology Research and Practice*, 8024171

15 Rao, M., Gershon, M. D. (2016): The bowel and beyond: the enteric nervous system in neurological disorders. *Nature Reviews Gastroenterology & Hepatology*, 13(9), S. 517–528

16 Rieder, R., Wisniewski, P. J., Alderman, B. L., Campbell, S. C. (2017): Microbes and mental health: a review. *Brain, Behavior, and Immunity*, 66, S. 9–17

17 Fleming, M. A., 2nd, Ehsan, L., Moore, S. R., Levin, D. E. (2020): The enteric nervous system and its emerging role as a therapeutic target. *Gastroenterology Research and Practice*, 8024171

18 Tavassoli, S. (2009). Yoga in the management of irritable bowel syndrome. *International Journal of Yoga Therapy*, 19(1), S. 97–101

19 Asare, F., Störsrud, S., Simrén, M. (2012): Meditation over medication for irritable bowel syndrome? On exercise and alternative treatments for irritable bowel syndrome. *Current Gastroenterology Reports*, 14(4), S. 283–289

20 Jia, W., Zhen, J., Liu, A., Yuan, J. et al. (2020): Long-term vegan meditation improved human gut microbiota. *Evidence-Based Complementary and Alternative Medicine*, 7(5). doi:10.1155/2020/9517897

21 Herculano-Houzel, S. (2012): The remarkable, yet not extraordinary, human brain as a scaled-up primate brain and its associated cost. *Proceedings of the National Academy of Sciences*, 109, S. 10661–10668

22 Hawkins, J., Ahmad, S. (2016): Why neurons have thousands of synapses, a theory of sequence memory in neocortex. *Frontiers in Neural Circuits*, 10, S. 23

23 Parhi, K. K., Unnikrishnan, N. K. (2020): Brain-inspired computing: models and architectures. *IEEE Open Journal of Circuits and Systems*, 1, S. 185–204

24 Si, B., Song, E. (2018): Recent advances in the detection of neurotransmitters. *Chemosensors*, 6(1), S. 1

25 Segura-Aguilar, J., Paris, I., Muñoz, P., Ferrari, E., Zecca, L., Zucca, F. A. (2014): Protective and toxic roles of dopamine in Parkinson's disease. *Journal of Neurochemistry*, 129(6), S. 898–915

26 Goddard, A. W., Ball, S. G., Martinez, J., Robinson, M. J. et al. (2010): Current perspectives of the roles of the central norepinephrine system in anxiety and depression. *Depression and Anxiety*, 27(4), S. 339–350

27 España, R. A., Schmeichel, B. E., Berridge, C. W. (2016): Norepinephrine at the nexus of arousal, motivation and relapse. *Brain Research*, 1641, S. 207–216

28 Bardin, L. (2011): The complex role of serotonin and 5-HT receptors in chronic pain. Behavioural Pharmacology, 22(5 und 6), S. 390–404

29 Kalueff, A. V., Nutt, D. J. (2007): Role of GABA in anxiety and depression. *Depression and Anxiety*, 24(7), S. 495–517

30 Goff, D. C., Coyle, J. T. (2001): The emerging role of glutamate in the pathophysiology and treatment of schizophrenia. *American Journal of Psychiatry*, 158(9), S. 1367–1377

31 Allen, N. J., Barres, B. A. (2009): Glia: more than just brain glue. *Nature*, 457(7230), S. 675–677

32 Temburni, M. K., Jacob, M. H. (2001): New functions for glia in the brain. *Proceedings of the National Academy of Sciences*, 98(7), S. 3631–3632

33 Hansen, D. V., Hanson, J. E., Sheng, M. (2017): Microglia in Alzheimer's disease. *Journal of Cell Biology*, 217(2), S. 459–472

34 Newman, E. A. (2003): New roles for astrocytes: regulation of synaptic transmission. *Trends in Neurosciences,* 26(10), S. 536–542

35 Coles, J. A. (2015): *Glial cells: invertebrate. Reference Module in Biomedical Sciences*. Elsevier

36 Hodgkin, A. L., Huxley, A. F., Katz, B. (1952): Measurement of current-voltage relations in the membrane of the giant axon of Loligo. *The Journal of Physiology*, 116(4), S. 424–448

37 Boonpirak, N., Apinhasmit, W. (1994): Length and caudal level of termination of the spinal cord in Thai adults. *Cells Tissues Organs*, 149(1), S. 74–78

38 Saritas, E. U., Cunningham, C. H., Lee, J. H., Han, E. T., Nishimura, D. G. (2008): DWI of the spinal cord with reduced FOV single-shot EPI. *Magnetic Resonance in Medicine*, 60(2), S. 468–473

39 Nagel, S. J., Wilson, S., Johnson, M. D., Machado, A. et al. (2017): Spinal cord stimulation for spasticity: historical approaches, current status, and future directions. *Neuromodulation: Technology at the Neural Interface*, 20(4), S. 307–321

40 Mayo Clinic (2021): *Spinal cord injury*. https://www.mayoclinic.org/diseases-conditions/spinal-cord-injury/symptoms-causes/syc-20377890

41 Santamaría, A. J., Solano, J. P., Benavides, F. D., Guest, J. D. (2018): Intraspinal delivery of Schwann cells for spinal cord injury. *Methods in Molecular Biology*, 1739, S. 467–484

42 Lu, P., Wang, Y., Graham, L., McHale, K. et al. (2012): Long-distance growth and connectivity of neural stem cells after severe spinal cord injury. *Cell*, 150(6), S. 1264–1273

43 Omkar, S. N., Vishwas, S. (2009): Yoga techniques as a means of core stability training. *Journal of Bodywork and Movement Therapies*, 13(1), S. 98–103

44 Grabara, M., Szopa, J. (2015): Effects of hatha yoga exercises on spine flexibility in women over 50 years old. *Journal of Physical Therapy Science*, 27(2), S. 361–365

45 Crow, E. M., Jeannot, E., Trewhela, A. (2015): Effectiveness of Iyengar yoga in treating spinal (back and neck) pain: a systematic review. *International Journal of Yoga*, 8(1), S. 3

Kapitel 3: Die Anatomie des Gehirns

1 Chow, T. W. (2000): Personality in frontal lobe disorders. *Current Psychiatry Reports*, 2(5), S. 446–451

2 Chayer, C., Freedman, M. (2001): Frontal lobe functions. *Current Neurology and Neuroscience Reports*, 1(6), S. 547–552

3 Afonso, R. F., Balardin, J. B., Lazar, S., Sato, J. et al. (2017): Greater cortical thickness in elderly female yoga practitioners: a cross-sectional study. *Frontiers in Aging Neuroscience*, 9, S. 201

4 Lerch, J. P., Pruessner, J. C., Zijdenbos, A., Hampel, H., Teipel, S. J., Evans, A. C. (2004): Focal decline of cortical thickness in Alzheimer's disease identified by computational neuroanatomy. *Cerebral cortex*, 15(7), S. 995–1001

5 Squire, L. R., Stark, C. E. L., Clark, R. E. (2004): The medial temporal lobe. *Annual Review of Neuroscience*, 27(1), S. 279–306

6 Eichenbaum, H., Yonelinas, A. P., Ranganath, C. (2007): The medial temporal lobe and recognition memory. *Annual Review of Neuroscience*, 30(1), S. 123–152

7 Knecht, S., Dräger, B., Deppe, M., Bobe, L. et al. (2000): Handedness and hemispheric language dominance in healthy humans. *Brain*, 123(12), S. 2512–2518

8 Sacks, O. (2022): *The Man Who Mistook His Wife for a Hat*. London: Picador

9 Squire, L. R., Stark, C. E. L., Clark, R. E. (2004): The medial temporal lobe. *Annual Review of Neuroscience*, 27(1), S. 279–306

10 Eichenbaum, H., Yonelinas, A. P., Ranganath, C. (2007): The medial temporal lobe and recognition memory. *Annual Review of Neuroscience*, 30(1), S. 123–152

11 Annese, J., Schenker-Ahmed, N. M., Bartsch, H., Maechler, P. et al. (2014): Postmortem examination of patient H.M.'s brain based on histological sectioning and digital 3D reconstruction. *Nature Communications*, 5(1), S. 3122

12 Ebd.

13 Reber, P. J. (2008): Cognitive neuroscience of declarative and nondeclarative memory. *Advances in Psychology*, 139, S. 113–123

14 Van Aalst, J., Ceccarini, J., Demyttenaere, K., Sunaert, S., Van Laere, K. (2020): What has neuroimaging taught us on the neurobiology of yoga? A review. *Frontiers in Integrative Neuroscience*, 14, S. 34

15 Gothe, N. P., Hayes, J. M., Temali, C., Damoiseaux, J. S. (2018): Differences in brain structure and function among yoga practitioners and controls. *Frontiers in Integrative Neuroscience*, 12, S. 26

16 Van Aalst, J., Ceccarini, J., Demyttenaere, K., Sunaert, S., Van Laere, K. (2020): What has neuroimaging taught us on the neurobiology of yoga? A review. *Frontiers in Integrative Neuroscience*, 14, S. 34

17 Gotink, R. A., Vernooij, M. W., Ikram, M. A., Niessen, W. J. et al. (2018): Meditation and yoga practice are associated with smaller right amygdala volume: The Rotterdam Study. *Brain Imaging and Behavior*, 12(6), S. 1631–1639

18 Herculano-Houzel, S., Avelino-de-Souza, K., Neves, K., Porfírio, J. et al. (2014): The elephant brain in numbers. *Frontiers in Neuroanatomy*, 8, S. 46

19 Costandi, M. (2012): Snapshots explore Einstein's unusual brain. *Nature*. doi.org/10.1038/nature.2012.11836

20 Ebd.

21 Phillips, K. A., Stimpson, C. D., Smaers, J. B., Raghanti, M. A. et al. (2015): The corpus callosum in primates: processing speed of axons and the evolution of hemispheric asymmetry. *Proceedings of the Royal Society B: Biological Sciences*, 282(1818), S. 20151535

22 Garcia-Larrea, L., Mauguière, F. (2018): Pain syndromes and the parietal lobe. *Handbook of Clinical Neurology*, 151, S. 207–223

23 Karnath, H. O. (1997): Spatial orientation and the representation of space with parietal lobe lesions. *Philosophical Transactions of the Royal Society of London. Series B: Biological Sciences*, 352(1360), S. 1411–1419

24 Olson, I. R., Berryhill, M. (2009): Some surprising findings on the involvement of the parietal lobe in human memory. *Neurobiology of Learning and Memory*, 91(2), S. 155–165

25 Villemure, C., Ceko, M., Cotton, V. A., Bushnell, M. C. (2015): Neuroprotective effects of yoga practice: age-, experience-, and frequency-dependent plasticity. *Frontiers in Human Neuroscience*, 9, S. 281

26 Von Bartheld, C. S., Bahney, J., Herculano-Houzel, S. (2016): The search for true numbers of neurons and glial cells in the human brain: a review of 150 years of cell counting. *Journal of Comparative Neurology*, 524(18), S. 3865–3895

27 Vestergaard-Poulsen, P., van Beek, M., Skewes, J., Bjarkam, C. R. et al. (2009): Long-term meditation is associated with increased gray matter density in the brain stem. *NeuroReport*, 20(2), S. 170–174

28 Seijo-Martinez, M., Varela-Freijanes, A., Grandes, J., Vázquez, F. (2006): Sneeze related area in the medulla: localisation of the human sneezing centre? *Journal of Neurology, Neurosurgery & Psychiatry*, 77(4), S. 559–561

29 Hashimoto, K., Sugiyama, Y., Fuse, S., Umezaki, T. et al. (2018): Activity of swallowing-related neurons in the medulla in the perfused brainstem preparation in rats. *The Laryngoscope*, 129(2), e72–e79

30 Devinsky, O., Morrell, M. J. Vogt, B. A. (1995): Contributions of anterior cingulate cortex to behaviour. *Brain*, 118(1), S. 279–306

31 Tang, Y.-Y., Lu, Q., Geng, X., Stein, E. A., Yang, Y., Posner, M. I. (2010): Short-term meditation induces white matter changes in the anterior cingulate. *Proceedings of the National Academy of Sciences*, 107(35), S. 15649–15652

32 Tang, Y.-Y., Lu, Q., Feng, H., Tang, R., Posner, M. I. (2015): Short-term meditation increases blood flow in anterior cingulate cortex and insula. *Frontiers in Psychology*, 6, S. 212

33 Xue, S., Tang, Y.-Y., Posner, M. I. (2011): Short-term meditation increases network efficiency of the anterior cingulate cortex. *NeuroReport*, 22(12), S. 570–574

34 Modinos, G., Ormel, J., Aleman, A. (2009): Activation of anterior insula during self-reflection. *PLoS ONE*, 4(2), e4618

35 Villemure, C., Ceko, M., Cotton, V. A., Bushnell, M. C. (2013): Insular cortex mediates increased pain tolerance in yoga practitioners. *Cerebral cortex*, 24(10), S. 2732–2740

36 Ebd.

37 Singer, T., Critchley, H. D., Preuschoff, K. (2009): A common role of insula in feelings, empathy and uncertainty. *Trends in Cognitive Sciences*, 13(8), S. 334–340

38 Grossman, P., Van Dam, N. T. (2011): Mindfulness, by any other name …: Trials and tribulations of Sati in western psychology and science. *Contemporary Buddhism*, 12(1), S. 219–239

Kapitel 4: Yoga und Meditation als Sinneserfahrung

1 Alexiades, V., Khanal, H. (2007): Multiphoton response of retinal rod photoreceptors. Sixth Mississippi State Conference on Differential Equations and Computational Simulations. Electronic *Journal of Differential Equations,* Conference 15, S. 1–9

2 Mohanty, S., Hankey, A., Pradhan, B., Ranjita, R. (2016): Yoga-teaching protocol adapted for children with visual impairment. *International Journal of Yoga*, 9(2), S. 114

3 Jain, R. (2020): Ajna chakra: your third-eye chakra awakening. *Arhanta Yoga Blog*. www.arhantayoga.org

4 Nichols, D. E. (2017): N,N-dimethyltryptamine and the pineal gland: separating fact from myth. *Journal of Psychopharmacology*, 32(1), S. 30–36

5 Gheban, B. A., Rosca, I. A., Crisan, M. (2019): The morphological and functional characteristics of the pineal gland. *Medicine and Pharmacy Reports*, 92(3), S. 226–234

6 Malpaux, B., Migaud, M., Tricoire, H., Chemineau, P. (2001): Biology of mammalian photoperiodism and the critical role of the pineal gland and melatonin. *Journal of Biological Rhythms*, 16(4), S. 336–347

7 Moore, R. Y., Speh, J. C., Leak, R. K. (2002): Suprachiasmatic nucleus organization. *Cell and Tissue Research*, 309(1), S. 89–98

8 Moore, R. Y. (1995): Neural control of the pineal gland. *Behavioural Brain Research*, 73(1–2), S. 125–130

9 Gheban, B. A., Rosca, I. A., Crisan, M. (2019): The morphological and functional characteristics of the pineal gland. *Medicine and Pharmacy Reports*, 92(3), S. 226–234

10 Nichols, D. E. (2017): N,N-dimethyltryptamine and the pineal gland: separating fact from myth. *Journal of Psychopharmacology*, 32(1), S. 30–36

11 Curtis, S., Leppla, L. (2018): Instrumental activities of daily living changes in deaf and hard-of-hearing individuals after an 8-week yoga intervention. *The American Journal of Occupational Therapy*, 72(4 Supplement 1)

12 Gunjawate, D. R., Ravi, R. (2021): Effect of yoga and meditation on tinnitus: a systematic review. *The Journal of Laryngology & Otology*, 135(4), S. 284–287

13 Wilkins, R. W., Hodges, D. A., Laurienti, P. J., Steen, M., Burdette, J. H. (2014): Network science and the effects of music preference on functional brain connectivity: From Beethoven to Eminem. *Scientific Reports*, 4, 6130

14 Heather, S. (2007): What is sound healing? *The International Journal of Healing and Caring,* 7(3)

15 Erkkilä, J., Punkanen, M., Fachner, J., Ala-Ruona, E. et al. (2011): Individual music therapy for depression: randomised controlled trial. *British Journal of Psychiatry*, 199(2), S. 132–139

16 Gómez Gallego, M., Gómez García, J. (2017): Musicoterapia en la enfermedad de Alzheimer: efectos cognitivos, psicológicos y conductuales. *Neurología*, 32(5), S. 300–308

17 Devlin, K., Alshaikh, J. T., Pantelyat, A. (2019): Music therapy and music-based interventions for movement disorders. *Current Neurology and Neuroscience Reports*, 19(11), S. 83

18 Geretsegger, M., Elefant, C., Mössler, K. A., Gold, C. (2014): Music therapy for people with autism spectrum disorder. *Cochrane Database of Systematic Reviews*, CD004381

19 Siponkoski, S. T., Martínez-Molina, N., Kuusela, L., Laitinen, S. et al. (2020): Music therapy enhances executive functions and prefrontal structural neuroplasticity after traumatic brain injury: evidence from a randomized controlled trial. *Journal of Neurotrauma*, 37(4), S. 618–634

20 Hunt, T. (2018): The hippies were right: it's all about vibrations, man! *Scientific American Blog Network*. blogs.scientificamerican.com/observations/the-hippies-were-right-its-all-about-vibrations-man

21 Heather, S. (2007): What is sound healing? *The International Journal of Healing and Caring,* 7(3)

22 Abhang, P. A., Gawali, B. W., Mehrotra, S. C. (2016): *Introduction to EEG- and Speech-Based Emotion Recognition*. Amsterdam: Elsevier

23 Martinez, N. (2021): What you need to know about sound healing. *Mind Body Green*. www.mindbodygreen.com/0-17515/what-you-need-to-knowabout-sound-healing.html

24 Ebd.

25 Melville, G. W., Chang, D., Colagiuri, B., Marshall, P. W., Cheema, B. S. (2012): Fifteen minutes of chair-based yoga postures or guided meditation performed in the office can elicit a relaxation response. *Evidence-Based Complementary and Alternative Medicine*, 501986

26 Simpson, F. M., Perry, G., Thompson, W. F. (2021): Assessing vocal chanting as an online psychosocial intervention. *Frontiers in Psychology*, 12, 647632

27 Amin, A. Kumar, S. S., Rajagopalan, A., Rajan, S., Mishra, S., Reddy, U. K. (2016): Beneficial effects of OM chanting on depression, anxiety, stress and cognition in elderly women with hypertension. Indian *Journal of Clinical Anatomy and Physiology*, 3(3), S. 253

28 Rankhambe, H., Pande, S. (2021): Effect of »om« chanting on anxiety in bus drivers. *National Journal of Physiology, Pharmacy and Pharmacology,* 11(2), S. 1

29 Kenny, M., Bernier, R., DeMartini, C. (2005): Chant and be happy: the effects of chanting on respiratory function and general well-being in individuals diagnosed with depression. *International Journal of Yoga Therapy*, 15(1), S. 61–64

30 Amin, A. Kumar, S. S., Rajagopalan, A., Rajan, S., Mishra, S., Reddy, U. K. (2016): Beneficial effects of OM chanting on depression, anxiety, stress and cognition in elderly women with hypertension. Indian *Journal of Clinical Anatomy and Physiology*, 3(3), S. 253

31 Bormann, J. E., Thorp, S. R., Smith, E., Glickman, M. et al. (2018): Individual treatment of posttraumatic stress disorder using mantram repetition: a randomized clinical trial. *American Journal of Psychiatry*, 175(10), S. 979–988

32 Khalsa, D. S., Amen, D., Hanks, C., Money, N., Newberg, A. (2009): Cerebral blood flow changes during chanting meditation. *Nuclear Medicine Communications*, 30(12), S. 956–961

33 Perry, G., Polito, V., Thompson, W. (2016): Chanting meditation improves mood and social cohesion. *Proceedings of the 14th International Conference on Music Perception and Cognition*

34 Simpson, F. M., Perry, G., Thompson, W. F. (2021): Assessing vocal chanting as an online psychosocial intervention. *Frontiers in Psychology*, 12, 647632

35 Bao, X., Raguet L. L. G., Cole, S. M., Howard, J. D., Gottfried, J. A. (2016): The role of piriform associative connections in odor categorization. *eLife*, 5, e13732

36 Rolls, E. (2008): Functions of the orbitofrontal and pregenual cingulate cortex in taste, olfaction, appetite and emotion. *Acta Physiologica Hungarica*, 95(2), S. 131–164

37 Courtiol, E., Wilson, D. A. (2015): The olfactory thalamus: unanswered questions about the role of the mediodorsal thalamic nucleus in olfaction. *Frontiers in Neural Circuits*, 9, S. 49

38 Yong, E. (2017): *The myth that humans have poor smell is nonscents.* www.theatlantic.com/science/archive/2017/05/alls-smell-that-ends-smell/526317/

39 Shulman, R. (2018): The basest of the senses: medical unease with the sense of smell. *Hektoen International: A Journal of Medical Humanities*, 10(2)

40 Bushdid, C., Magnasco, M. O., Vosshall, L. B., Keller, A. (2014): Humans can discriminate more than 1 trillion olfactory stimuli. *Science*, 343(6177), S. 1370–1372

41 Ali, B., Al-Wabel, N. A., Shams, S., Ahamad, A., Khan, S. A., Anwar, F. (2015): Essential oils used in aromatherapy: a systemic review. *Asian Pacific Journal of Tropical Biomedicine*, 5(8), S. 601–611

42 Ebd.

43 Carson, C. F., Hammer, K. A., Riley, T. V. (2006): Melaleuca alternifolia (Tea Tree) oil: a review of antimicrobial and other medicinal properties. *Clinical Microbiology Review*, 1;19(1), S. 50–62

44 Kennedy, D., Okello, E., Chazot, P., Howes, M. J. et al. (2018): Volatile terpenes and brain function: Investigation of the cognitive and mood effects of Mentha × Piperita L. essential oil with in vitro properties relevant to central nervous system function. *Nutrients*, 7;10(8): S. 1029

45 Kovar, K., Gropper, B., Friess, D., Ammon, H. P. (1987): Blood levels of 1,8-cineole and locomotor activity of mice after inhalation and oral administration of rosemary oil. *Planta Medica*, 53(04), S. 315–318

46 Ali, B., Al-Wabel, N. A., Shams, S., Ahamad, A., Khan, S. A., Anwar, F. (2015): Essential oils used in aromatherapy: a systemic review. *Asian Pacific Journal of Tropical Biomedicine*, 5(8), S. 601–611

47 Ebd.

48 Feng, J., Shi, W., Miklossy, J., Tauxe, G. M., McMeniman, C. J., Zhang, Y. (2018): Identification of essential oils with strong activity against stationary phase Borrelia burgdorferi. *Antibiotics*, 7(4), S. 89

49 Manassero, C. A., Girotti, J. R., Mijailovsky, S., García de Bravo, M., Polo, M. (2013): In¡vitro comparative analysis of antiproliferative activity of essential oil from mandarin peel and its principal component limonene. *Natural Product Research*, 27(16), S. 1475–1478

50 National Institute of Environmental Health Services (NIEHS) (2021): *Essential oils*. www.niehs.nih.gov/health/topics/agents/essential-oils/index.cfm

51 Henley, D. V., Lipson, N., Korach, K. S., Bloch, C. A. (2007): Prepubertal gynecomastia linked to lavender and tea tree oils. *New England Journal of Medicine*, 356(5), S. 479–485

52 Spampinato, C. (2022): *Chocolate: food of the Gods*. carnegiemuseums.org/magazinearchive/1997/janfeb/dept6.htm

53 Stone, L. M., Finger, T. E., Tam, P. P., Tan, S. S. (1995): Taste receptor cells arise from local epithelium, not neurogenic ectoderm. *Proceedings of the National Academy of Sciences*, 92(6), S. 1916–1920

54 Rosenblum, K., Meiri, N., Dudai, Y. (1993): Taste memory: the role of protein synthesis in gustatory cortex. *Behavioral and Neural Biology*, 59(1), S. 49–56

55 Collings, V. B. (1974): Human taste response as a function of locus of stimulation on the tongue and soft palate. *Perception and Psychophysics* 16, S. 169–174

56 Bartoshuk, L., Duffy, V. B., Lucchina, L. A., Prutkin, J., Fast, K. (1998): PROP (6-n-propylthiouracil) supertasters and the saltiness of NaCl. *Annals of the New York Academy of Sciences*, 855, S. 793–796

57 El-Sohemy, A., Stewart, L., Khataan, L., Fontaine-Bisson, B. et al. (2007): Nutrigenomics of taste – impact on food preferences and food production. *Forum of Nutrition*, 60, S. 176–182

58 Blumenrath, S. (2020): The neuroscience of touch and pain. *BrainFacts.org*. www.brainfacts.org/thinking-sensing-and-behaving/touch/2020/the-neuroscience-of-touch-and-pain-013020

59 Ebd.

60 Conner, J. M., Bohannon, A., Igarashi, M., Taniguchi, J., Baltar, N., Azim, E. (2021): Modulation of tactile feedback for the execution of dexterous movement. *Science*, 374(6565), S. 316–323

61 Ebd.

62 Adaptiert nach: *A Meditation for Exploring Your Senses* von Cara Bradley: www.mindful.org/a-meditation-for-exploring-your-senses

Kapitel 5: Wie Bewegung entsteht

1 Schwartz, A. B. (2016): Movement: How the brain communicates with the world. *Cell*, 164(6), S. 1122–1135

2 Sanes, J. N., Donoghue, J. P. (2000): Plasticity and primary motor cortex. *Annual Review of Neuroscience*, 23(1), S. 393–415

3 The Brain from Top to Bottom (2022): *The Axons Entering and Leaving the Motor Cortex*. McGill University. thebrain.mcgill.ca/flash/i/i_06/i_06_cl/i_06_cl_mou/i_06_cl_mou.html

4 Badlangana, N. L., Bhagwandin, A., Fuxe, K., Manger, P. R. et al. (2007): Observations on the giraffe central nervous system related to the corticospinal tract, motor cortex and spinal cord: what difference does a long neck make? *Neuroscience*, 148(2), S. 522–534

5 Freund, H.-J., Hummelsheim, H. (1985): Lesions of premotor cortex in man. *Brain*, 108(3), S. 697–733

6 Dijkstra, B. W., Bekkers, E. M. J., Gilat, M., Rond, V. D., Hardwick, R. M., Nieuwboer, A. (2020): Functional neuroimaging of human postural control: a systematic review with meta-analysis. *Neuroscience & Biobehavioral Reviews*, 115, S. 351–362

7 Brinkman, C. (1981): Lesions in supplementary motor area interfere with a monkey's performance of a bimanual coordination task. *Neuroscience Letters*, 27(3), S. 267–270

8 Verwey, W. B., Lammens, R., Honk, J. van (2002): On the role of the SMA in the discrete sequence production task: a TMS study. *Neuropsychologia*, 40(8), S. 1268–1276

9 Hauber, W. (1998): Involvement of basal ganglia transmitter systems in movement initiation. *Progress in Neurobiology*, 56(5), S. 507–540

10 Fine, E. J., Ionita, C. C., Lohr, L. (2002): The history of the development of the cerebellar examination. *Seminars in Neurology*, 22(4), S. 375–384

11 Kwon, D. (2020): The mysterious, multifaceted cerebellum. *BrainFacts.org*. www.brainfacts.org/brain-anatomy-and-function/anatomy/2020/the-mysterious-multifaceted-cerebellum-120320

12 Minai, M. (2014): Purkinje cells. *The Embryo Project Encyclopedia*. embryo.asu.edu/pages/purkinje-cells

13 Yoga Journal (2021): What's so sacred about the number 108? *Yoga Journal*. www.yogajournal.com/practice/yoga-sequences/the-number-108

14 Muzio, M. R., Cascella, M. (2021): *Histology, Axon*. In: StatPearls [Internet]. Treasure Island (FL): StatPearls Publishing; Januar 2022. www.ncbi.nlm.nih.gov/books/NBK554388/

15 Filler, A. G., Haynes, J., Jordan, S. E., Prager, J. et al. (2005): Sciatica of nondisc origin and piriformis syndrome: diagnosis by magnetic resonance neurography and interventional magnetic resonance imaging with outcome study of resulting treatment. *Journal of Neurosurgery: Spine*, 2(2), S. 99–115

16 Johnson, E. O., Babis, G. C., Soultanis, K. C., Soucacos, P. N. (2008): Functional neuroanatomy of proprioception. *Journal of Surgical Orthopaedic Advances*, 17(3), S. 159–165

17 Cherup, N. P., Strand, K. L., Lucchi, L., Wooten, S. V., Luca, C., Signorile, J. F. (2020): Yoga meditation enhances proprioception and balance in individuals diagnosed with Parkinson's disease. *Perceptual and Motor Skills*, 128(1), S. 304–323

18 Mohanty, S., Pradhan, B., Nagathna, R. (2014): The effect of yoga practice on proprioception in congenitally blind students. *British Journal of Visual Impairment*, 32(2), S. 124–135

19 Matthews, P. B. (1964): Muscle spindles and their motor control. *Physiological Reviews*, 44(2), S. 219–288

20 van Kordelaar, J., Pasma, J. H., Cenciarini, M., Schouten, A. C., Kooij, H. V. D., Maurer, C. (2018): The reliance on vestibular information during standing balance control decreases with severity of vestibular dysfunction. *Frontiers in Neurology*, 9, S. 371

21 Cherup, N. P., Strand, K. L., Lucchi, L., Wooten, S. V., Luca, C., Signorile, J. F. (2020): Yoga meditation enhances proprioception and balance in individuals diagnosed with Parkinson's disease. *Perceptual and Motor Skills*, 128(1), S. 304–323

22 Solakoglu, O., Dogruoz Karatekin, B., Yumusakhuylu, Y., Mesci, E., Icagasioglu, A. (2021): The effect of yoga asana »Vrksasana (tree pose)« on balance in patients with postmenopausal osteoporosis. *American Journal of Physical Medicine & Rehabilitation*, 101(3), S. 255–261

23 Elangovan, N., Cheung, C., Mahnan, A., Wyman, J. F., Tuite, P., Konczak, J. (2020): Hatha yoga training improves standing balance but not gait in Parkinson's disease. *Sports Medicine and Health Science*, 2(2), S. 80–88

Kapitel 6: Die Neurophysiologie des Atems

1 Ng, B. A., Ramsey, R. G., Corey, J. P. (1999): The distribution of nasal erectile mucosa as visualized by magnetic resonance imaging. *Ear, Nose & Throat Journal*, 78(3), S. 159–166

2 Kahana-Zweig, R., Geva-Sagiv, M., Weissbrod, A., Secundo, L. et al. (2016): Measuring and characterizing the human nasal cycle. *PLoS ONE*, 11(10), e0162918

3 Telles, S., Naveen, K. V. (2008): Voluntary breath regulation in yoga: its relevance and physiological effects. *Biofeedback*, 36(2), S. 70–73

4 Rai, R. K. (2012): *Shiva Svarodaya*. Varanasi, India: Prachya Prakashan

5 Saraswati, S. M. (1982): *Swara yoga – Part 4: Rhythmic flow of the Swara*. www.yogamag.net/archives/1980s/1982/8204/8204sw4.html

6 Kahana-Zweig, R., Geva-Sagiv, M., Weissbrod, A., Secundo, L. et al. (2016): Measuring and characterizing the human nasal cycle. *PLoS ONE*, 11(10), e0162918

7 Ebd.

8 Nestor, J. (2021): *Breath: The New Science of a Lost Art*. London: Penguin Life. Auf Deutsch 2021 erschienen mit dem Titel *Breath – Atem: Neues Wissen über die vergessene Kunst des Atmens*. München: Piper

9 Shannahoff-Khalsa, D., Golshan, S. (2015): Nasal cycle dominance and hallucinations in an adult schizophrenic female. *Psychiatry Research*, 226(1), S. 289–294

10 Gross, T. (2020): *Deep breaths: how breathing affects sleep, anxiety & resilience*. www.npr.org/2020/05/27/863395357/deep-breaths-howbreathing-affects-sleep-anxiety-resilience

11 Prabhakar, N. R. (2000): Oxygen sensing by the carotid body chemoreceptors. *Journal of Applied Physiology*, 88(6), S. 2287–2295

12 Ikeda, K., Kawakami, K., Onimaru, H., Okada, Y. et al. (2016): The respiratory control mechanisms in the brainstem and spinal cord: integrative views of the neuroanatomy and neurophysiology. *The Journal of Physiological Sciences*, 67(1), S. 45–62

13 Gerritsen, R. J., Band, G. P. (2018): Breath of life: the respiratory vagal stimulation model of contemplative activity. *Frontiers in Human Neuroscience*, 12, S. 397

14 Chang, R. B, Strochlic, D. E., Williams, E. K., Umans, B. D., Liberles, S. D. (2015): Vagal sensory neuron subtypes that differentially control breathing. *Cell,* 161(3), S. 622–633

15 Gerritsen, R. J., Band, G. P. (2018): Breath of life: the respiratory vagal stimulation model of contemplative activity. *Frontiers in Human Neuroscience*, 12, S. 397

16 Yackle, K., Schwarz, L. A., Kam, K., Sorokin, J. M. et al. (2017): Breathing control center neurons that promote arousal in mice. *Science*, 355(6332), S. 1411–1415

17 Doll, A., Hölzel, B. K., Bratec, S. M., Boucard, C. C. et al. (2016): Mindful attention to breath regulates emotions via increased amygdala–prefrontal cortex connectivity. *NeuroImage*, 134, S. 305–313

18 Liu, S. Ye, M., Pao, G. M., Song, S. M. et al. (2021): Divergent brainstem opioidergic pathways that coordinate breathing with pain and emotions. *Neuron*, 110(5), S. 857–873.e9

19 Hamilton, J. (2021): Studies into how pain and breathing are connected could lead to safer pain drugs. *NPR Illinois*. https://www.nprillinois.org/search?q=Studies+into+how+pain+and+breathing+-are+connected+could+lead+to+safer+pain+drugs.#nt=navsearch

20 Rain, M., Subramaniam, B., Avti, P., Mahajan, P., Anand, A. (2021): Can yogic breathing techniques like Simha Kriya and Isha Kriya regulate COVID-19-related stress? *Frontiers in Psychology*, 12, S. 635816

21 Malik, S. S., Tassadaq, N. (2019): Effectiveness of deep breathing exercises and incentive spirometry on arterial blood gases in second degree inhalation burn patients. *Journal of the College of Physicians and Surgeons Pakistan*, 29(10), S. 954–957

22 Tetzlaff, K., Lemaitre, F., Burgstahler, C., Luetkens, J., Eichhorn, L. (2021): Going to extremes of lung physiology – deep breath-hold diving. *Frontiers in Physiology*, 12, S. 710429

23 Ebd.

24 Heck, D. H., McAfee, S. S., Liu, Y., Babajani-Feremi, A. et al. (2017): Breathing as a fundamental rhythm of brain function. *Frontiers in Neural Circuits*, 10, S. 115

25 Eisenbeck, N., Luciano, C., Valdivia-Salas, S. (2018): Effects of a focused breathing mindfulness exercise on attention, memory, and mood: the importance of task characteristics. *Behaviour Change*, 35(1), S. 54–70

26 Schöne, B., Gruber, T., Graetz, S., Bernhof, M., Malinowski, P. (2018): Mindful breath awareness meditation facilitates e¬ciency gains in brain networks: a steady-state visually evoked potentials study. *Scientific Reports*, 8(1), S. 13687

27 Ebd.

28 Falcone, G., Jerram, M. (2018): Brain activity in mindfulness depends on experience: a meta-analysis of FMRI studies. *Mindfulness*, 9(5), S. 1319–1329

29 Ebd.

30 Magnon, V., Dutheil, F., Vallet, G. T. (2021): Benefits from one session of deep and slow breathing on vagal tone and anxiety in young and older adults. *Scientific Reports*, 11(1), S. 19267

31 Zaccaro, A., Piarulli, A., Laurino, M., Garbella. E. et al. (2018): How breath-control can change your life: a systematic review on psycho-physiological correlates of slow breathing. *Frontiers in Human Neuroscience*, 12, S. 353

32 Manandhar, S. A., Pramanik, T. (2019): Immediate effect of slow deep breathing exercise on blood pressure and reaction time. *Mymensingh Medical Journal*, 28(4), S. 925–929

33 Pramanik, T., Sharma, H. O., Mishra, S., Mishra, A., Prajapati, R., Singh, S. (2009): Immediate effect of slow pace bhastrika pranayama on blood pressure and heart rate. *The Journal of Alternative and Complementary Medicine*, 15(3), S. 293–295

34 Pramanik, T., Prajapati, R., Pudasaini, B. (2010): Immediate effect of Buteyko breathing and Bhramari Pranayama on blood pressure, heart rate and oxygen saturation in hypertensive patients: a comparative study. *Nepal Medical College Journal*, 12(3), S. 154–157

35 Bhavanani, A. B., Sanjay, Z., Madanmohan (2011): Immediate effect of sukha pranayama on cardiovascular variables in patients of hypertension. *International Journal of Yoga Therapy*, 21(1), S. 73–76

36 Ma, X., Yue, Z., Gong, Z., Zhang, H. et al. (2017): The effect of diaphragmatic breathing on attention, negative affect and stress in healthy adults. *Frontiers in Psychology*, 8, S. 874

37 Kumari, M. J., Kalaivani, S., Pal, G. K. (2019): Effect of alternate nostril breathing exercise on blood pressure, heart rate, and rate pressure product among patients with hypertension in Jipmer, Puducherry. *Journal of Education and Health Promotion*, 8(1), S. 145

38 Nestor, J. (2021): *Breath: The New Science of a Lost Art*. London: Penguin Life. Auf Deutsch 2021 erschienen mit dem Titel *Breath – Atem: Neues Wissen über die vergessene Kunst des Atmens*. München: Piper

39 Kamath, A., Urval, R. P., Shenoy, A. K. (2017): Effect of alternate nostril breathing exercise on experimentally induced anxiety in healthy volunteers using the simulated public speaking model: a randomized controlled pilot study. *BioMed Research International*, S. 1–7

40 Bhargav, H., Singh, K., Srinivasan, T. M. (2016): Effect of uninostril yoga breathing on brain hemodynamics: a functional near-infrared spectroscopy study. *International Journal of Yoga*, 9(1), S. 12

41 Benson, H., Proctor, W. (2011): *Relaxation Revolution: The Science and Genetics of Mind Body Healing*. New York; London; Toronto; Sydney: Scribner

42 Bhasin, M. K., Dusek, J. A., Chang, B., Joseph, M. G. et al. (2013): Relaxation response induces temporal transcriptome changes in energy metabolism, insulin secretion and inflammatory pathways. *PLoS ONE*, 8(5), e62817

43 Damasio, A. (2008): *Descartes' Error: Emotion, Reason and the Human Brain*. London: Vintage Digital

44 Kemper, K. J., Khirallah, M. (2015): Acute effects of online mind-body skills training on resilience, mindfulness, and empathy. *Journal of Evidence-Based Complementary & Alternative Medicine*, 20(4), S. 247–253

45 Adaptiert nach: Resilienz-Meditation von Emma Seppälä, Autorin von The Happiness Track: www.youtube.com/watch?v=SNc-nElydr8

Kapitel 7: Meditation und das Gehirn

1 Fox, K. C. R., Dixon, M. L., Nijeboer, S., Girn, M. et al. (2016): Functional neuroanatomy of meditation: a review and meta-analysis of 78 functional neuroimaging investigations. *Neuroscience & Biobehavioral Reviews,* 65, S. 208–228

2 Brandmeyer, T., Delorme, A., Wahbeh, H. (2019): The neuroscience of meditation: classification, phenomenology, correlates, and mechanisms. *Progress in Brain Research*, 244, S. 1–29

3 Owens, L. R. (2021): How to practice Shamatha meditation. *Lion's Roar*. www.lionsroar.com/how-to-practice-shamatha/

4 Adaptiert mit Erlaubnis von: *How to Practice Shamatha Meditation* von Lama Rod Owens: www.lionsroar.com/how-to-practice-shamatha

5 Fox, K. C. R., Dixon, M. L., Nijeboer, S., Girn, M. et al. (2016): Functional neuroanatomy of meditation: a review and meta-analysis of 78 functional neuroimaging investigations. *Neuroscience & Biobehavioral Reviews,* 65, S. 208–228

6 Moran, S., 2018. The science behind finding your mantra – and how to practice it daily. *Yoga Journal*. www.yogajournal.com/

7 Ebd.

8 Brandmeyer, T., Delorme, A., Wahbeh, H. (2019): The neuroscience of meditation: classification, phenomenology, correlates, and mechanisms. *Progress in Brain Research*, 244, S. 1–29

9 Ebd.

10 Harrington, A., Dunne, J. D. (2015): When mindfulness is therapy: ethical qualms, historical perspectives. *American Psychologist*, 70(7), S. 621–631

11 Goldin, P. R., Gross, J. J. (2010): Effects of mindfulness-based stress reduction (MBSR) on emotion regulation in social anxiety disorder. *Emotion*, 10(1), S. 83–91

12 Rosenzweig, S., Greeson, J. M., Reibel, D. K., Green, J. S., Jasser, S. A., Beasley, D. (2010): Mindfulness-based stress reduction for chronic pain conditions: variation in treatment outcomes and role of home meditation practice. *Journal of Psychosomatic Research*, 68(1), S. 29–36

13 Carlson, L. E., Garland, S. N. (2005): Impact of mindfulness-based stress reduction (MBSR) on sleep, mood, stress and fatigue symptoms in cancer outpatients. *International Journal of Behavioral Medicine,* 12(4), S. 278–285

14 Chiesa, A. (2010): Vipassana meditation: systematic review of current evidence. *The Journal of Alternative and Complementary Medicine*, 16(1), S. 37–46

15 Emavardhana, T., Tori, C. D. (1997): Changes in self-concept, ego defense mechanisms, and religiosity following seven-day Vipassana meditation retreats. *Journal for the Scientific Study of Religion*, 36(2), S. 194

16 Pagnoni, G., Cekic, M. (2007): Age effects on gray matter volume and attentional performance in Zen meditation. *Neurobiology of Aging*, 28(10), S. 1623–1627

17 Lazar, S. W., Kerr, C. E., Wasserman, R. H., Gray, J. R., Greve, D. N., Treadway, M. T. et al. (2005): Meditation experience is associated with increased cortical thickness. *NeuroReport*, 16(17), S. 1893–1897

18 Fox, K. C. R., Nijeboer, S., Dixon, M. L., Floman, J. L. et al. (2014): Is meditation associated with altered brain structure? A systematic review and meta-analysis of morphometric neuroimaging in meditation practitioners. *Neuroscience & Biobehavioral Reviews*, 43, S. 48–73

19 Costandi, M. (2012): Snapshots explore Einstein's unusual brain. *Nature*. doi.org/10.1038/nature.2012.11836

20 Smale, G., Nichols, N. R., Brady, D. R., Finch, C. E., Horton Jr., W. E. (1995): Evidence for apoptotic cell death in Alzheimer's disease. *Experimental Neurology*, 133(2), S. 225–230

21 Fox, K. C. R., Nijeboer, S., Dixon, M. L., Floman, J. L. et al. (2014): Is meditation associated with altered brain structure? A systematic review and meta-analysis of morphometric neuroimaging in meditation practitioners. *Neuroscience & Biobehavioral Reviews*, 43, S. 48–73

22 Ebd.

23 Ebd.

24 Liu, X., Wang, S., Chang, S., Chen, W., Si, M. (2012): Effect of brief mindfulness intervention on tolerance and distress of pain induced by cold-pressor task. *Stress and Health*, 29(3), S. 199–204

25 Hilton, L., Hempel, S., Ewing, B. A., Apaydin, E. et al. (2016): Mindfulness meditation for chronic pain: systematic review and meta-analysis. *Annals of Behavioral Medicine*, 51(2), S. 199–213

26 Fox, K. C. R., Nijeboer, S., Dixon, M. L., Floman, J. L. et al. (2014): Is meditation associated with altered brain structure? A systematic review and meta-analysis of morphometric neuroimaging in meditation practitioners. *Neuroscience & Biobehavioral Reviews*, 43, S. 48–73

27 Bowden, D. E., McLennan, D., Gruzelier, J. (2014): A randomised controlled trial of the effects of brain wave vibration training on mood and well-being. *Journal of Complementary and Integrative Medicine*, 11(3), S. 223–232

28 Fox, K. C. R., Nijeboer, S., Dixon, M. L., Floman, J. L. et al. (2014): Is meditation associated with altered brain structure? A systematic review and meta-analysis of morphometric neuroimaging in meditation practitioners. *Neuroscience & Biobehavioral Reviews*, 43, S. 48–73

29 Ebd.

30 Luders, E., Kurth, F., Mayer, E. A., Toga, A. W., Narr, K. L., Gaser, C. (2012): The unique brain anatomy of meditation practitioners: alterations in cortical gyrification. *Frontiers in Human Neuroscience*, 6, S. 34

31 Ebd.

32 Luders, E., Kurth, F., Mayer, E. A., Toga, A. W., Narr, K. L., Gaser, C. (2012): The unique brain anatomy of meditation practitioners: alterations in cortical gyrification. *Frontiers in Human Neuroscience*, 6, S. 34. Ursprünglich veröffentlicht bei Frontiers, CC BY 4.0. www.frontiersin.org/articles/10.3389/fnhum.2012.00034/full

33 Luders, E., Kurth, F., Mayer, E. A., Toga, A. W., Narr, K. L., Gaser, C. (2012): The unique brain anatomy of meditation practitioners: alterations in cortical gyrification. *Frontiers in Human Neuroscience*, 6, S. 34

34 Luders, E., Kurth, F. (2019): The neuroanatomy of longterm meditators. *Current Opinion in Psychology*, 28, S. 172–178

35 Fox, K. C. R., Nijeboer, S., Dixon, M. L., Floman, J. L. et al. (2014): Is meditation associated with altered brain structure? A systematic review and meta-analysis of morphometric neuroimaging in meditation practitioners. *Neuroscience & Biobehavioral Reviews*, 43, S. 48–73

36 Kempermann, G., Song, H., Gage, F. H. (2015): Neurogenesis in the adult hippocampus. *Cold Spring Harbor Perspectives in Biology*, 7(9), a018812

37 Fox, K. C. R., Dixon, M. L., Nijeboer, S., Girn, M. et al. (2016): Functional neuroanatomy of meditation: a review and meta-analysis of 78 functional neuroimaging investigations. *Neuroscience & Biobehavioral Reviews,* 65, S. 208–228

38 Ebd.

39 Ebd.

40 Fox, K. C. R., Dixon, M. L., Nijeboer, S., Girn, M. et al. (2016): Functional neuroanatomy of meditation: a review and meta-analysis of 78 functional neuroimaging investigations. *Neuroscience & Biobehavioral Reviews,* 65, S. 208–228

41 Lardone, A., Liparoti, M., Sorrentino, P., Rucco, R., Jacini, F., Polverino, A. et al. (2018): Mindfulness meditation is related to long-lasting changes in hippocampal functional topology during resting state: a magnetoencephalography study. *Neural Plasticity*, 2018, S. 1–9

42 Singh, S. P. (2014): Magnetoencephalography: basic principles. *Annals of Indian Academy of Neurology*, 17(5), S. 107

43 Lardone, A., Liparoti, M., Sorrentino, P., Rucco, R., Jacini, F., Polverino, A. et al. (2018): Mindfulness meditation is related to long-lasting changes in hippocampal functional topology during resting state: a magnetoencephalography study. *Neural Plasticity*, 2018, S. 1–9

44 Ebd.

45 Garrison, K. A., Zero, T. A., Scheinost, D., Constable, R. T., Brewer, J. A. (2015): Meditation leads to reduced default mode network activity beyond an active task. *Cognitive, Affective, & Behavioral Neuroscience,* 15(3), S. 712–720

46 Brewer, J. A., Worhunsky, P. D., Gray, J. R., Tang, Y., Weber, J., Kober, H. (2011): Meditation experience is associated with differences in default mode network activity and connectivity. *Proceedings of the National Academy of Sciences*, 108(50), S. 20254–20259

47 Garrison, K. A., Zero, T. A., Scheinost, D., Constable, R. T., Brewer, J. A. (2015): Meditation leads to reduced default mode network activity beyond an active task. *Cognitive, Affective, & Behavioral Neuroscience,* 15(3), S. 712–720

48 Ebd.

49 Ebd.

50 Simon, R., Pihlsgård, J., Berglind, U., Söderfeldt, B., Engström, M. (2017): Mantra meditation suppression of default mode beyond an active task: a pilot study. *Journal of Cognitive Enhancement*, 1(2), S. 219–227

51 Ebd.

52 Garrison, K. A., Zero, T. A., Scheinost, D., Constable, R. T., Brewer, J. A. (2015): Meditation leads to reduced default mode network activity beyond an active task. *Cognitive, Affective, & Behavioral Neuroscience,* 15(3), S. 712–720

53 Brandmeyer, T., Delorme, A., Wahbeh, H. (2019): The neuroscience of meditation: classification, phenomenology, correlates, and mechanisms. *Progress in Brain Research*, 244, S. 1–29

54 Ebd.

55 Braboszcz, C., Cahn, B. R., Balakrishnan, B., Maturi, R. K., Grandchamp, R., Delorme, A. (2013): Plasticity of visual attention in Isha Yoga meditation practitioners before and after a 3-month retreat. *Frontiers in Psychology*, 4

56 Ebd.

57 Cahn, B. R., Delorme, A., Polich, J. (2009): Occipital gamma activation during Vipassana meditation. *Cognitive Processing*, 11(1), S. 39–56

58 Braboszcz, C., Cahn, B. R., Levy, J., Fernandez, M., Delorme, A. (2017): Increased gamma brainwave amplitude compared to control in three different meditation traditions. *PLoS ONE*, 12(1), e0170647

Kapitel 8: Stress, Trauma und Resilienz

1 Liu, Y.-Z., Wang, Y.-X., Jiang, C.-L. (2017): Inflammation: the common pathway of stress-related diseases. *Frontiers in Human Neuroscience*, 11, S. 316

2 Ebd.

3 Lupien, S. J., McEwen, B. S., Gunnar, M. R., Heim, C. (2009): Effects of stress throughout the lifespan on the brain, behaviour and cognition. *Nature Reviews Neuroscience*, 10(6), S. 434–445

4 Hearon, C. M., Dinenno, F. A. (2015): Regulation of skeletal muscle blood flow during exercise in ageing humans. *The Journal of Physiology*, 594(8), S. 2261–2273

5 Goyal, M., Singh, S., Sibinga, E. M. S., Gould, N. F. et al. (2014): Meditation programs for psychological stress and well-being. *JAMA Internal Medicine*, 174(3), S. 357

6 Venkatesh, H. N., Ravish, H., Wilma Delphine Silvia, C. R., Srinivas, H. (2020): Molecular signature of the immune response to yoga therapy in stress-related chronic disease conditions: an insight. *International Journal of Yoga*, 13(1), S. 9–17

7 Liu, Y.-Z., Wang, Y.-X., Jiang, C.-L. (2017): Inflammation: the common pathway of stress-related diseases. *Frontiers in Human Neuroscience*, 11, S. 316

8 Ebd.

9 Gosain, A., Jones, S. B., Shankar, R., Gamelli, R. L., DiPietro, L. (2006): Norepinephrine modulates the inflammatory and proliferative phases of wound healing. *The Journal of Trauma: Injury, Infection, and Critical Care*, 60(4), S. 736–744

10 Idriss, H. T., Naismith, J. H. (2000): TNF alpha and the TNF receptor superfamily: structure-function relationship(s). *Microscopy Research and Technique*, 50(3), S. 184–195

11 Tanaka T., Narazaki, M., Kishimoto, T. (2014): IL-6 in inflammation, immunity, and disease. *Cold Spring Harbor Perspective Biology*, 4;6(10), a016295

12 Lopez-Castejon, G., Brough, D. (2011): Understanding the mechanism of IL-1β secretion. *Cytokine Growth Factor Reviews*, 22(4), S. 189–195

13 Luan, Y. Y., Yao, Y. M. (2018): The clinical significance and potential role of c-reactive protein in chronic inflammatory and neurodegenerative diseases. *Frontiers in Immunology*, 9, 1302

14 Kiecolt-Glaser, J. K., Christian, L., Preston, H., Houts, C. R. et al. (2010): Stress, inflammation, and yoga practice. *Psychosomatic Medicine*, 72(2), S. 113–121

15 Kiecolt-Glaser, J. K., Bennett, J. M., Andridge, R., Peng, J. et al. (2014): Yoga's impact on inflammation, mood, and fatigue in breast cancer survivors: a randomized controlled trial. *Journal of Clinical Oncology*, 32(10), S. 1040–1049

16 Djalilova, D. M., Schulz, P. S., Berg er, A. M., Case, A. J., Kupzyk, K. A., Ross A. C. (2018): Impact of yoga on inflammatory biomarkers: a systematic review. *Biological Research for Nursing*, 21(2), S. 198–209

17 Bhasin, M. K., Dusek, J. A., Chang, B., Joseph, M. G. et al. (2013): Relaxation response induces temporal transcriptome changes in energy metabolism, insulin secretion and inflammatory pathways. *PLoS ONE*, 8(5), e62817

18 Buchanan, T. W., Bagley, S. L., Stansfield, R. B., Preston, S.D. (2012): The empathic, physiological resonance of stress. *Social Neuroscience*, 7(2), S. 191–201

19 Pace, T. W. W., Negi, L. T., Dodson-Lavelle, B., Ozawa-de Silva, B. et al. (2013): Engagement with cognitively-based compassion training is associated with reduced salivary C-reactive protein from before to after training in foster care program adolescents. *Psychoneuroendocrinology*, 38(2), S. 294–299

20 Ebd.

21 Fang, C. Y., Reibel, D. K., Longacre, M. L., Rosenzweig, S., Campbell, D. E., Douglas, S. D. (2010): Enhanced psychosocial well-being following participation in a mindfulness-based stress reduction program is associated with increased natural killer cell activity. *The Journal of Alternative and Complementary Medicine,* 16(5), S. 531–538

22 Rosenkranz, M. A., Davidson, R. J., MacCoon, D. G., Sheridan, J. F., Kalin, N. H., Lutz, A. (2013): A comparison of mindfulness-based stress reduction and an active control in modulation of neurogenic inflammation. *Brain, Behavior, and Immunity*, 27, S. 174–184

23 Falkenberg, R. I., Eising, C., Peters, M. L. (2018): Yoga and immune system functioning: a systematic review of randomized controlled trials. *Journal of Behavioral Medicine*, 41(4), S. 467–482

24 Ebd.

25 Kirschbaum, C., Pirke, K.-M., Hellhammer, D. H. (1993): The »Trier Social Stress Test« – a tool for investigating psychobiological stress responses in a laboratory setting. *Neuropsychobiology*, 28(1–2), S. 76–81

26 Rosenkranz, M. A., Davidson, R. J., MacCoon, D. G., Sheridan, J. F., Kalin, N. H., Lutz, A. (2013): A comparison of mindfulness-based stress reduction and an active control in modulation of neurogenic inflammation. *Brain, Behavior, and Immunity*, 27, S. 174–184

27 Epel, E. S., Blackburn, E. H., Lin, J., Dhabhar, F. S., Adler, N. E., Morrow, J. D. et al. (2004): Accelerated telomere shortening in response to life stress. *Proceedings of the National Academy of Sciences*, 101(49), S. 17312–17315

28 Wolkowitz, O. M., Mellon, S. H., Epel, E. S., Lin J. et al. (2011): Resting leukocyte telomerase activity is elevated in major depression and predicts treatment response. *Molecular Psychiatry*, 17(2), S. 164–172

29 Schutte, N. S., Malouff, J. M. (2014): A meta-analytic review of the effects of mindfulness meditation on telomerase activity. *Psychoneuroendocrinology*, 42, S. 45–48

30 Ebd.

31 Richter-Levin, G., Sandi, C. (2021): Title: »Labels matter: is it stress or is it trauma?« *Translational Psychiatry*, 11(1), S. 385

32 Matiz, A., Fabbro, F., Paschetto, A., Cantone, D., Paolone, A. R., Crescentini, C. (2020): Positive impact of mindfulness meditation on mental health of female teachers during the COVID-19 outbreak in Italy. *International Journal of Environmental Research and Public Health*, 17(18), S. 6450

33 Ebd.

34 Ebd.

35 Anxiety and Depression Association of America (ADAA) (2022): *Anxiety disorders: facts & statistics.* adaa.org/understanding-anxiety/facts-statistics

36 Martin, E. I., Ressler, K. J., Binder, E., Nemeroff, C. B. (2009): The neurobiology of anxiety disorders: brain imaging, genetics, and psychoneuroendocrinology. *Psychiatric Clinics of North America*, 32(3), S. 549–575

37 Ebd.

38 Weaver, L. L., Darragh, A. R. (2015): Systematic review of yoga interventions for anxiety reduction among children and adolescents. *The American Journal of Occupational Therapy*, 69(6), 6906180070p1-9

39 Lemay, V., Hoolahan, J., Buchanan, A. (2019): Impact of a yoga and meditation intervention on students' stress and anxiety levels. *American Journal of Pharmaceutical Education*, 83(5), S. 7001

40 Cramer, H., Lauche, R., Anheyer, D., Pilkington, K. et al. (2018): Yoga for anxiety: a systematic review and meta-analysis of randomized controlled trials. *Depression and Anxiety*, 35(9), S. 830–843

41 Vollbehr, N. K., Bartels-Velthuis, A. A., Nauta, M. H., Castelein, S. et al. (2018): Hatha yoga for acute, chronic and/or treatment-resistant mood and anxiety disorders: a systematic review and meta-analysis. *PLoS ONE*, 13(10), e0204925

42 Hoge, E. A., Bui, E., Marques, L., Metcalf, C. A. et al. (2013): Randomized controlled trial of mindfulness meditation for generalized anxiety disorder. *The Journal of Clinical Psychiatry*, 74(08), S. 786–792

43 Blanck, P., Perleth, S., Heidenreich, T., Kröger, P. et al. (2018): Effects of mindfulness exercises as stand-alone intervention on symptoms of anxiety and depression: systematic review and meta-analysis. *Behaviour Research and Therapy*, 102, S. 25–35

44 Hoge, E. A., Bui, E., Mete, M., Dutton, M. A., Baker, A. W., Simon, N. M. (2022): Mindfulness-based stress reduction vs escitalopram for the treatment of adults with anxiety disorders: a randomized clinical trial. *JAMA Psychiatry.* Doi:10.1001/jamapsychiatry.2022.3679

45 Ebd.

46 Martin, E. I., Ressler, K. J., Binder, E., Nemeroff, C. B. (2009): The neurobiology of anxiety disorders: brain imaging, genetics, and psychoneuroendocrinology. *Psychiatric Clinics of North America*, 32(3), S. 549–575

47 Ebd.

48 Shin, L. M. (2006): Amygdala, medial prefrontal cortex, and hippocampal function in PTSD. *Annals of the New York Academy of Sciences*, 1071(1), S. 67–79

49 Ebd.

50 Averill, L. A., Purohit, P., Averill, C. L., Boesl, M. A., Krystal, J. H., Abdallah, C. G. (2017): Glutamate dysregulation and glutamatergic therapeutics for PTSD: evidence from human studies. *Neuroscience Letters*, 649, S. 147–155

51 Southwick, S. M., Paige, S., Morgan, C. A., Bremner, J. D., Krystal, J. H., Charney, D. S. (1999): Neurotransmitter alterations in PTSD: catecholamines and serotonin. *Seminars in Clinical Neuropsychiatry*, 4(4), S. 242–248

52 Dunlop, B. W., Wong, A. (2019): The hypothalamic-pituitary-adrenal axis in PTSD: pathophysiology and treatment interventions. *Progress in Neuro-Psychopharmacology and Biological Psychiatry*, 89, S. 361–379

53 Klaassens, E. R., Giltay, E. J., Cuijpers, P., van Veen, T., Zitman, F. G. (2012): Adulthood trauma and HPA-axis functioning in healthy subjects and PTSD patients: a meta-analysis. *Psychoneuroendocrinology*, 37(3), S. 317–331

54 de Kloet, C. S., Vermetten, E., Geuze, E., Lentjes, E. G. W. M. et al. (2007): Elevated plasma corticotrophin-releasing hormone levels in veterans with posttraumatic stress disorder. *Progress in Brain Research*, 167, S. 287–291

55 Carpenter, L. L., Carvalho, J. P., Tyrka, A. R., Wier, L. M. et al. (2007): Decreased adrenocorticotropic hormone and cortisol responses to stress in healthy adults reporting significant childhood maltreatment. *Biological Psychiatry*, 62(10), S. 1080–1087

56 Sarapas, C., Cai, G., Bierer, L. M., Golier, J. A. et al. (2011): Genetic markers for PTSD risk and resilience among survivors of the World Trade Center attacks. *Disease Markers,* 30(2–3), S. 101–110

57 Watkins, L. E., Han, S., Harpaz-Rotem, I., Mota, N. P. et al. (2016): FKBP5 polymorphisms, childhood abuse, and PTSD symptoms: results from the National Health and Resilience in Veterans study. *Psychoneuroendocrinology*, 69, S. 98–105

58 Hilton, L., Maher, A. R., Colaiaco, B., Apaydin, E. et al. (2017): Meditation for posttraumatic stress: systematic review and meta-analysis. *Psychological Trauma: Theory, Research, Practice, and Policy*, 9(4), S. 453–460

59 Sciarrino, N. A, DeLucia, C., O'Brien, K., McAdams, K. (2017): Assessing the effectiveness of yoga as a complementary and alternative treatment for post-traumatic stress disorder: a review and synthesis. *The Journal of Alternative and Complementary Medicine*, 23(10), S. 747–755

60 Sun, L.-N., Gu, J.-W., Huang, L.-J., Shang, Z.-L., et al. (2021): Military-related posttraumatic stress disorder and mindfulness meditation: a systematic review and meta-analysis. *Chinese Journal of Traumatology*, 24(4), S. 221–230

61 Cushing, R. E., Braun, K. L., Alden, S. (2018): A qualitative study exploring yoga in veterans with PTSD symptoms. *International Journal of Yoga Therapy*, 28(1), S. 63–70

62 Ebd.

63 Ebd.

64 Cushing, R. E., Braun, K. L., Alden, S. W., Katz, A. R. (2018): Military-tailored yoga for veterans with post-traumatic stress disorder. *Military Medicine*, 183(5–6), S. e223–e231

65 Bridges, L., Sharma, M. (2017): The e¬cacy of yoga as a form of treatment for depression. *Journal of Evidence-Based Complementary & Alternative Medicine*, 22(4), S. 1017–1028

66 Shadrina, M., Bondarenko, E. A., Slominsky, P. A. (2018): Genetics factors in major depression disease. *Frontiers in Psychiatry*, 9, S. 334

67 Anxiety and Depression Association of America (ADAA) (2022): *Anxiety disorders: facts & statistics.* adaa.org/understanding-anxiety/facts-statistics

68 Harvard Health Publishing (2022): *What causes depression?* www.health.harvard.edu/mind-and-mood/what-causes-depression

69 Sheline, Y. I., Sanghavi, M., Mintun, M. A., Gado, M. H. (1999): Depression duration but not age predicts hippocampal volume loss in medically healthy women with recurrent major depression. *The Journal of Neuroscience*, 19(12), S. 5034–5043

70 van Eijndhoven, P. van Wingen, G., van Oijen, K., Rijpkema, M. et al. (2009): Amygdala volume marks the acute state in the early course of depression. *Biological Psychiatry*, 65(9), S. 812–818

71 Shadrina, M., Bondarenko, E. A., Slominsky, P. A. (2018): Genetics factors in major depression disease. *Frontiers in Psychiatry*, 9, S. 334

72 Ebd.

73 Bridges, L., Sharma, M. (2017): The efficacy of yoga as a form of treatment for depression. *Journal of Evidence-Based Complementary & Alternative Medicine*, 22(4), S. 1017–1028

74 Ebd.

75 Streeter, C. C., Gerbarg, P. L., Whitfield, T. H., Owen, L. et al. (2017): Treatment of major depressive disorder with Iyengar yoga and coherent breathing: a randomized controlled dosing study. *Alternative and Complementary Therapies*, 23(6), S. 236–243

76 Goldberg, S. B., Tucker, R. P., Greene, P. A., Davidson, R. J. et al. (2018): Mindfulness-based interventions for psychiatric disorders: a systematic review and meta-analysis. *Clinical Psychology Review*, 59, S. 52–60

77 Reangsing, C., Rittiwong, T., Schneider, J. K. (2020): Effects of mindfulness meditation interventions on depression in older adults: a meta-analysis. *Aging & Mental Health*, 25(7), S. 1181–1190

78 Falsafi, N. (2016): A randomized controlled trial of mindfulness versus yoga. *Journal of the American Psychiatric Nurses Association*, 22(6), S. 483–497

Kapitel 9: Wie Yoga und Meditation auf das Gehirn wirken

1 American Association of Neurological Surgeons (AANS) (2020): *Traumatic brain injury*. https://www.aans.org/?s=Traumatic+brain+injury

2 Stump, E. (2009): *How Natasha Richardson's death put brain injury in the spotlight*. https://www.brainandlife.org/articles/the-tragic-death-of-natasha-richardson

3 Johns Hopkins Medicine (2022): *Traumatic brain injury*. https://www.hopkinsmedicine.org/health/conditions-and-diseases/traumatic-brain-injury

4 Ebd.

5 Acabchuk, R. L., Brisson, J. M., Park, C. L., Babbott-Bryan, N., Parmelee, O. A., Johnson, B. T. (2020): Therapeutic effects of meditation, yoga, and mindfulness-based interventions for chronic symptoms of mild traumatic brain injury: a systematic review and meta-analysis. *Applied Psychology: Health and Well-Being*, 13(1), S. 34–62

6 Donnelly, K. Z., Baker, K., Pierce, R., St. Ivany, A. R., Barr, P. J., Bruce, M. L. (2019): A retrospective study on the acceptability, feasibility, and effectiveness of LoveYourBrain Yoga for people with traumatic brain injury and caregivers. *Disability and Rehabilitation*, 43(12), S. 1764–1775

7 Donnelly, K. Z., Goldberg, S., Fournier, D. (2019): A qualitative study of LoveYourBrain Yoga: a group-based yoga with psychoeducation intervention to facilitate community integration for people with traumatic brain injury and their caregivers. *Disability and Rehabilitation*, 42(17), S. 2482–2491

8 Mit Genehmigung von LoveYourBrain übernommen.

9 Centers for Disease Control and Prevention (CDC), 2022a. *Stroke facts*. https://www.cdc.gov/stroke/data-research/facts-stats/

10 Lawrence, M., Celestino Jr., F. T., Matozinho, H. H. S., Govan, L., Booth, J., Beecher, J. (2017): Yoga for stroke rehabilitation. *Cochrane Database of Systematic Reviews*, 2017(12), CD011483

11 Thayabaranathan, T., Andrew, N. E., Immink, M. A., Hillier, S. et al. (2017): Determining the potential benefits of yoga in chronic stroke care: a systematic review and meta-analysis. *Topics in Stroke Rehabilitation*, 24(4), S. 279–287

12 Garrett, R., Immink, M. A., Hillier, S. (2011): Becoming connected: the lived experience of yoga participation after stroke. *Disability and Rehabilitation*, 33(25–26), S. 2404–2415

13 Minvaleev, R. S., Bogdanov, R. R., Bahner, D. P., Levitov, A. B. (2019): Headstand (Sirshasana) does not increase the blood flow to the brain. *The Journal of Alternative and Complementary Medicine*, 25(8), S. 827–832

14 Larkin, M. (2000): Meditation may reduce heart attack and stroke risk. *The Lancet*, 355(9206), S. 812

15 Wathugala, M., Saldana, D., Juliano, J. M., Chan, J., Liew, S.-L. (2019): Mindfulness meditation effects on poststroke spasticity: a feasibility study. *Journal of Evidence-Based Integrative Medicine*, 24, 2515690X19855941

16 National Multiple Sclerosis Society (2022): *Types of MS.* https://www.nationalmssociety.org/understanding-ms/what-is-ms/types-of-ms

17 Levin, A. B., Hadgkiss, E. J., Weiland, T. J., Jelinek, G. A. et al. (2014): Meditation as an adjunct to the management of multiple sclerosis. *Neurology Research International*, 2014, S. 1–10

18 Cavalera, C., Rovaris, M., Mendozzi, L., Pugnetti, L. et al. (2018): Online meditation training for people with multiple sclerosis: a randomized controlled trial. *Multiple Sclerosis Journal*, 25(4), S. 610–617

19 Kunkle, B. W., Grenier-Boley, B., Sims, R., Bis, J. C. et al. (2019): Genetic meta-analysis of diagnosed Alzheimer's disease identifies new risk loci and implicates AB, Tau, immunity and lipid processing. *Nature Genetics*, 51(3), S. 414–430

20 Ates, G., Goldberg, J., Currais, A., Maher, P. (2020): CMS121, a fatty acid synthase inhibitor, protects against excess lipid peroxidation and inflammation and alleviates cognitive loss in a transgenic mouse model of Alzheimer's disease. *Redox Biology*, 36, S. 101648

21 Friedman, A., Kaufer, D., Shemer, J., Hendler, I., Soreq, H., Tur-Kaspa, I. (1996): Pyridostigmine brain penetration under stress enhances neuronal excitability and induces early immediate transcriptional response. *Nature Medicine*, 2(12), S. 1382–1385

22 Senatorov, V. V., Friedman, A. R., Milikovsky, D. Z., Ofer, J. et al. (2019): Blood-brain barrier dysfunction in aging induces hyperactivation of TGFB signaling and chronic yet reversible neural dysfunction. *Science Translational Medicine*, 11(521), eaaw8283

23 Brenes, G. A., Sohl, S., Wells, R. E., Befus, D., Campos, C. L., Danhauer, S. C. (2019): The effects of yoga on patients with mild cognitive impairment and dementia: a scoping review. *The American Journal of Geriatric Psychiatry*, 27(2), S. 188–197

24 Bhattacharyya, K. K., Andel, R., Small, B. J. (2021): Effects of yoga-related mind-body therapies on cognitive function in older adults: a systematic review with meta-analysis. *Archives of Gerontology and Geriatrics*, 93, Article 104319

25 Brenes, G. A., Sohl, S., Wells, R. E., Befus, D., Campos, C. L., Danhauer, S. C. (2019): The effects of yoga on patients with mild cognitive impairment and dementia: a scoping review. *The American Journal of Geriatric Psychiatry*, 27(2), S. 188–197

26 Ebd.

27 Ebd.

28 Bhattacharyya, K. K., Andel, R., Small, B. J. (2021): Effects of yoga-related mind-body therapies on cognitive function in older adults: a systematic review with meta-analysis. *Archives of Gerontology and Geriatrics*, 93, Article 104319

29 Wells, R. E., Yeh, G. Y., Kerr, C. E., Wolkin, J. et al. (2013): Meditation's impact on default mode network and hippocampus in mild cognitive impairment: a pilot study. *Neuroscience Letters*, 556, S. 15–19

30 Blumenrath, S. (2020): *The neuroscience of touch and pain*. www.brainfacts.org/thinking-sensing-and-behaving/touch/2020/the-neuroscience-of-touch-and-pain-013020

31 Bushnell, M. C., Ceko, M., Low, L. A. (2013): Cognitive and emotional control of pain and its disruption in chronic pain. *Nature Reviews Neuroscience*, 14(7), S. 502–511

32 Mischkowski, D., Crocker, J., Way, B. M. (2019): A social analgesic? Acetaminophen (paracetamol) reduces positive empathy. *Frontiers in Psychology*, 10, S. 538

33 Bushnell, M. C., Ceko, M., Low, L. A. (2013): Cognitive and emotional control of pain and its disruption in chronic pain. *Nature Reviews Neuroscience*, 14(7), S. 502–511

34 Kross, E., Berman, M. G., Mischel, W., Smith, E. E., Wager, T. D. (2011): Social rejection shares somatosensory representations with physical pain. *Proceedings of the National Academy of Sciences*, 108(15), S. 6270–6275

35 Dahlhamer, J., Lucas, J., Zelaya, C., Nahin, R. et al. (2018): Prevalence of chronic pain and high-impact chronic pain among adults — United States, 2016. *Morbidity and Mortality Weekly Report*, 67(36), S. 1001–1006

36 American Society of Anesthesiologists (2021): *Chronic pain.* www.asahq.org/madeforthismoment/pain-management/types-of-pain/chronic/#:~:text=Chronic%20pain%20is%20pain%20that,lasting%20three%20months%20or%20longer

37 Bushnell, M. C., Ceko, M., Low, L. A. (2013): Cognitive and emotional control of pain and its disruption in chronic pain. *Nature Reviews Neuroscience*, 14(7), S. 502–511

38 Sharma, A., Agarwal, S., Broatch, J., Raja, S. N. (2009): A web-based cross-sectional epidemiological survey of complex regional pain syndrome. *Regional Anesthesia and Pain Medicine*, 34(2), S. 110–115

39 Bushnell, M. C., Ceko, M., Low, L. A. (2013): Cognitive and emotional control of pain and its disruption in chronic pain. *Nature Reviews Neuroscience*, 14(7), S. 502–511

40 Strauss, C., Cavanagh, K., Oliver, A., Pettman, D. (2014): Mindfulness-based interventions for people diagnosed with a current episode of an anxiety or depressive disorder: a meta-analysis of randomised controlled trials. *PLoS ONE*, 9(4), e96110

41 Hilton, L., Hempel, S., Ewing, B. A., Apaydin, E. et al. (2016): Mindfulness meditation for chronic pain: systematic review and meta-analysis. *Annals of Behavioral Medicine*, 51(2), S. 199–213

42 Qaseem, A., Wilt, T. J., McLean, R. M., Forciea, M. A. (2017): Noninvasive treatments for acute, subacute, and chronic low back pain: a clinical practice guideline from the American College of Physicians. *Annals of Internal Medicine*, 166(7), S. 514

43 Wieland, L. S., Skoetz, N., Pilkington, K., Vempati, R., D'Adamo, C. R., Berman, B. M. (2017): Yoga treatment for chronic non-specific low back pain. *Cochrane Database of Systematic Reviews*, 2017(1), CD010671

44 Tilbrook, H. E., Cox, H., Hewitt, C. E., Kang'ombe, A. R. et al. (2011): Yoga for chronic low back pain. *Annals of Internal Medicine*, 155(9), S. 569

45 Groessl, E. J., Liu, L., Chang, D. G., Wetherell, J. L. et al. (2017): Yoga for military veterans with chronic low back pain: a randomized clinical trial. *American Journal of Preventive Medicine*, 53(5), S. 599–608

46 Cherkin, D. C., Sherman, K. J., Balderson, B. H. (2016): Effect of mindfulness-based stress reduction vs cognitive behavioral therapy or usual care on back pain and functional limitations in adults with chronic low back pain. *JAMA*, 315(12), S. 1240

47 Centers for Disease Control and Prevention (CDC) (2022b): *Joint pain.* https://search.cdc.gov/search/?query=Joint%20pain&dpage=1

48 Evans, S., Moieni, M., Lung, K., Tsao, J. et al. (2013): Impact of Iyengar yoga on quality of life in young women with rheumatoid arthritis. *The Clinical Journal of Pain*, 29(11), S. 988–997

49 Ebd.

50 Koulouris, A., Dorado, K., McDonnell, C., Edwards, R. R., Lazaridou, A. (2018): A review of the efficacy of yoga and meditation-based interventions for rheumatoid arthritis. *OBM Integrative and Complementary Medicine*, 3(3)

51 Kolasinski, S. L., Neogi, T., Hochberg, M. C., Oatis, C. et al. (2020): 2019 American College of Rheumatology/Arthritis Foundation guideline for the management of osteoarthritis of the hand, hip, and knee. *Arthritis & Rheumatology*, 72(2), S. 220–233

52 Lauche, R., Hunter, D. J., Adams, J., Cramer, H. (2019): Yoga for osteoarthritis: a systematic review and meta-analysis. *Current Rheumatology Reports*, 21(9), S. 47

53 Ebd.

54 Innes, K. E., Selfe, T. K., Kandati, S., Wen, S., Huysmans, Z. (2018): Effects of mantra meditation versus music listening on knee pain, function, and related outcomes in older adults with knee osteoarthritis: an exploratory randomized clinical trial (RCT). *Evidence-Based Complementary and Alternative Medicine*, 2018, S. 1–19

55 Ditre, J. W., Zale, E. L., Kosiba, J. D., Zvolensky, M. J. (2013): A pilot study of pain-related anxiety and smoking dependence motives among persons with chronic pain. *Experimental Clinical Psychopharmacololgy*, 21(6), S. 443–449

56 American Society of Addiction Medicine (ASAM) (2022): *Definition of addiction*. www.asam.org/quality-care/definition-of-addiction

57 Kosten, T., George, T. (2002): The neurobiology of opioid dependence: implications for treatment. *Science & Practice Perspectives*, 1(1), S. 13–20

58 Liu, S., Kim, D.-I., Oh, T. G., Pao, G. M. (2021): Neural basis of opioid-induced respiratory depression and its rescue. *Proceedings of the National Academy of Sciences*, 118(23), e2022134118

59 Walia, N., Matas, J., Turner, A., Gonzalez, S., Zoorob, R. (2021): Yoga for substance use: a systematic review. *The Journal of the American Board of Family Medicine*, 34(5), S. 964–973

60 Posadzki, P., Choi, J., Lee, M. S., Ernst, E. (2014): Yoga for addictions: a systematic review of randomised clinical trials. *Focus on Alternative and Complementary Therapies*, 19(1), S. 1–8

61 World Health Organization (2021): *Tobacco*. www.who.int/news-room/fact-sheets/detail/tobacco

62 Brewer, J. A., Mallik, S., Babuscio, T. A., Nich, C. et al. (2011): Mindfulness training for smoking cessation: results from a randomized controlled trial. *Drug and Alcohol Dependence*, 119(1–2), S. 72–80

63 Brewer, J. (2016): A simple way to break a bad habit. *TED Talks*. www.youtube.com/watch?v=-moW9jvvMr4

64 Brewer, J. A., Mallik, S., Babuscio, T. A., Nich, C. et al. (2011): Mindfulness training for smoking cessation: results from a randomized controlled trial. *Drug and Alcohol Dependence*, 119(1–2), S. 72–80

65 Ebd.

66 Bock, B. C., Dunsiger, S. I., Rosen, R. K., Thind, H. et al. (2018): Yoga as a complementary therapy for smoking cessation: results from BreathEasy, a randomized clinical trial. *Nicotine & Tobacco Research*, 21(11), S. 1517–1523

67 Ebd.

Kapitel 10: Gesund in jedem Lebensalter

1 Ikeda, K., Teasdale, H. (2018): Why you can't remember being a baby. *Queensland Brain Institute*. qbi.uq.edu.au/brain/learning-memory/why-you-cant-remember-being-baby

2 Gilmore, J. H., Knickmeyer, R. C., Gao, W. (2018): Imaging structural and functional brain development in early childhood. *Nature Reviews Neuroscience*, 19(3), S. 123–137w

3 Ikeda, K., Teasdale, H. (2018): Why you can't remember being a baby. *Queensland Brain Institute*. qbi.uq.edu.au/brain/learning-memory/why-you-cant-remember-being-baby

4 Harvard University (2007): The science of early childhood development. *Center on the Developing Child at Harvard University*. developingchild.harvard.edu/resources/inbrief-science-of-ecd/

5 MacDonald, C. (2013): Mother and baby yoga is good for you. *The Practicing Midwife*, 16(5), S. 14, 16, 18

6 Lee, H. K. (2006): The effects of infant massage on weight, height, and mother–infant interaction. *Journal of Korean Academy of Nursing*, 36(8), S. 1331

7 Cressman, V. L., Balaban, J., Steinfeld, S., Shemyakin, A. et al. (2010): Prefrontal cortical inputs to the basal amygdala undergo pruning during late adolescence in the rat. *The Journal of Comparative Neurology*, 518(14), S. 2693–2709

8 Mallya, A. P., Wang, H.-D., Lee, H. N. R., Deutch, A. Y. (2018): Microglial pruning of synapses in the prefrontal cortex during adolescence. *Cerebral Cortex*, 29(4), S. 1634–1643

9 Steinberg, L. (2008): A social neuroscience perspective on adolescent risk-taking. *Developmental Review*, 28(1), S. 78–106

10 Arain, M., Haque, M., Johal, L., Mathur, P. et al. (2013): Maturation of the adolescent brain. *Neuropsychiatric Disease and Treatment*, 9, S. 449–461

11 Munawar, K., Kuhn, S. K., Haque, S. (2018): Understanding the reminiscence bump: a systematic review. *PLoS ONE*, 13(12), e0208595

12 Donahoe-Fillmore, B., Grant, E. (2019): The effects of yoga practice on balance, strength, coordination and flexibility in healthy children aged 10–12 years. *Journal of Bodywork and Movement Therapies*, 23(4), S. 708–712

13 Beauchemin, J., Hutchins, T. L., Patterson, F. (2008): Mindfulness meditation may lessen anxiety, promote social skills, and improve academic performance among adolescents with learning disabilities. *Complementary Health Practice Review*, 13(1), S. 34–45

14 Ching, H.-H., Koo, M., Tsai, T.-H., Chen, C.-Y. (2015): Effects of a mindfulness meditation course on learning and cognitive performance among university students in Taiwan. *Evidence-Based Complementary and Alternative Medicine*, 2015, S. 1–7

15 Jarraya, S., Wagner, M., Jarraya, M., Engel, F. A. (2019): 12 weeks of kindergarten-based yoga practice increases visual attention, visual-motor precision and decreases behavior of inattention and hyperactivity in 5-year-old children. *Frontiers in Psychology*, 10, S. 796

16 Ebd.

17 Khalsa, S. B., Butzer, B. (2016): Yoga in school settings: a research review. *Annals of the New York Academy of Sciences*, 1373(1), S. 45–55

18 Hagen, I., Nayar, U. S. (2014): Yoga for children and young people's mental health and well-being: research review and reflections on the mental health potentials of yoga. *Frontiers in Psychiatry*, 5, S. 35

19 James-Palmer, A., Anderson, E. Z., Zucker, L., Kofman, Y., Daneault, J.-F. et al. (2020): Yoga as an intervention for the reduction of symptoms of anxiety and depression in children and adolescents: a systematic review. *Frontiers in Pediatrics*, 8, S. 78

20 Ebd.

21 Cerrillo-Urbina, A. J., García-Hermoso, A., Sánchez-López, M., Pardo-Guijarro, M. J., Santos Gómez, J. L., Martínez-Vizcaíno, V. (2015): The effects of physical exercise in children with attention deficit hyperactivity disorder: a systematic review and meta-analysis of randomized control trials. *Child: Care, Health and Development*, 41(6), S. 779–788

22 Ebd.

23 Mehta, S., Shah, D., Shah, K., Mehta, S.et al. (2012): Peer-mediated multimodal intervention program for the treatment of children with ADHD in India: one-year followup. *ISRN Pediatrics*, 2012, S. 1–7

24 Moreno-Gómez, A.-J., Cejudo, J. (2018): Effectiveness of a mindfulness-based social–emotional learning program on psychosocial adjustment and neuropsychological maturity in kindergarten children. *Mindfulness*, 10(1), S. 111–121

25 Black, D. S., Fernando, R. (2013): Mindfulness training and classroom behavior among lower-income and ethnic minority elementary school children. *Journal of Child and Family Studies*, 23(7), S. 1242–1246

26 Ditto, B., Eclache, M., Goldman, N. (2006): Short-term autonomic and cardiovascular effects of mindfulness body scan meditation. *Annals of Behavioral Medicine*, 32(3), S. 227–234

27 Nidich, S. I., Rainforth, M. V., Haaga, D. A. F., Hagelin, J. et al. (2009): A randomized controlled trial on effects of the transcendental meditation program on blood pressure, psychological distress, and coping in young adults. *American Journal of Hypertension*, 22(12), S. 1326–1331

28 Gard, T., Brach, N., Hölzel, B. K., Noggle, J. J., Conboy, L. A., Lazar, S. W. (2012): Effects of a yoga-based intervention for young adults on quality of life and perceived stress: the potential mediating roles of mindfulness and self-compassion. *The Journal of Positive Psychology*, 7(3), S. 165–175

29 Neumark-Sztainer, D., Watts, A. W., Rydell, S. (2018): Yoga and body image: how do young adults practicing yoga describe its impact on their body image? *Body Image*, 27, S. 156–168

30 Adaptiert nach: *Making Yoga More Inclusive: Language Do's and Don'ts* von Amber Karnes. yogainternational.com/article/view/inclusive-yoga

31 Ziegler, D. A., Simon, A. J., Gallen, C. L., Skinner, S. et al. (2019): Closed-loop digital meditation improves sustained attention in young adults. *Nature Human Behaviour*, 3(7), S. 746–757

32 Centers for Disease Control and Prevention (CDC) (2022): *How much physical activity do adults need?* https://search.cdc.gov/search/?query=How%20much%20physical%20activity%20do%20adults%20need&dpage=1

33 Huang, Z., Zhang, Y., Zhou, R., Yang, L., Pan, H. et al. (2021): Lactate as potential mediators for exercise-induced positive effects on neuroplasticity and cerebrovascular plasticity. *Frontiers in Physiology*, 12, 656455

34 Lin, T.-W., Tsai, S.-F., Kuo, Y.-M. (2018): Physical exercise enhances neuroplasticity and delays Alzheimer's disease. *Brain Plasticity*, 4(1), S. 95–110

35 Erickson, K. I., Leckie, R. L., Weinstein, A. M. (2014): Physical activity, fitness, and gray matter volume. *Neurobiology of Aging*, 35(Supplement 2), S. 20–28

36 Ebd.

37 Gage, F. H. (2019): Adult neurogenesis in mammals. *Science*, 364(6443), S. 827–828

38 Eriksson, P. S., Perfilieva, E., Björk-Eriksson, T., Albron, A.-M. et al. (1998): Neurogenesis in the adult human hippocampus. *Nature Medicine*, 4(11), S. 1313–1317

39 van Praag, H. (2005): Exercise enhances learning and hippocampal neurogenesis in aged mice. *Journal of Neuroscience*, 25(38), S. 8680–8685

40 Sorrells, S. F., Paredes, M. F., Cebrian-Silla, A., Sandoval, K. et al. (2018): Human hippocampal neurogenesis drops sharply in children to undetectable levels in adults. *Nature*, 555(7696), S. 377–381

41 Franjic, D., Skarica, M., Ma, S., Arellano, J. I. et al. (2022): Transcriptomic taxonomy and neurogenic trajectories of adult human, macaque, and pig hippocampal and entorhinal cells. *Neuron*, 110(3), S. 452–469.e14

42 Villemure, C., Ceko, M., Cotton, V. A., Bushnell, M. C. (2015): Neuroprotective effects of yoga practice: age-, experience-, and frequency-dependent plasticity. *Frontiers in Human Neuroscience*, 9, S. 281

43 Ebd.

44 Villemure, C., Ceko, M., Cotton, V. A., Bushnell, M. C. (2015): Neuroprotective effects of yoga practice: age-, experience-, and frequency-dependent plasticity. *Frontiers in Human Neuroscience*, 9, S. 281. Ursprünglich veröffentlicht bei *Frontiers,* CC BY 4.0: www.frontiersin.org/articles/10.3389/fnhum.2015.00281/full

45 Pandya, S. P. (2018): Yoga education program for improving memory in older adults: a multicity 5-year follow-up study. *Journal of Applied Gerontology*, 39(6), S. 576–587

46 Prakash, R., Rastogi, P., Dubey, I., Abhishek, P., Chaudhury, S., Small, B. J. (2012): Long-term concentrative meditation and cognitive performance among older adults. *Aging, Neuropsychology, and Cognition*, 19(4), S. 479–494

47 Brandmeyer, T., Delorme, A., Wahbeh, H. (2019): The neuroscience of meditation: classification, phenomenology, correlates, and mechanisms. *Progress in Brain Research*, 244, S. 1–29

48 Gothe, N. P., Kramer, A. F., McAuley, E. (2014): The effects of an 8-week Hatha yoga intervention on executive function in older adults. *The Journals of Gerontology: Series A*, 69(9), S. 1109–1116

49 Gothe, N. P., Kramer, A. F., McAuley, E. (2017): Hatha yoga practice improves attention and processing speed in older adults: results from an 8-week randomized control trial. *The Journal of Alternative and Complementary Medicine*, 23(1), S. 35–40

50 Hartzell, J. F., Davis, B., Melcher, D., Miceli, G. et al. (2016): Brains of verbal memory specialists show anatomical differences in language, memory and visual systems. *NeuroImage*, 131, S. 181–192

51 Ebd.

52 Gothe, N. P., Kramer, A. F., McAuley, E. (2014): The effects of an 8-week Hatha yoga intervention on executive function in older adults. *The Journals of Gerontology: Series A*, 69(9), S. 1109–1116

53 Gothe, N. P., Kramer, A. F., McAuley, E. (2017): Hatha yoga practice improves attention and processing speed in older adults: results from an 8-week randomized control trial. *The Journal of Alternative and Complementary Medicine*, 23(1), S. 35–40

54 Eyre, H. A., Acevedo, B., Yang, H., Siddarth, P. et al. (2016): Changes in neural connectivity and memory following a yoga intervention for older adults: a pilot study. *Journal of Alzheimer's Disease*, 52(2), S. 673–684

55 Chen, Y., Zhang, J. (2021): How energy supports our brain to yield consciousness: insights from neuroimaging based on the neuroenergetics hypothesis. *Frontiers in Systems Neuroscience*, 15, 648860

56 Ramírez-Barrantes, R., Arancibia, M., Stojanova, J., Aspé-Sánchez, M., Córdova, C., Henríquez, R. A. (2019): Default mode network, meditation, and age-associated brain changes: what can we learn from the impact of mental training on well-being as a psychotherapeutic approach? *Neural Plasticity*, 2019, S. 1–15

57 Devaney, K., Levin, E. J., Tripathi, V., Higgins, J. P., Lazar, S. W., Somers, D. C. (2021): Attention and default mode network assessments of meditation experience during active cognition and rest. *Brain Sciences*, 11(5), S. 566

58 Ebd.

59 Ebd.

60 Ebd.

61 Ebd.

62 Ramírez-Barrantes, R., Arancibia, M., Stojanova, J., Aspé-Sánchez, M., Córdova, C., Henríquez, R. A. (2019): Default mode network, meditation, and age-associated brain changes: what can we learn from the impact of mental training on well-being as a psychotherapeutic approach? *Neural Plasticity*, 2019, S. 1–15

63 Garrison, K. A., Zeffiro, T. A., Scheinost, D., Constable, R. T., Brewer, J. A. (2015): Meditation leads to reduced default mode network activity beyond an active task. *Cognitive, Affective, & Behavioral Neuroscience*, 15(3), S. 712–720

64 Ebd.

65 Coutinho, J. F., Fernandes, S. V., Soares, J. M., Maia, L., Gonçalves, Ó. F., Sampaio, A. (2015): Default mode network dissociation in depressive and anxiety states. *Brain Imaging and Behavior*, 10(1), S. 147–157

66 Zhang, R., Volkow, N. D. (2019): Brain default-mode network dysfunction in addiction. *NeuroImage*, 200, S. 313–331

67 Seli, P., Beaty, R. E., Marty-Dugas, J., Smilek, D. (2019): Depression, anxiety, and stress and the distinction between intentional and unintentional mind wandering. *Psychology of Consciousness: Theory, Research, and Practice*, 6(2), S. 163–170

68 Piitulainen, H., Seipäjärvi, S., Avela, J., Parvianinen, T., Walker, S. (2018): Cortical proprioceptive processing is altered by aging. *Frontiers in Aging Neuroscience*, 10, S. 147

69 Brosel, S., Strupp, M. (2019): The vestibular system and ageing. *Subcellular Biochemistry*, 91, S. 195–225

70 Salem, G. J., Yu, S. S.-Y., Wang, M.-Y., Samarawickrame, S. et al. (2013): Physical demand profiles of Hatha yoga postures performed by older adults. *Evidence-Based Complementary and Alternative Medicine*, 2013, S. 1–29

71 Barnard, N. Goldman, D. M., Loomis, J. F., Kahleova, H. et al. (2019): Plant-based diets for cardiovascular safety and performance in endurance sports. *Nutrients*, 11(1), S. 130

72 Morris, M. C., Tangney, C. C., Wang, Y., Sacks, F. M. et al. (2015a): MIND diet slows cognitive decline with aging. *Alzheimer's & Dementia*, 11(9), S. 1015–1022

73 Morris, M. C., Tangney, C. C., Wang, Y., Sacks, F. M. et al. (2015b): MIND diet associated with reduced incidence of Alzheimer's disease. *Alzheimer's & Dementia*, 11(9), S. 1007–1014

74 Berendsen, A. M., Kang, J. H., Feskens, E. J. M., de Groot, C. P. G. M., Grodstein, F., van de Rest, O. (2017): Association of long-term adherence to the MIND diet with cognitive function and cognitive decline in American women. *The Journal of Nutrition, Health & Aging*, 22(2), S. 222–229

75 Devore, E. E., Kang, J. H., Breteler, M. M. B., Grodstein, F. et al. (2012): Dietary intakes of berries and flavonoids in relation to cognitive decline. *Annals of Neurology*, 72(1), S. 135–143

76 Barnard, N. D., Scialli, A. R., Turner-McGrievy, G., Lanou, A. J., Glass, J. (2005): The effects of a low-fat, plant-based dietary intervention on body weight, metabolism, and insulin sensitivity. *The American Journal of Medicine*, 118(9), S. 991–997

77 Barnard, N. Goldman, D. M., Loomis, J. F., Kahleova, H. et al. (2019): Plant-based diets for cardiovascular safety and performance in endurance sports. *Nutrients*, 11(1), S. 130

78 Kim, H., Caulfield, L. E., Garcia-Larsen, V., Steffen, L. M., Coresh, J., Rebholz, C. M. (2019): Plant-based diets are associated with a lower risk of incident cardiovascular disease, cardiovascular disease mortality, and all-cause mortality in a general population of middle-aged adults. *Journal of the American Heart Association*, 8(16), e012865

79 Barnard, N. Goldman, D. M., Loomis, J. F., Kahleova, H. et al. (2019): Plant-based diets for cardiovascular safety and performance in endurance sports. *Nutrients*, 11(1), S. 130

80 Naclerio, F., Seijo, M., Earnest, C. P., Puente-Fernández, P., Larumbe-Zabala, E. (2020): Ingesting a post-workout vegan-protein multi-ingredient expedites recovery after resistance training in trained young males. *Journal of Dietary Supplements*, 18(6), S. 698–713

81 Gorgoni, M., De Gennaro, L. (2021): Sleep in the aging brain. *Brain Sciences*, 11(2), S. 229

82 Ebd.

83 Kraftl, P., Horton, J. (2008): Spaces of every-night life: for geographies of sleep, sleeping and sleepiness. *Progress in Human Geography*, 32(4), S. 509–524

84 Cao, J., Herman, A. B., West, G. B., Pao, G., Savage, V. M. (2020): Unraveling why we sleep: quantitative analysis reveals abrupt transition from neural reorganization to repair in early development. *Science Advances*, 6(38), eaba0398

85 Stickgold, R. (2005): Sleep-dependent memory consolidation. *Nature*, 437(7063), S. 1272–1278

86 Ong, J. C., Manber, R., Segal, Z., Xia, Y., Shapiro, S., Wyatt, J. K. (2014): A randomized controlled trial of mindfulness meditation for chronic insomnia. *Sleep*, 37(9), S. 1553–1563

87 Sharpe, E., Lacombe, A., Butler, M. P., Hanes, D., Bradley, R. (2020): A closer look at yoga nidra: sleep lab protocol. *International Journal of Yoga Therapy*, 31(1), Article 20

88 Moszeik, E. N., von Oertzen, T., Renner, K.-H. (2020): Effectiveness of a short yoga nidra meditation on stress, sleep, and well-being in a large and diverse sample. *Current Psychology*, 41, S. 5272–5286

89 Dol, K. S. (2019): Effects of a yoga nidra on the life stress and self-esteem in university students. *Complementary Therapies in Clinical Practice*, 35, S. 232–236

90 Parker, S., Bharati, S. V., Fernandez, M. (2013): Defining yoga-nidra: traditional accounts, physiological research, and future directions. *International Journal of Yoga Therapy*, 23(1), S. 11–16

91 Dol, K. S. (2019): Effects of a yoga nidra on the life stress and self-esteem in university students. *Complementary Therapies in Clinical Practice*, 35, S. 232–236

92 Ferreira-Vorkapic, C., Borba-Pinheiro, C. J., Marchioro, M., Santana, D. (2018): The impact of yoga nidra and seated meditation on the mental health of college professors. *International Journal of Yoga*, 11(3), S. 215

93 iRest (2022): *About iRest*. www.irest.org/about-irest

94 Wahbeh, H., Nelson, M. (2019): iRest meditation for older adults with depression symptoms: a pilot study. *International Journal of Yoga Therapy*, 29(1), S. 9–17

95 Livingston, E., Collette-Merrill, K. (2018): Effectiveness of Integrative Restoration (iRest) yoga nidra on mindfulness, sleep, and pain in health care workers. *Holistic Nursing Practice*, 32(3), S. 160–166

96 Ebd.

BILDNACHWEIS

Adaptiert nach: Lobes of the brain, Queensland Brain Institute, qbi.uq.edu.au/brain/brain-anatomy/lobes-brain 107

Adaptiert nach: qbi.uq.edu.au/brain/brain-anatomy/hindbrain 39, 41, 42 44 li., 105 li., 111 o.

Adaptiert nach: qbi.uq.edu.au/brain/brain-anatomy/hindbrain/ und Shutterstock, TimeLineArtist 50

AdobeStock/Andy Ilmberger 79

AdobeStock/Fizkes 71 re., 72 re.

AdobeStock/henk bogaard 40

AdobeStock/Kzenon 48 u.

AdobeStock/Maygutyak 174

AdobeStock/Microgen 54

Aus Ratiu et al., CC BY-SA 2.1: qbi.uq.edu.au/brain/brain-anatomy/lobes-brain 34

Blausen.com (2014), CC BY 3.0 über Commons: qbi.uq.edu.au/brain-basics/brain/brain-physiology/types-glia 29

Brittany Fair 11, 22, 23, 32, 38, 45, 51, 56, 57 re., 58, 62, 63, 67, 70, 74 u., 77 o., 78, 81, 136, 145, 148, 149, 161, 164, 171, 186, 187

Bruce Hogarth © Handspring Publishing 20, 21 u., 24, 26, 27, 28, 30 u., 31, 33, 35, 36, 39, 43, 44 re., 46, 52, 57 li., 61, 64 o., 68, 69, 82, 105 re., 111 u., 112, 115, 122, 167, 191,

Chris Keeney 194

Maryann Martone et al., CCDB/NCMIR/UC San Diego, CCA 3.0: www.cellimagelibrary.org/images/CCDB_3 72 li.

Mathur et al., Creative Commons: nerve.bsd.uchicago.edu/nervejs/NERVEhelp.html 30 o.

Mit freundlicher Genehmigung des Salk Institute: www.salk.edu/news-release/pain-and-anxiety-impact-breathing-on-a-cellular-level 64 u., 89

Mit freundlicher Genehmigung von Erik Groessl von der University of California: epyqview.ucsd.edu 12

Mit freundlicher Genehmigung von Tyler Vigen, CC BY 4.0: www.tylervigen.com/spurious-correlations 17

Nach Vorlage von www.researchgate.net/84

Professor Laszlo Seress, CC BY-SA 3.0: theconversation.com/explainer-what-happens-in-the-hippocampus-32589 37

Shutterstock/Aldona Griskeviciene 73, 75

Shutterstock/Alila Medical Media 140 u.

Shutterstock/Blamb 77 u.

Shutterstock/Designua 147

Shutterstock/GarryKillian 3, 10, 20, 33, 47, 67, 82, 97, 117, 139, 169

Shutterstock/ilusmedical 86

Shutterstock/Maniki_rus 143

Shutterstock/Mari C 74 o.

Shutterstock/Pepermpron 140 o.

Shutterstock/Sakurra 119

Shutterstock/Terpsychore 71 li.

Shutterstock/TimeLineArtist 48 o.

Shutterstock/VectorMine 83

Ursprünglich veröffentlicht bei Frontiers, CC BY 4.0. www.frontiersin.org/articles/10.3389/fnhum.2012.00034/full 108, 181

STICHWORTVERZEICHNIS

H

I

J

K

L

M

V

W

Y

Z

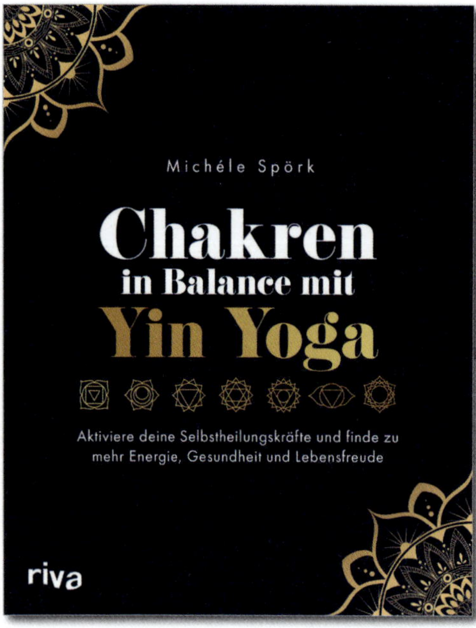

Auch als **E-Book** erhältlich

256 Seiten
22,00 € (D) | 22,70 € (A)
ISBN 978-3-7423-2313-2

Michéle Spörk

Chakren in Balance mit Yin Yoga

Aktiviere deine Selbstheilungskräfte und finde zu mehr Energie, Gesundheit und Lebensfreude

Entspannung, mehr Energie und eine verbesserte Gesundheit – all das kann durch die Aktivierung der sieben Chakren, der Energiezentren des Körpers, im Zusammenspiel mit Yin Yoga und Meditation, erreicht werden. Yogalehrerin Michéle Spörk erklärt, wie auf körperlicher, mentaler, emotionaler und spiritueller Ebene ein tieferes Bewusstsein erlangt werden kann, um die Selbstheilungskräfte anzuregen. Mithilfe eines Tests erfährt man, welches Chakra gerade besonders aktiv ist, und kann mit einer darauf abgestimmten Yin-Yoga-Sequenz in die Praxis gehen. Ergänzend unterstützen geführte Kurzmeditationen sowie eine Tiefenentspannung aus dem Yoga Nidra den Selbstheilungsprozess. Alle Meditationen sind über QR-Codes als Audioanleitungen abrufbar. Mit diesem holistischen Ansatz ist es möglich, zahlreiche Beschwerden wie Schwindel, Kopfschmerzen, Verdauungsstörungen oder Schlafprobleme zu lindern, aber auch Ängste, Wut oder Selbstzweifel in den Griff zu bekommen. Nur wenn Körper und Seele im Einklang sind, können Gesundheit und Wohlbefinden auf allen Ebenen gefördert werden.

riva